임플란트 오버덴처

Implant Overdenture

임플란트 오버덴처

저자 가메다 유키오 (亀田 行雄)

역자 허 중 보

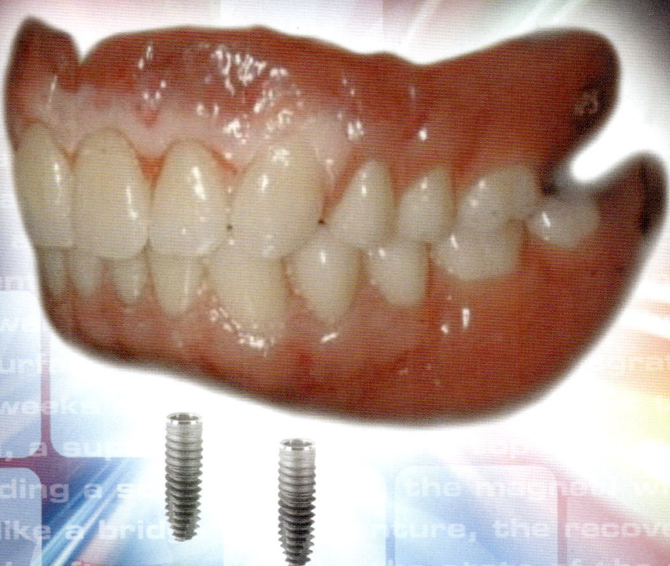

dh 대한나래출판사

DaehanNarae Publishing, Inc.

SK V1 Tower 1507
Younmujang 5 gagil 25, Sungdong-gu,
Seoul 04782, Korea
TEL: +82-2-922-7080
FAX: +82-2-922-0841
E-mail: nrpub@naver.com
Website: www.nrbooks.kr

Original Japanese Title: **KOREKARA NO GISHI CHIRYOU TO IMPLANT OVERDENTURE**
Copyright ⓒ 2014 by **Yukio Kameda**
Original Japanese edition published by Dental Diamond Co.
Korean translation rights arranged with Dental Diamond Co.
through The English Agency (Japan) Ltd. and Eric Yang Agency

Korean translation copyright ⓒ 2021 by DaehanNarae Publishing, Inc.
Seoul, Korea

Printed in Korea

임플란트 오버덴처

Implant Overdenture

발행일 2021년 1월 10일
저자 가메다 유키오
역자 허중보
발행인 최용원
편집디자인 장순임
표지디자인 장순임
교정·교열 김경미
발행처 **대한나래출판사** (등록 제2012-000051호/1994.6.10)
주소 서울시 성동구 연무장 5가길 25, 성수역 SK V1 Tower 1507호 (성수동 2가 315-61)
전화 (02) 922-7080
팩스 (02) 922-0841
이메일 nrpub@naver.com
홈페이지 www.nrbooks.kr

ISBN 978-89-5741-752-2

정가 70,000원

출간에 즈음하여

임플란트 오버덴처(implant overdenture; IOD)는 30년 전부터 임상에서 응용되어 왔다. 하지만 급속히 보급되기 시작한 것은 해외는 2002년 이후, 일본에서는 수년 전부터였다. 그때까지 보급이 잘 되지 않았던 것은 IOD의 치료목적과 적응증 등이 모호해서 조금 이해하기 어렵다고 느꼈기 때문일 것이다. 기능회복의 관점에서 보면, IOD가 고정성 보철치료에는 미치지 못한다. 또한 임플란트를 식립하는 개수나 부위에 따라 IOD 설계는 매우 많은 다양성이 있고 설계에 따른 치료결과도 아주 다르다.

일본은 초고령화 사회로 돌입해서 의치에 대한 수요가 점점 늘어나고 있다. 따라서 이제부터 의치치료에서 IOD라는 치료 옵션은 결코 피할 수 없는 치료법 중 하나가 될 것이다. 과거 100년간 의치치료가 바뀌지 않았다고 한다면, 향후 10년 안에는 크게 변할 것이다.

이 책에서는 우선 무치악 환자의 하악에 2개의 임플란트를 식립한 2-임플란트 오버덴처에 대해 설명한다. 2-임플란트 오버덴처는 IOD의 국제표준이라고 할 수 있으며, 모든 IOD 치료의 기본이 된다. 그때 임플란트가 주요한 요소가 아닌 의치치료 자체를 기반으로 생각한다면 어태치먼트의 선택기준이나 의치 제작을 이해할 수 있다. 게다가 유리단결손 국소의치 사례에서도 IOD 형태의 보철물은 응용범위가 넓다. 그리고 IOD의 움직임을 잘 이해한다면 의치 자체에 대한 이해도가 깊어지고 일반적인 의치치료 기술이 더욱 향상될 것이다.

이 책의 발간에 있어서 연구논문의 인용은 일부러 최소한으로 하였다. 왜냐하면 임플란트의 과학적 근거만을 생각하면 환자 관점의 임상에서 벗어나는 경우가 있기 때문이다. 예를 들어, IOD에서의 임플란트는 몇 개를 식립해야 하는가? 임플란트 기반으로 생각하면 저작능력 등 기능회복 면에서는 임플란트 개수가 많은 편이 유리하다. 하지만 의치의 불편으로 고생하는 많은 환자들에게는 적은 수의 임플란트로도 충분히 만족하게 할 수 있다. 치과치료에서 가장 중요한 고려 요소는 청소의 용이성과 안정적인 교합이다. 교합적 관점에서 특히 안정적인 구치부 지지와 저작은 보철치료 성공의 중요한 열쇠가 된다. 이들은 예전부터 중요하게 생각되었고, 앞으로도 바뀌지 않을 것이다. 이런 소위 '불변의 근거'를 바탕으로 이 책은 저술되었다.

이 책을 일독하여, 내일부터의 의치치료에 새로운 발전이 있기를 기대한다. IOD를 포함한 유지관리를 하는 본원의 치과위생사 및 직원, 또한 의치 기공을 담당하는 치과기공사인 마쓰다이라 히로시 씨에게 깊은 감사를 표하는 바이다.

2012년 2월

가메다 유키오

저자 약력

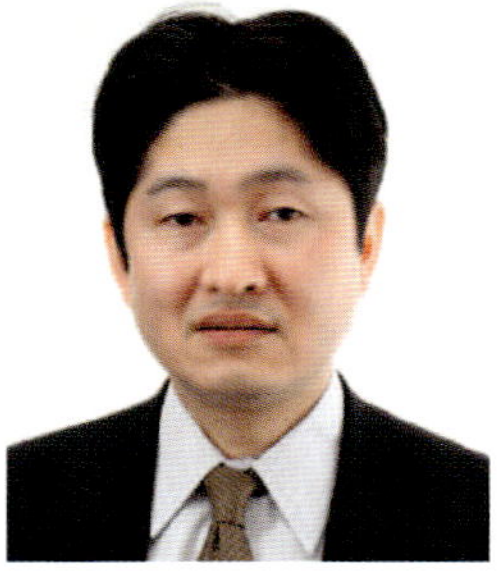

가메다 유키오(亀田行雄)

약력

1963년 도치기현 출생
1988년 도호쿠대학 치학부 졸업
1988년 도쿄도 신주쿠구 키무라 치과의원 근무
1991~2002년 도쿄의과치과대학 치학부 고령자치과학 강좌 재직
1994년~ 사이타마현 가와구치시에서 '가메다 치과의원' 개원

경력 · 소속학회 · 연구회

일본악교합학회 상임이사(편집위원회 위원장)
일본악교합학회 교합지도의
일본 임상치주요법 집담회(JCPG) 부회장
리히텐슈타인에서 BPS Dentist 인증 취득
신주쿠 삼수회
무당벌레 스터디 그룹
Japan Denture Association 정회원

역자 서문

가메다 유키오 선생의 "임플란트 국소의치"라는 책을 감역한 뒤 1년 만에 그의 "임플란트 오버덴처"를 감역하게 되어 영광이다. 이전 책과 이번 책을 감역하면서 나는 나의 생각과 저자의 생각이 너무나 일치한다는 점에서 상당히 놀랐다. 다른 책들은 단순히 증례를 보여주거나 교과서적인 나열식 서술이 많아 이해하기 어려운 반면, 이 책은 원리를 정확히 설명하고 독자를 이해시키고자 노력한 부분이 상당히 돋보인다.

국소의치와 마찬가지로 임플란트 오버덴처도 회전축이라는 것을 만들고 의치의 움직임을 일정한 방향으로 구속해버린다는 특징이 있어서 그 움직임을 잘 이해한다면 적절한 설계와 치료를 할 수 있다고 생각한다. 임플란트를 사용하는 목적이 무엇인가? 지지, 유지, 안정 요소 중 무엇을 의치에 부여하고자 식립한 것인가? 이 질문에 대한 답은 결국 임플란트의 식립 위치, 사용되는 어태치먼트의 종류, 그리고 의치의 형태를 결정한다.

한국의 많은 치과의사들은 화려한 수술 테크닉에 감탄하면서 그 기술을 배우고자 노력을 기울인다. 그 수술 후 보철물은 고정성 보철물로 계획하는 것이 일반적이며, 고정성 보철물이 가철성보다 훨씬 환자 만족도가 높고 저작 효율도 높다는 것은 인정한다. 하지만 가끔은 오버덴처와 같은 가철성 보철물의 필요성이 있을 수 있다. 어렵게 수술하고 고정성 보철물로 수복한 뒤 유지관리가 잘 안 되는 경우도 많으며, 장기적으로 문제가 발생하는 경우도 있을 것이다. 가철성 보철물은 수술이 간단하고 유지관리가 용이한 측면이 있다.

술자는 다양한 치료 옵션을 환자에게 제시하고 가장 적합한 치료계획을 도출하기 위해 다양한 지식이 필요하다. 이 책은 내가 지금껏 읽었던 책들과 달리 아주 중요한 요점들이 이해하기 쉽게 서술되어 있다는 것이 큰 장점이다. BPS system(폐구인상채득술의 하나)을 강조하는 부분이 약간은 독자들에게 부담이 될 수 있겠지만, 저자는 그 시스템을 보여주면서 폐구인상의 중요성을 강조한다. 그리고 BPS system을 사용하지 않아도 일반적인 방법으로 폐구인상을 채득할 수 있다는 것을 강조한다. 본인이 폐구인상의 장점을 잘 알고 있기에 저자의 서술이 문제가 없다고 생각하였다.

혹시 오버덴처의 경험이 많은 독자라면 이 책을 천천히 정독하며 이해를 바탕으로 개념을 정리할 수 있는 기회가 될 것이고, 경험이 없는 독자라면 다소 내용이 어렵다고 생각할 수 있다. 하지만 오버덴처의 가장 기본적인 내용들이 설명되어 있으니, 오버덴처의 원리와 술식을 이해하기 위해서는 반복해서 읽어보시기를 권유한다.

2020년 10월

허 중 보

역자 약력

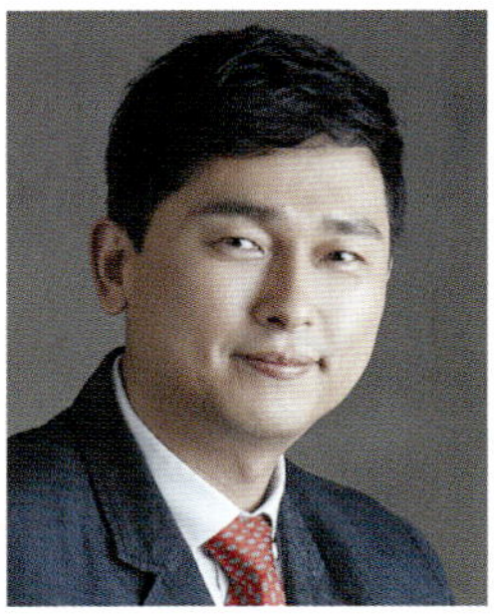

허중보

약력

부산대학교 치과대학 학사
연세대학교 치과대학 석·박사(치과보철학)
고려대학교 구로병원 치과보철과 임상교수
미국 서던캘리포니아 대학교 Herman Ostraw 치과대학 객원교수
(현) 부산대학교 치의학전문대학원 치과보철학교실 교수
부산대학교 치과병원 치과보철과 과장 및 중앙기공실 실장, 치과전문의
대한치과보철학회 섭외이사
대한디지털치의학회 편집이사

저서

"허중보의 Q&A 임플란트 국소의치"(2018, 군자출판사)
"Guideline of Digital Dentistry"(2019, Quintessence Publishing)(공저)
"치과보철학"(2015, 의학교육)(공저)
그 밖에 4권의 공저 있음

목차

Contents

제 1 장

국제표준 2-임플란트 오버덴처

1. McGill 컨센서스
2. 해외에서의 IOD 보급
3. 의치치료를 기본으로 한 2-IOD 임상단계
2-IOD 임상단계: 무치악 난증례에서의 하악 2-IOD 적용

1. McGill 컨센서스

의치상 하방에 임플란트를 식립하여 유지나 지지로 활용하는 가철성 오버덴처를 임플란트 오버덴처(Implant Overdenture; 이하 IOD)라고 부른다. IOD는 총의치 등 기존의 가철성 의치와 비교해 의치의 지지, 유지와 안정이 증대됨으로써 환자의 저작기능 향상을 기대할 수 있고, 환자 만족도가 높은 치료법이다.

이 치료법에 대한 평가가 높아지고 주목받게 된 것은 2002년에 캐나다 몬트리올에서 열린 임플란트 학회의 'McGill 컨센서스'라고 불린 합의문(그림 1) 발표가 계기가 되었다.

"하악 무치악 환자의 보철치료에서 가장 우선시되는 치료방법은 하악의 2-임플란트 오버덴처(Mandibular two-implant overdentures as first choice standard of care for edentulous patients)이다."

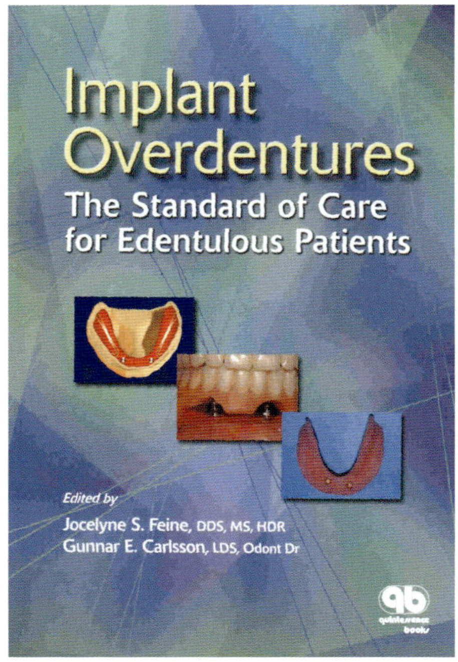

그림 1. McGill 컨센서스를 바탕으로 출판된 서적. 과거의 연구를 바탕으로 무치악 환자에게 보철치료로서 IOD의 유효성을 설명하고 있다.

일본에서의 임상 경향으로 보면 무치악 환자의 첫 번째 치료 방향으로는 다소 부담이 있는데, 이 회의에서는 그때까지의 연구를 종합평가하여 2-IOD는 과학적 근거가 많고 성공률이 높은 치료법이라고 결론지었다. 이를 계기로 치과의사는 과학적인 근거가 있는 올바른 임상을 실시하는 데 IOD라는 치료의 옵션을 무시할 수 없게 된 것이다. 그 후 2009년에는 영국의 요크에서 같은 컨센서스 보고서가 발표되어, 해외에서는 IOD가 일반적으로 보급되고 있다.

이렇게 세계적으로 높은 성과로 평가되고 있는 IOD이지만, 임상의로서는 이런 평가도 고려함과 동시에 환자의 상황에 맞는 치료방법을 선택할 수 있어야 한다.

2. 해외의 IOD 보급

표 1은 세계 10개국에서 실시된 IOD의 보급에 대한 조사결과이다. 표 안에 빨간 선으로 표시된 곳은 임플란트 치료를 받은 환자 중에서 치아결손이 완전 무치악이었던 환자의 비율을 나타낸다. 흥미롭게도 일본에서는 무치악 환자의 비율이 7%로 낮지만, 네덜란드에서는 81%의 매우 높은 비율로 무치악 환자에게 임플란트 치료가 이루어지고 있다는 것을 알 수 있다.

또한 무치악 환자의 임플란트 치료에서 상부 보철을 어떤 형태로 치료하고 있는지를 그림 2에 나타내었다. 임플란트 치료가 보편적으로 보급되고 있는 스웨덴에서는 무치악 환자의 임플란트 보철치료 중 88%가 고정성 임플란트 보철물을 장착하고 있다. 이에 비해 네덜란드에서는 많은 무치악 환자에게 실시된 임플란트 치료 중 상부보철의 93%가 IOD로 이루어지고 있다. 이 차이는 경제적인 면이 영향을 미친다. 스웨덴에서는 임플란트 고정성 보철의 일부가 민간 보험이 적용되고 있는 반면, IOD는 보험이 적용되지 않는다.

한편 네덜란드에서는 IOD가 민간 보험이 적용되어 환자의 경제적인 부담이 적으므로 이러한 치료방법을 선호한다(그림 3). 하지만 임플란트 고정성 보철치료는 보험의 비급여 항목이다. 이렇게 환자는 적은 경제적 부담으로 IOD 치료를 받을 수 있어서 다른 나라와 비교하여 증례 수가 매우 많다. 이런 흐름은 인근 국가인 벨기에에도 확산되어 2009년부터 IOD가 보험적용을 받게 되었다.

표 1. 2001년에 10개국에서 실시한 IOD 보급에 관한 조사

국가	설문에 응답한 임상의	응답률(%)	IOD 개수	임플란트 고정성 보철물 개수	임플란트 식립한 하악 무치악 환자(%)
캐나다	1	100	60	65	30
핀란드	36	60	197	439	39
그리스	34	85	148	843	26
일본	17	100	25	41	7
한국	5	83	21	22	17
네덜란드	27	63	3,778	276	81
노르웨이	16	67	42	80	19
싱가포르	16	59	18	15	17
스웨덴	28	93	87	647	18
영국	233	53	778	448	25

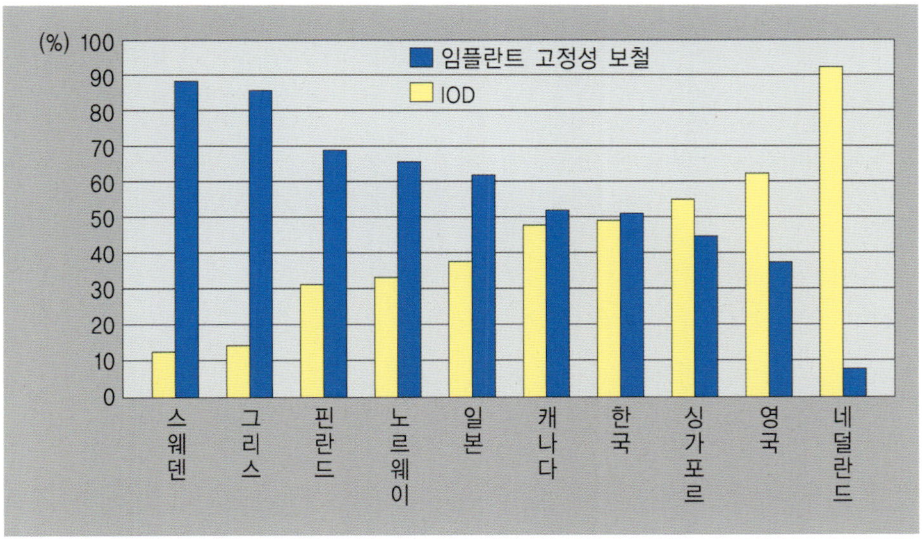

그림 2. 10개국에서 하악 무치악의 임플란트 치료와 관련한 임플란트 고정성 보철과 IOD의 비율.

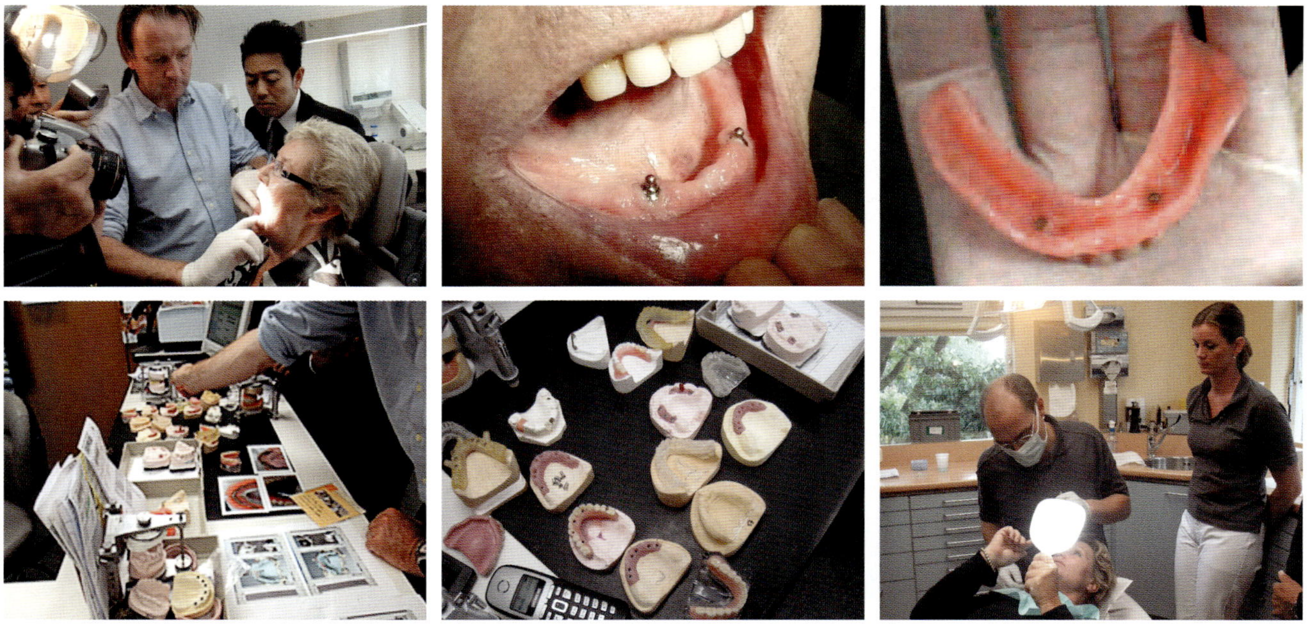

그림 3. 저자가 방문한 네덜란드의 치과병원과 치과기공소에서는 많은 IOD 기공물을 볼 수 있었고, 임상에서 일반적으로 IOD 치료가 보급되고 있음을 알 수 있었다. 유럽의 일부 국가에서는 치과기공사가 트레이닝을 받으면 의치사(denturist)라는 자격을 받고, 환자 구강 내에서 작업할 수 있는 의치 제작 전문가가 될 수 있다. IOD 치료에서도 임플란트의 2차 수술까지를 치과의사가 실시하고, 어태치먼트와 의치 제작은 의치사가 한다. 이는 IOD 치료에서 높은 질의 보철물 제작이 가능한 시스템이라 생각된다.

3. 의치치료를 기본으로 한 2-IOD 임상단계

2-IOD에서의 치료 순서는 기존 의치를 그대로 이용하는 경우나, 먼저 총의치를 제작한 뒤 차후에 임플란트를 식립하는 경우 등이 있다.

이 책에서는 기능과 조화로운 IOD의 의치를 제작하는 것에 초점을 맞추고, 임플란트를 먼저 식립한 후에 의치를 제작하는 방법을 취하고 있다. 이런 경우에 단점이 될 수 있는 임플란트 식립 위치의 실수를 막기 위해 우선 방사선 조영성이 있는 스텐트를 이용하여 CT 촬영을 하고, 인공치 배열 위치나 보철 공간을 사전에 확인한 후 최적의 위치에 임플란트를 식립한다.

1) 진단 · 검사(그림 4~7)

우선은 구강 내 검사를 실시하고, 필요에 따라 파노라마 방사선 사진 등으로 악골이나 악관절을 평가한다. 환자는 보통 사용하는 기존 의치에 불편함이 있어 내원하므로 의치의 개선을 원하는 경우가 대부분이다. 의치를 검사한 뒤 문제가 발견되면 사용하는 의치를 수리하거나 치료용 의치를 제작한다. 이어서 IOD를 바로 권하는 게 아니라, 총의치 기능회복이 어느 정도 가능한지를 평가한다. 그러면서 그 환자에게 일반적인 총의치가 적합한지, IOD가 적합한지를 판단한다.

치료용 의치 단계에서는 흡착하기 쉬운 의치 형태나 인공치 배열을 확인하고 가능한 한 '움직임이 작은 의치'를 제작한다. IOD로 이행한 경우에도 의치 자체가 움직임이 작은 형태를 가져야 하며, 이를 통해 임플란트 자체에 과도한 측방력이나 외력을 주지 않는 IOD가 제작되어야 한다.

2-IOD 임상단계

무치악 난증례에서의 하악 2-IOD 적용

환자: 80세 여성. 상·하악 총의치를 장착
주소: 하악 치은이 아파서 씹을 수 없다. 몇 년 동안 일반식을 먹을 수 없어 죽을 먹었다.

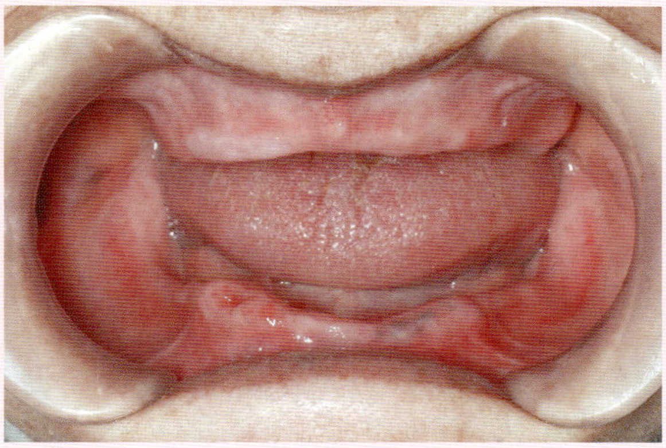

그림 4a.

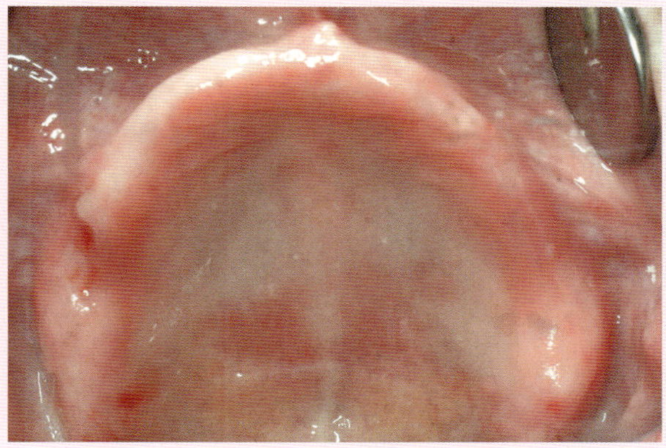

그림 4b.

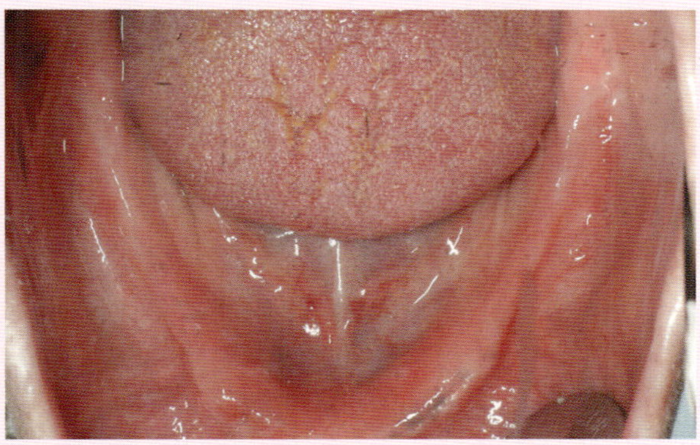

그림 4c.

그림 4a~c. 초진 시 구강 내.

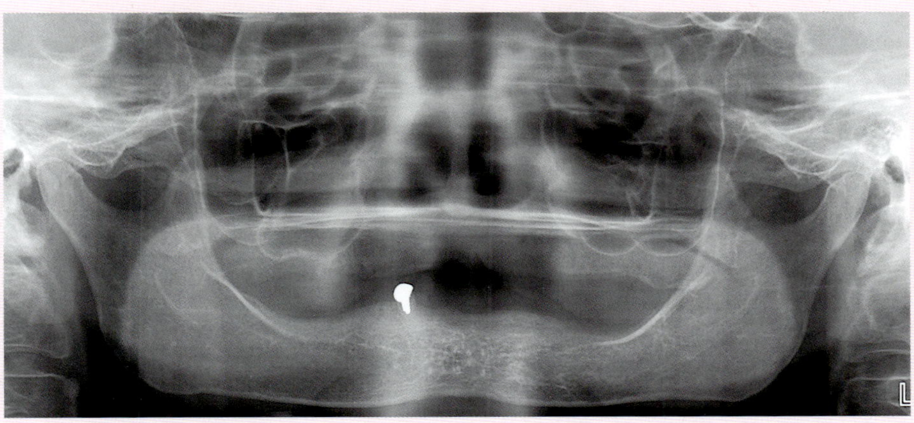

그림 5. 초진 시 파노라마 방사선 사진. 잔존 치근이 관찰되지만 후에 발치하였다. 하악 구치부의 악골은 하치조관 가까이까지 흡수되었다. 악관절의 병적 흡수변형은 없다.

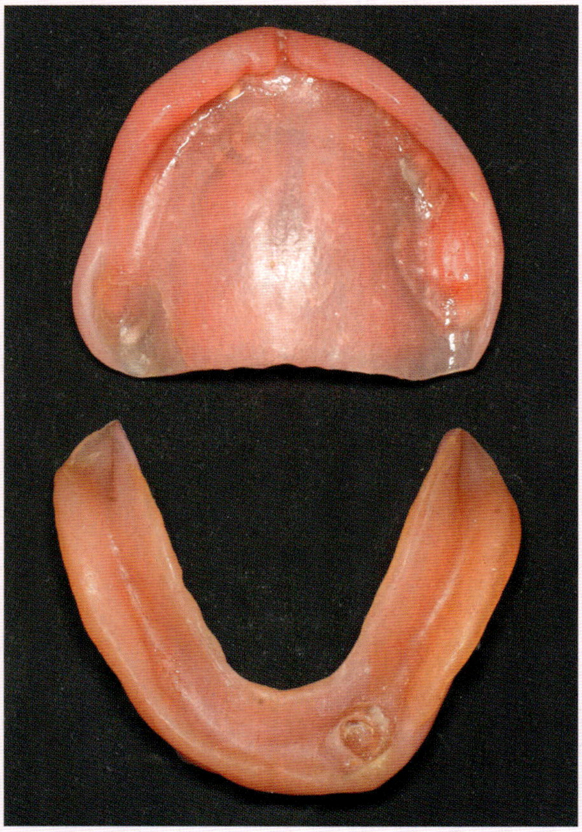

그림 6a.

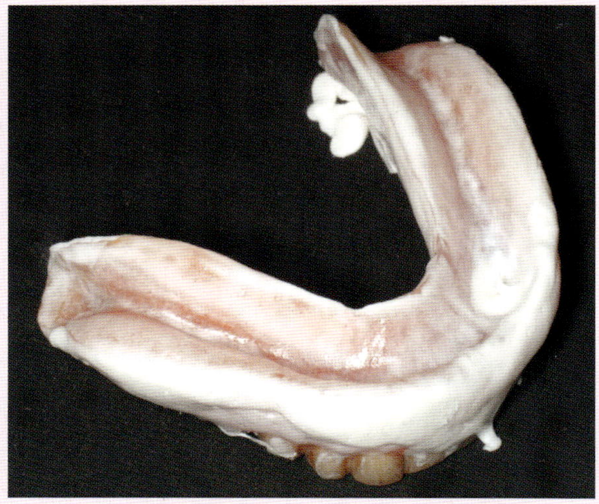

그림 6b.

그림 6a~b. 기존에 사용 중인 의치. 지금까지 하악 치은의 반복적 통증으로 의치를 수리하거나 탄성 이장재 또는 티슈 컨디셔너 등을 반복적으로 적용하고 있었다. 적합 평가 시 적합도는 우수해 보인다.

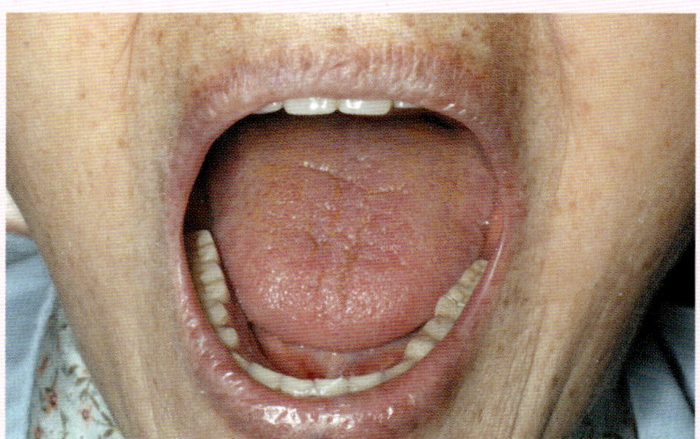

그림 7. 기존 의치를 장착한 상태. 구강 내에서 안정되어 있고 입을 벌려도 탈락되지 않는다. 하악위도 이상이 없고 교합점들도 안정되어 있다. 하지만 하악 치은점막은 매우 민감하여 의치에 의한 통증이 유발되어 자주 내원하였다.

2) 치료방법 결정(총의치인가 IOD인가)

◉ OHIP-14 일본어판에 따른 삶의 질(Quality of Life; QOL) 검사

앞으로 언급되는 OHIP(Oral Health Impact Profile: 구강 관련 QOL 평가지표) 등의 QOL 검사를 시행하면 의치에 대한 불편함 정도를 평가하기 쉽다. QOL이 저하된 환자일수록 IOD의 치료 효과가 높다고 예측할 수 있다. 반대로 '의치가 맞지 않아 새로 제작하고 싶다'는 환자의 불평이 있어도 사실 일상생활에서 그다지 불편하지 않은 경우도 있다. 이와 같이 QOL 자체가 낮지 않은 환자의 경우, IOD 치료를 시행하더라도 환자의 외과적·경제적 부담 때문에 술자가 생각하는 만큼 환자의 만족도가 크지 않은 경우가 있다. 이런 경우에는 사용하고 있던 기존 의치를 수리하거나 치료용 의치를 제작하여 충분히 경과관찰을 한 후에 총의치로 치료할지, IOD로 치료할지를 판단해야 한다(그림 8).

또한 총의치로 어느 정도 저작할 수 있는지에 대한 객관적인 지표가 있다면 환자에게도 설명하기 쉽고, 그 후의 치료도 자연스럽게 진행할 수 있다. 그런 저작기능 검사를 통해 교합력 등을 계측하는 덴탈 프리스케일(Dental Prescale) 등의 장비가 있다(그림 9).

치료방법 결정(총의치로 할 것인가 아니면 IOD로 할 것인가)

	과거 1년간 치아나 입 또는 의치의 상태가 안 좋은 경험을 얼마나 자주 했습니까? ① 전혀 없음 ② 거의 없음 ③ 가끔 있음 ④ 자주 있음 ⑤ 매우 자주 있음	
1	치아나 입 또는 의치 상태가 안 좋아서 대화(발음)할 때 곤란한 경우가 있습니까?	12345
2	미각이 저하되었다고 느낀 적이 있습니까?	12345
3	입안에 통증을 느낀 경우가 있습니까?	12345
4	치아나 입 또는 의치 상태가 안 좋아서, 먹는 것이 힘든 적이 있습니까?	12345
5	치아나 입 또는 의치 상태가 안 좋아서, 다른 사람을 의식한 적이 있습니까?	12345
6	치아나 입 또는 의치 상태가 안 좋아서, 스트레스를 받은 적이 있습니까?	12345
7	치아나 입 또는 의치 상태가 안 좋아서, 식사가 만족스럽지 않은 적이 있습니까?	12345
8	치아나 입 또는 의치 상태가 안 좋아서, 식사를 중단해야 했던 적이 있습니까?	12345
9	치아나 입 또는 의치 상태가 안 좋아서, 느긋하게 지내기 어려웠던 적이 있습니까?	12345
10	치아나 입 또는 의치 상태가 안 좋아서, 부끄럽다고 생각한 적이 있습니까?	12345
11	치아나 입 또는 의치 상태가 안 좋아서, 다른 사람에 대해 과민반응을 한 적이 있습니까?	12345
12	치아나 입 또는 의치 상태가 안 좋아서, 항상 하던 일에 지장을 준 적이 있습니까?	12345
13	치아나 입 또는 의치 상태가 안 좋아서, 일상생활이 생각한 것처럼 되지 않는다고 느낀 적이 있습니까?	12345
14	치아나 입 또는 의치 상태가 안 좋아서, 뭔가 손에 잡히지 않은 적이 있습니까?	12345

그림 8. OHIP-14 일본어판(p.148 참조). QOL 검사를 위해 문진했을 때, 환자의 주소처럼 의치에 의한 일상생활의 장애를 추측할 수 있다. IOD 치료가 예정된 경우에는 총의치에 대한 불만이 있는지, 그것이 QOL을 저하시키는지를 객관적으로 진단할 필요가 있다.*

[역주]

* 이 검사를 통해 추론되는 환자의 상태는 저작이 만족스럽지 않다는 것 외에는 QOL이 심하게 저하되어 있지는 않다. 그림 9도 이 환자의 교합력을 평가한 것이다.

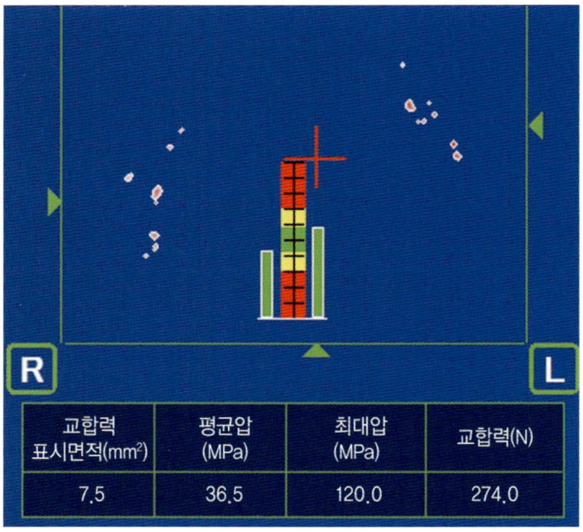

그림 9. 덴탈 프리스케일(Dental Prescale). 사용하고 있던 의치 상태에서 교합력을 덴탈 프리스케일(50H, R Type)로 측정. 건강한 유치악자(평균연령 22.7세)의 여성 평균치 824N에 비하면 1/3 이하이지만, 무치악 환자에게는 표준적인 교합력 값이다. 즉 환자는 구강 내 통증을 호소하지 않고 평균적 교합력을 보이므로, 의치상 면적을 늘려 주어 지지를 증대한다고 증상이 개선되지는 않을 것이라는 추측을 할 수 있다. (**역주**: 일반적으로 잇몸의 통증이 동반될 때 내면이 잘 맞지 않아서 그럴 수도 있지만, 의치상이 너무 작게 만들어져 피개되는 면적이 작기 때문에 통증이 나타나는 경우가 많다.)

그리고 환자와 가족에게 IOD의 장점 및 단점을 설명한다. 충분한 소통을 한 다음에 치료방법을 결정한다. 또한 IOD 치료는 외과적인 수술을 동반하므로 전신질환의 유무나 복용하는 약에 대한 문진을 실시한다(그림 10).

3) CT 촬영

◉ 진단용 스텐트 제작

CT를 촬영하기에 앞서 식립 위치를 진단하기 위해 스텐트를 제작한다. 방사선 조영제를 넣는 인공치(SR Vivo TAC/Ivoclar Vivadent사 제작)를 사용하면 인공치의 배열 위치나 치축 방향을 쉽게 알 수 있다(그림 11). 임플란트 식립 시뮬레이션을 할 때, 식립 위치뿐 아니라 식립 방향이 중요하다. 인공치의 배열 위치를 알면 어떤 위치, 어떤 방향으로 식립해야 할지 명확해진다.

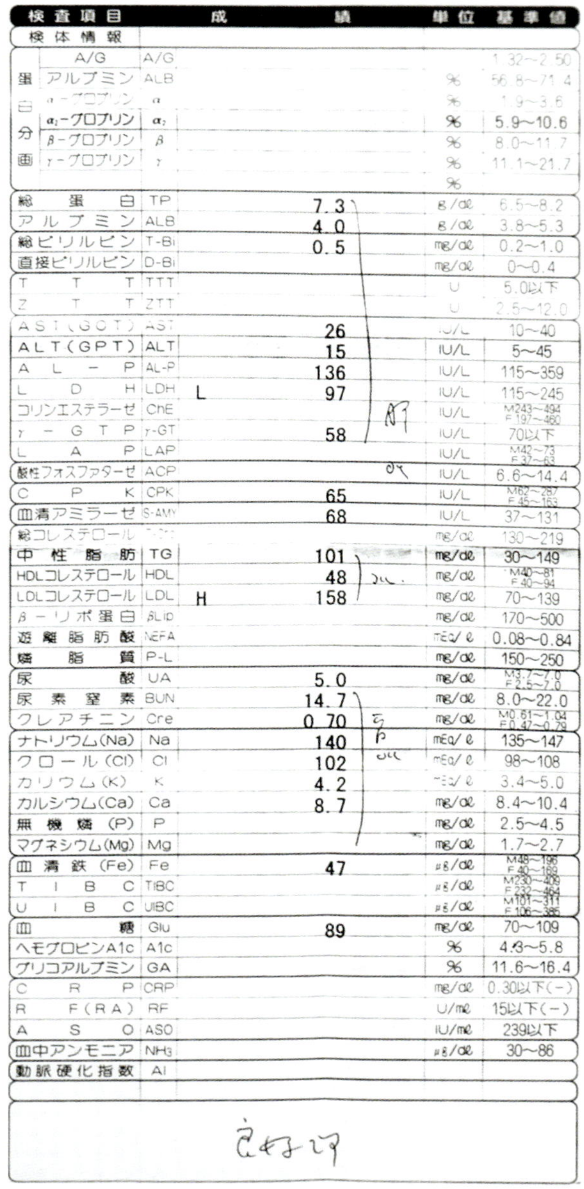

検査項目		成績		単位	基準値
検体情報					
蛋白分画 A/G	A/G				1.32~2.50
アルブミン	ALB			%	56.8~71.4
α-グロブリン	α			%	1.9~3.6
α₂-グロブリン	α₂			%	5.9~10.6
β-グロブリン	β			%	8.0~11.7
γ-グロブリン	γ			%	11.1~21.7
				%	
総蛋白	TP		7.3	g/dl	6.5~8.2
アルブミン	ALB		4.0	g/dl	3.8~5.3
総ビリルビン	T-Bi		0.5	mg/dl	0.2~1.0
直接ビリルビン	D-Bi			mg/dl	0~0.4
TTT	TTT			U	5.0以下
ZTT	ZTT			U	2.5~12.0
AST(GOT)	AST		26	IU/L	10~40
ALT(GPT)	ALT		15	IU/L	5~45
AL-P	AL-P		136	IU/L	115~359
LDH	LDH	L	97	IU/L	115~245
コリンエステラーゼ	ChE			IU/L	M243~494 F197~460
γ-GTP	γ-GT		58	IU/L	70以下
LAP	LAP			IU/L	M42~73 F37~63
酸性フォスファターゼ	ACP			IU/L	6.6~14.4
CPK	CPK		65	IU/L	M62~287 F45~163
血清アミラーゼ	S-AMY		68	IU/L	37~131
総コレステロール	[illegible]			mg/dl	130~219
中性脂肪	TG		101	mg/dl	30~149
HDLコレステロール	HDL		48	mg/dl	M40~81 F40~94
LDLコレステロール	LDL	H	158	mg/dl	70~139
β-リポ蛋白	βLip			mg/dl	170~500
遊離脂肪酸	NEFA			mEq/l	0.08~0.84
燐脂質	P-L			mg/dl	150~250
尿酸	UA		5.0	mg/dl	M3.7~7.0 F2.5~7.0
尿素窒素	BUN		14.7	mg/dl	8.0~22.0
クレアチニン	Cre		0.70	mg/dl	M0.61~1.04 F0.47~0.79
ナトリウム(Na)	Na		140	mEq/l	135~147
クロール(Cl)	Cl		102	mEq/l	98~108
カリウム(K)	K		4.2	mEq/l	3.4~5.0
カルシウム(Ca)	Ca		8.7	mg/dl	8.4~10.4
無機燐(P)	P			mg/dl	2.5~4.5
マグネシウム(Mg)	Mg			mg/dl	1.7~2.7
血清鉄(Fe)	Fe		47	μg/dl	M48~196 F40~169
TIBC	TIBC			μg/dl	M230~409 F232~464
UIBC	UIBC			μg/dl	M101~311 F106~385
血糖	Glu		89	mg/dl	70~109
ヘモグロビンA1c	A1c			%	4.3~5.8
グリコアルブミン	GA			%	11.6~16.4
CRP	CRP			mg/dl	0.30以下(-)
RF(RA)	RF			U/ml	15以下(-)
ASO	ASO			IU/ml	239以下
血中アンモニア	NH3			μg/dl	30~86
動脈硬化指数	AI				

그림 10. 전신질환에 의한 복용약제 파악. 건강검진이나 검진 데이터를 가지고 있는 환자는 많다. 외과수술 가능 여부를 판단하겠지만, 이 환자의 경우에는 고령임에도 불구하고 건강하다는 것을 알 수 있다.

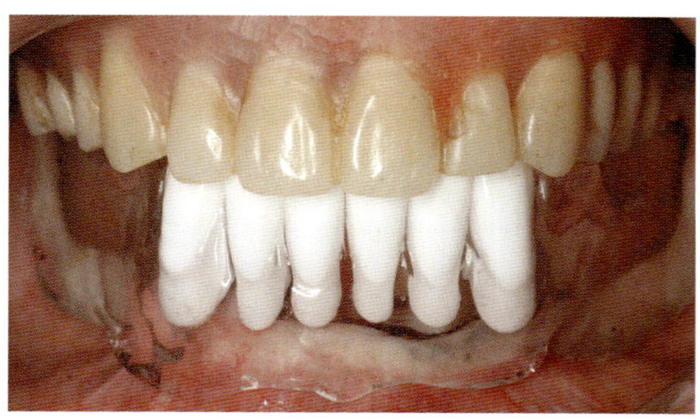

그림 11. 진단용 스텐트 제작. CT 촬영에 앞서 방사선 불투과성이 있는 인공치를 전치부에 배열한 스텐트를 제작한다.

◉ CT 촬영

외과수술에서의 사고를 막기 위해 CT 촬영은 필수다. Cone Beam CT나 의과용 CT로 진단용 스텐트를 장착한 상태에서 촬영한다. 또한 컴퓨터상에서 식립 시뮬레이션을 실시, 임플란트 식립 위치·방향·길이·직경을 결정한다(그림 12).

악골 흡수로 전치부에서는 설측으로 기울어진 임플란트 식립 방향이 빈번하다. 수술적 관점으로 생각하여 단순히 잔존치조골 중앙에 임플란트를 식립하면 최종적으로 어태치먼트가 가동점막부(주로 설측)에 위치하게 되어 주의가 필요하다. 또한 너무 전치 인공치의 치축 방향으로 임플란트를 식립하면 임플란트 하방 부위가 설측으로 위치하여 치조골의 천공을 만들 위험이 증대된다. 의치상 내부에서 어태치먼트의 보철 공간을 확실히 확보할 수 있는 적절한 위치에 임플란트를 식립해야 하므로 수술적 관점보다는 보철적 관점에서 임플란트를 위치시켜야 한다(그림 13).

◉ 수술용 가이드 제작

CT 데이터를 바탕으로 임플란트 수술용 가이드(surgical guide)를 제작한다(그림 14).

4) 임플란트 수술

◉ 임플란트 식립 1차 수술(2회법)(그림 15)

수술 전 준비로 식립 부위에 해당하는 의치상을 충분히 삭제하여 공간을 부여하고 티슈 컨디셔너로 이장해 둔다. 절개는 치조정 절개를 좌우 제1소구치 사이에 실시한다. 수술용 가이드를 이용하여 설측으로 천공되지 않도록 주의하면서 식립한다.

하악골의 설측에는 설하동맥이나 하치조동맥이 지나가고 있다. 외과수술 시에 설측으로 천공하여 동맥을 손상하면 환자의 생명을 위협하는 중대한 의료사고가 발생할 위험성이 있으므로 아주 신중한 대응이 요구된다. 가이드를 사용해도 드릴링 바는 뼈의 부드러운 쪽으로 빗겨날 우려가 있다. 뼈 모양을 눈으로 보고 손가락으로 만지며 확인하면서 드릴링을 한다. 식립 위치는 측절치-견치 사이를 기준으로 정중앙에서 균등한 위치로 2개의 임플란트를 식립한다.

박리된 연조직을 정확히 위치시켜 봉합한 후, 다시 한 번 티슈 컨디셔너로 이장한 의치를 장착한다(그림 16).

◉ 임플란트 2차 수술(그림 17, 18)

하악 IOD에서는 1회법(즉시하중)으로도 수술이 가능하고 성공 가능성이 높지만 2회법 쪽이 보다 확실하다. 약 2~3개월의 치료기간 경과 후, 2차 수술을 실시한다. 치유 지대주(healing abutment)를 장착하면 그것에 맞추어 다시 티슈 컨디셔너를 이용하여 의치상을 수정한다. 이 시점에서 의치가 치유 지대주에 일부 고정됨으로써 급격히 안정된다. 하악 의치가 안정됨에 따라 하악위도 안정되어 간다. 이 시기에 충분히 교합을 확인하고, 필요에 따라 교합을 조정한다.

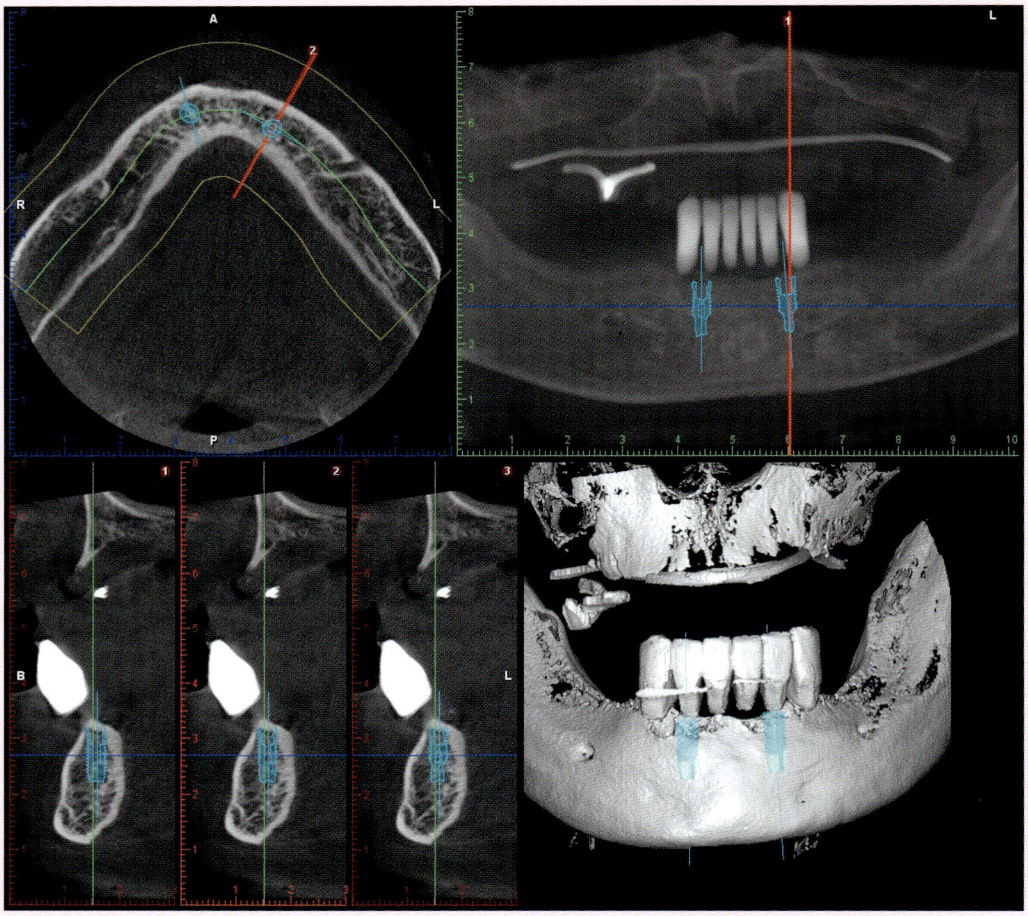

그림 12. Cone Beam CT 촬영. 측절치-견치 사이를 기준으로 좌우대칭으로 임플란트를 식립하도록 계획한다. 임플란트 고정체는 직경 3.8mm, 길이 10mm 정도가 일반적이다.

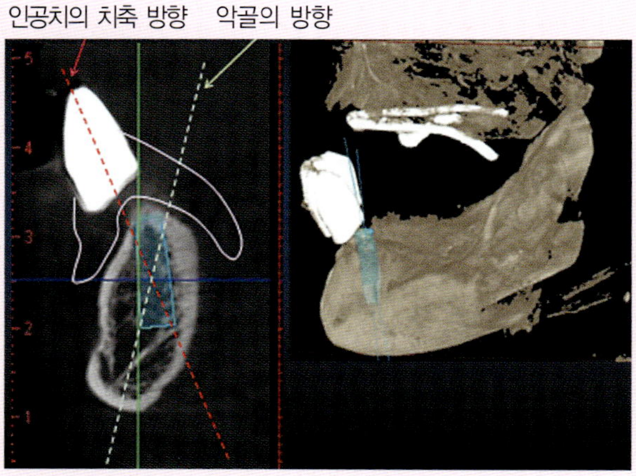

그림 13. 식립 방향. 악골 흡수로 전치부에서는 설측으로 기울어진 형태가 된다. 악골 흡수가 심한 증례에서는 배열한 전치 인공치의 치축 방향과 악골의 방향이 다른 경우가 많다.

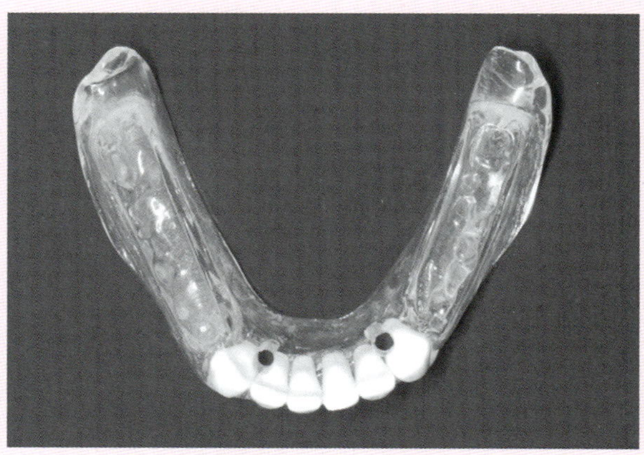

그림 14. 수술용 가이드의 제작. 어태치먼트가 가동점막에 위치하지 않도록 CT 이미지를 잘 분석하여 식립 위치와 방향을 결정한다. 이 증례에서는 진단용 스텐트를 이용하여 수술용 가이드로 병용하였다.

임플란트 식립 1차 수술(2회법)(그림 15)

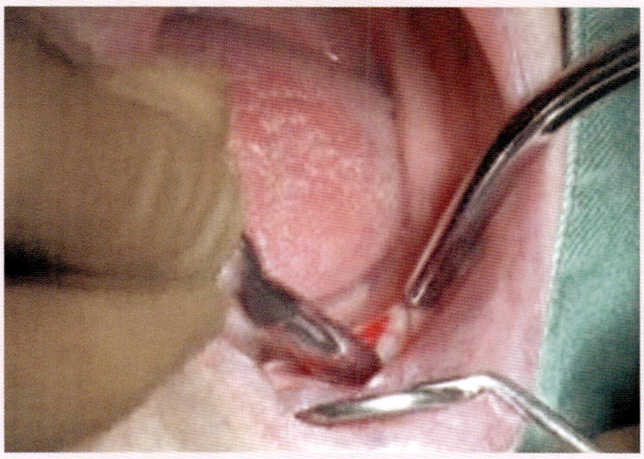

그림 15a. 좌우 제1소구치 사이에 치조정을 절개한다.

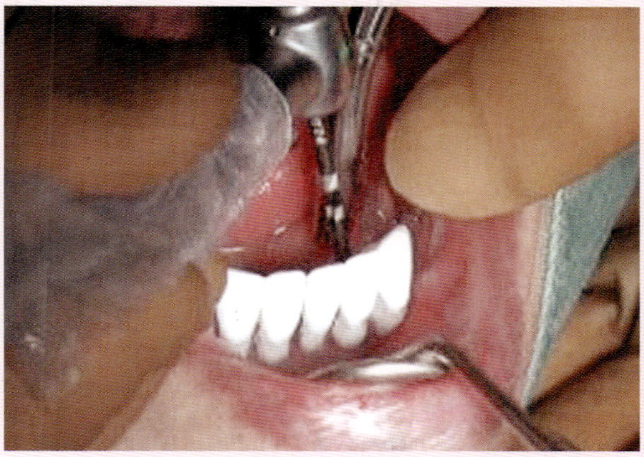

그림 15b. 수술용 가이드를 기준으로 드릴링을 시행한다.

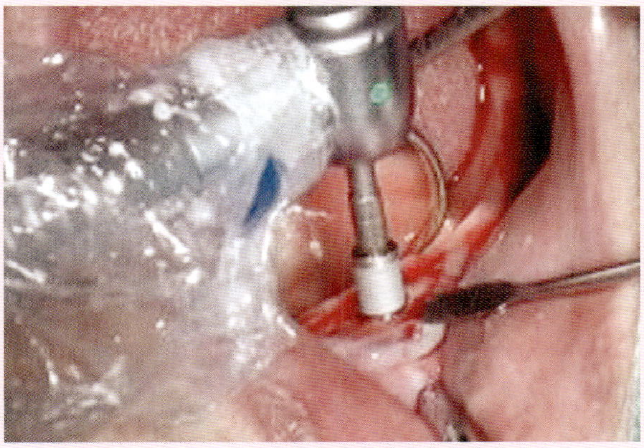

그림 15c. 2개를 식립. 식립 위치는 측절치-견치 사이를 기준으로 한다.

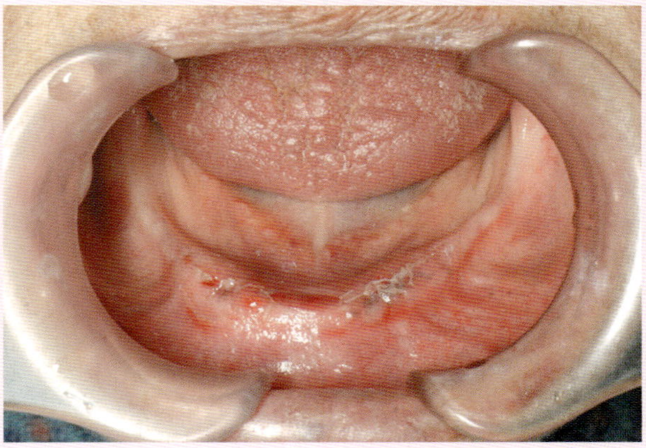

그림 15d. 봉합 다음 날, 소독 시.

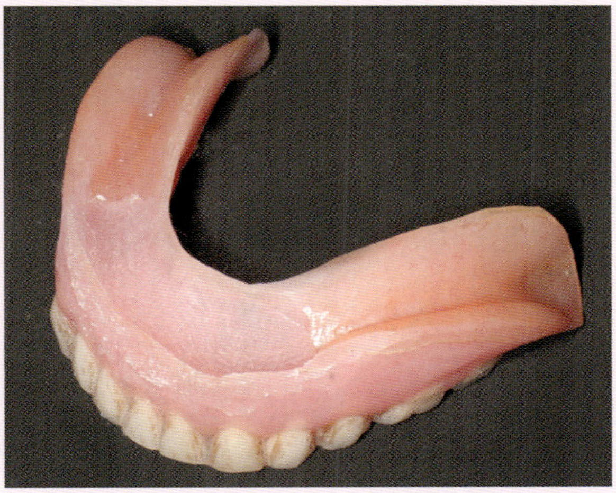

그림 16. 의치 수리. 임플란트 식립 부위에 교합력이 전달되지 않도록 의치상을 충분히 완화하여 티슈 컨디셔너를 적용하고 수리한다.

부하 시기

부하 프로토콜의 검증(무치악)

	상악 IOD	하악 IOD
통상하중(2개월~)	CWD	SCV
조기하중(1주간~2개월)	CD	CWD
즉시하중(1주간 이내)	CID	CWD
즉시식립·즉시하중	CID	CID

평가 고↑ 저↓
- SCV: Scientifically and Clinically Validated
- CWD: Clinically Well Documented
- CD: Clinically Documented
- CID: Clinically Insufficiently Documented

- SCV: 과학적이고 임상적으로 검증되었다.
- CWD: 임상적으로 잘 실증되었다.
- CD: 임상적으로 실증되었다.
- CID: 임상적으로 충분히 실증되지 않았다.

그림 17a.

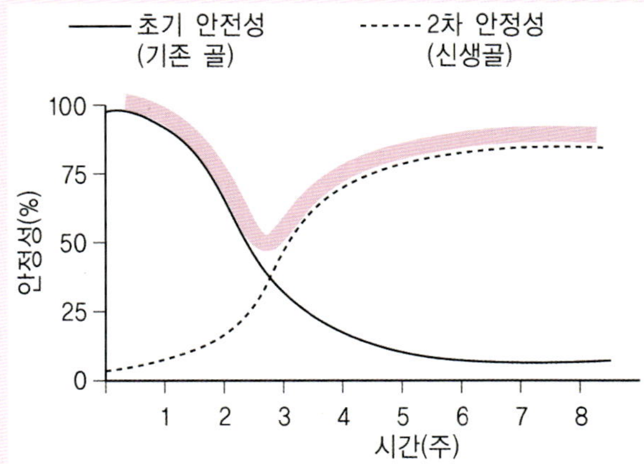

그림 17b.

그림 17a, b. 부하까지의 기간. 하악의 IOD에서는 즉시하중이라도 신뢰성이 높다(a)(Gallucci GO, Morton D, Weber HP: Loading protocols for dental implants in edentulous patients. Int J Oral Maxillofac Implants, 24: 132–146, 2009.에서 인용하여 수정). 하지만 기존 골에 의한 임플란트 고정체의 안정에서 기존 골이 새로운 골로 대체되면서 얻어지는 안정으로 이행하는 시기가 있고(b)(Raghavendra S, Wood MC,Taylor TD: Early wound healing around endosseous implants: a review of the literature. Int J Oral Maxillofac Implants, 20 (3): 425–431, 2005.에서 인용하여 수정), 하중을 가하는 시점은 새로운 골로 대체되어 안정을 얻은 후가 안전하다.

하악 2-IOD의 부하 시기

- 환자가 기다릴 수 있다면 → 2~3개월
- 기다릴 수 없다면 → 4주간
- 전혀 기다릴 수 없다면 → 즉시하중

그림 17c. 하악 2-IOD의 부하 시기.

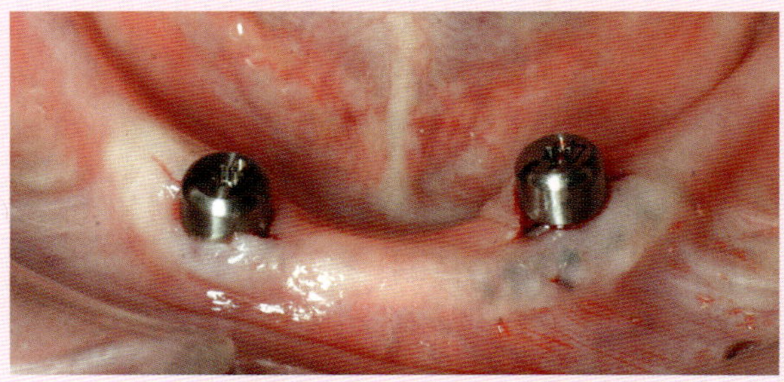

그림 18. 2차 수술. 이 증례는 의치의 불편함 때문에 새로운 뼈의 안정이 예상되는 1개월 후에 2차 수술을 하였다. 치유 지대주를 장착하고 의치를 수리한다.

2-IOD의 임상단계

5) 어태치먼트 제작(그림 19, 20)

2-IOD의 경우, 전형적인 어태치먼트는 볼, 바, 마그넷으로서 그중 볼이나 바가 효과적이다. 2개의 임플란트를 평행하게 식립할 수 있는 경우에는 기공작업이 필요하지 않은 볼 어태치먼트가 유리하다. 임플란트를 평행하게 식립할 수 없는 경우나 수평적인 안정이 필요한 경우에는 임플란트의 인상채득 후에 기공사가 바 어태치먼트를 제작한다. 바는 다른 어태치먼트와 비교하여 보철 공간이 충분히 필요하며,* 바 하방 점막의 증식 등 문제점도 있지만 장기간에 걸쳐 지속적인 유지력을 얻을 수 있고, 부가적으로 바에 의한 안정요소를 얻을 수 있다.

[역주]

* 바 어태치먼트를 위한 수직적 보철 공간은 14mm 이상이 필요하다. 물론 맞춤형으로 제작하는 milled bar의 경우에는 더 작은 공간이 필요할 수도 있다.

어태치먼트 제작(그림 19, 20)

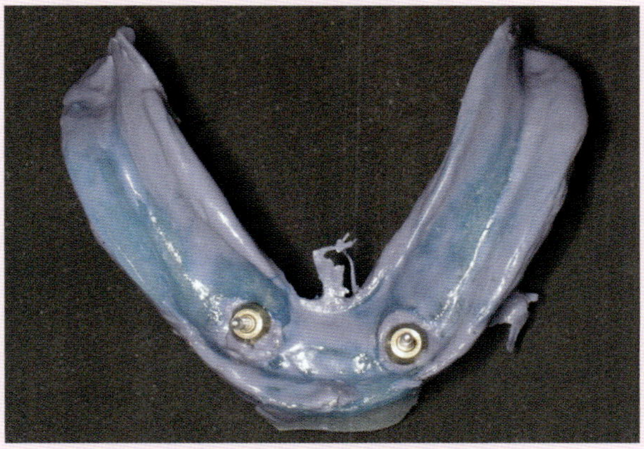

그림 19a. 어태치먼트 인상. 2-IOD의 대표적인 어태치먼트로는 볼, 바, 마그넷 등이 있다.

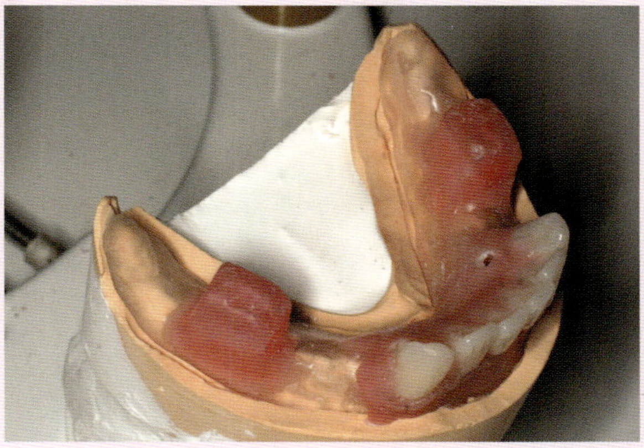

그림 19b. 바를 제작할 때는 인상채득과 함께 반드시 교합채득을 실시하여 대합치와의 거리를 확인하고 인공치 배열을 한 다음, 보철 공간을 확인하고 제작한다.

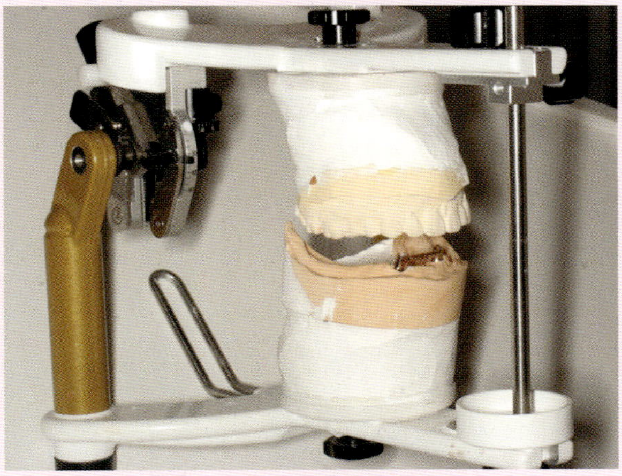

그림 19c. 바 어태치먼트는 충분한 보철 공간이 있어야 한다.

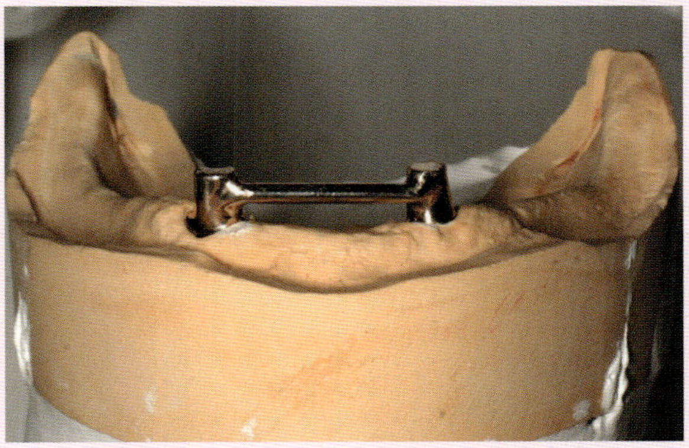

그림 20. 바 어태치먼트 제작. 회전을 허용하는 라운드 타입의 바를 사용하고 있다. 최근에는 티타늄이나 비귀금속을 CAD/CAM으로 가공하여 바 어태치먼트를 제작할 수도 있다.

2-IOD의 임상단계

어떤 어태치먼트라도 2-IOD에서는 임플란트에 과도한 측방력이 가해지지 않도록 전후방적 회전을 허용(후술, p.31)하는 방향으로 설계하는 것이 중요하다.*

6) Biofunctional Prosthetic System(BPS)를 이용한 IOD 의치 제작(그림 21~25)

의치의 외형은 기본적으로 총의치에 준하지만 변연봉쇄의 필요성이 다르므로, 총의치와 IOD의 의치상 변연 형태에는 약간의 차이를 부여할 필요가 있다. 총의치 장착 환자에게 임플란트를 식립하여 IOD로 전환하게 되면 의치의 움직임이 감소하여 저작능력이 증가하고, 따라서 혀나 협점막의 움직임이 활

[역주]

* 만약 전방부 2개의 임플란트를 이용해 완전히 접합되어 마찰에 의해 유지되는 milled bar 어태치먼트를 사용함으로써 모든 의치의 움직임을 차단한다면, 아주 큰 캔틸레버 힘이 임플란트로 전달될 수 있다.

IOD 의치 제작(그림 21~25)

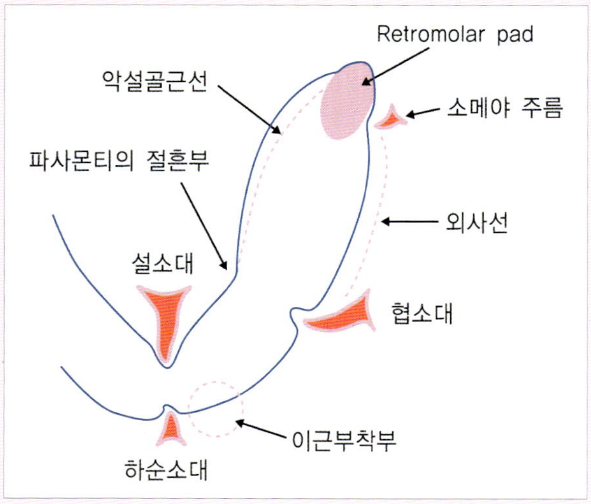

그림 21. 개인 트레이의 외형선. 기능 운동 시 점막의 움직임을 방해하지 않고, 움직임이 작은 의치를 제작하기 위한 가장 중요한 단계는 적절한 개인 트레이의 외형선을 결정하는 것이다.

폐구기능인상법(그림 22a~k)

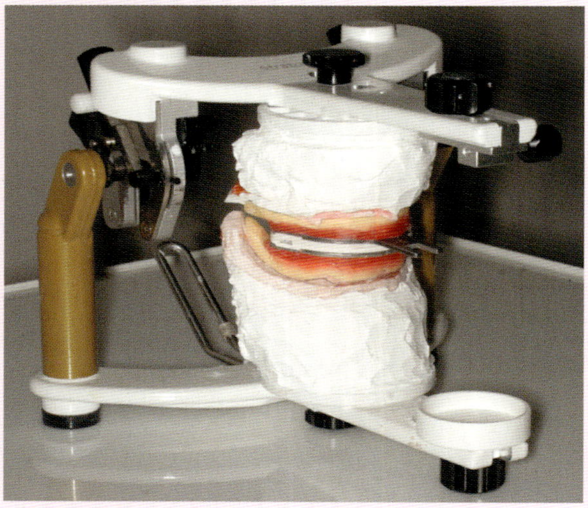

그림 22a. 이 증례에서는 BPS(Biofunctional Prosthetic System)를 이용하여 IOD 의치를 제작하고 있다. 먼저 교합상을 제작한다.

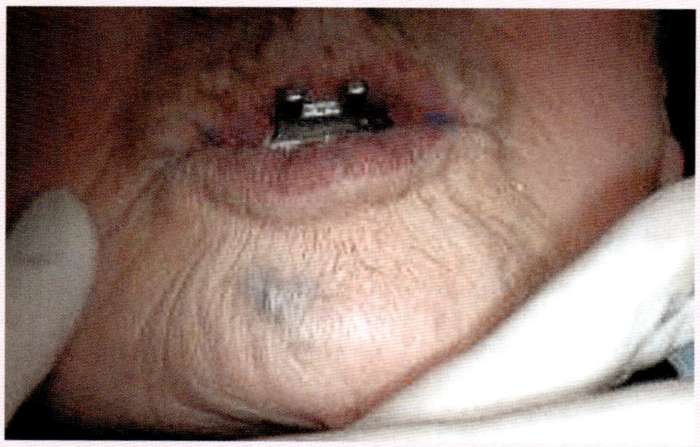

그림 22b.

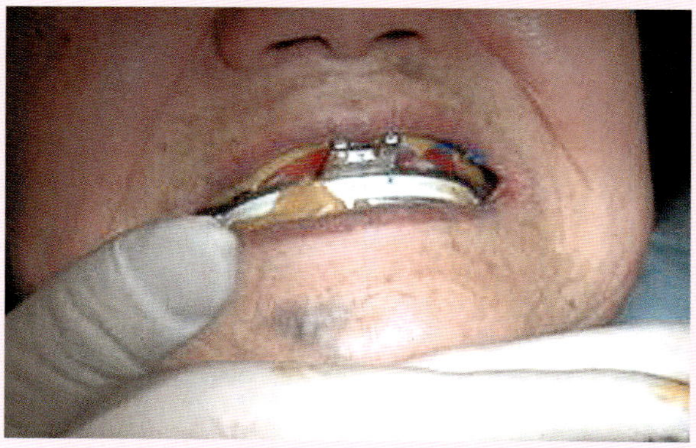

그림 22c.

그림 22b, c. 기능 운동 시에 의치가 움직이지 않는 의치상 변연 형태로 제작하기 위해 폐구 위치에서 기능 운동을 하고 있다. 환자에게 '우-이-', '우-이-'라고 입술을 움직이게 한다.

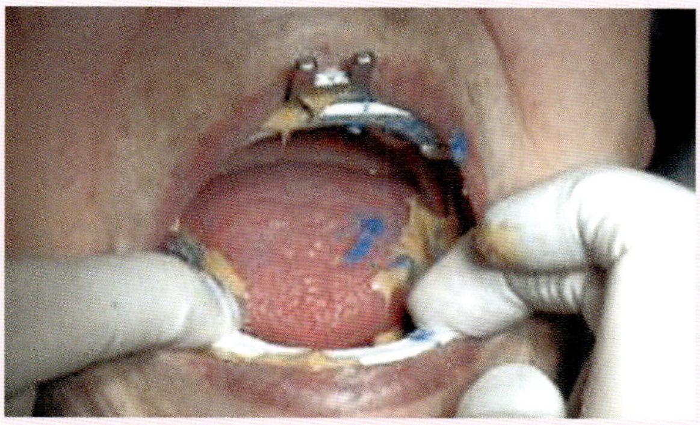

그림 22d. 개구 '아-'.

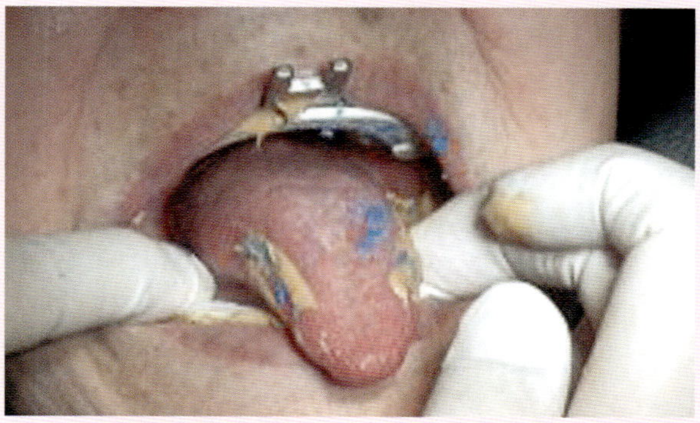

그림 22e. 혀를 전돌 '베-'.

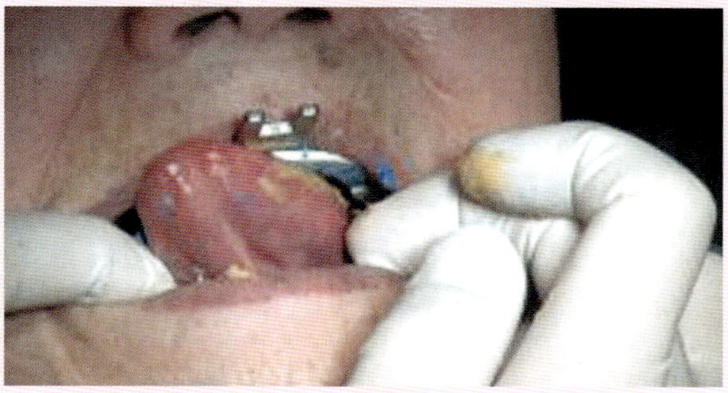

그림 22f. 윗입술을 핥으며 '낼름낼름'.

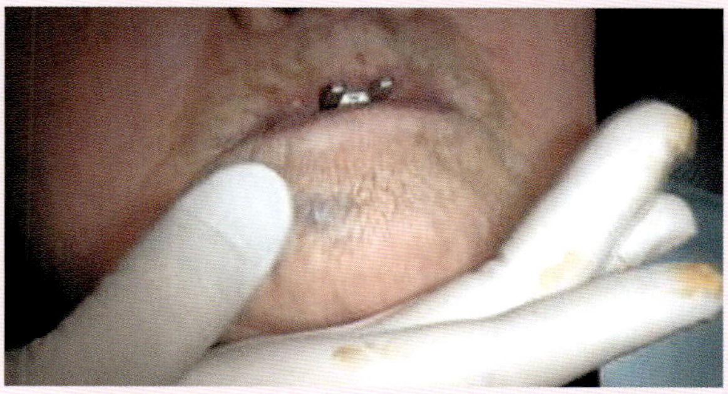

그림 22g. 연하(꿀꺽)라는 일련의 동작을 일반적인 총의치의 인상채득보다도 오버액션으로 여러 번 실시한다.

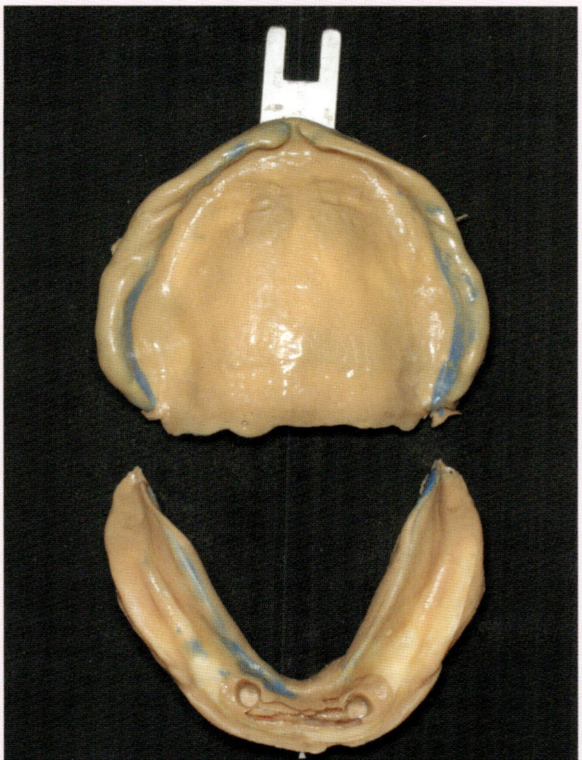

그림 22h. 기능적인 점막의 형태를 실리콘 인상으로 채득한다.

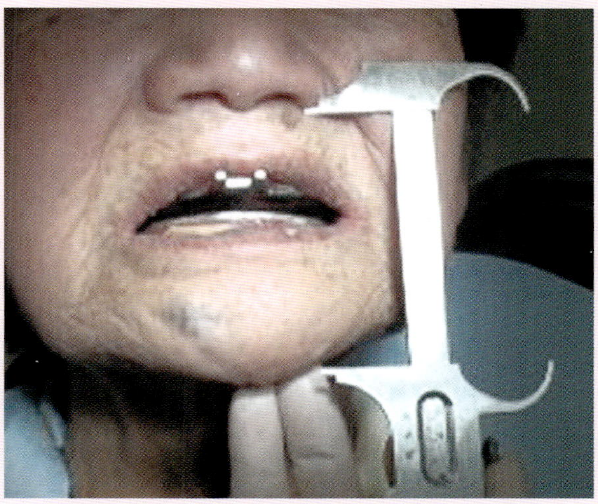

그림 22i. 최종적인 교합고경을 확인한다.

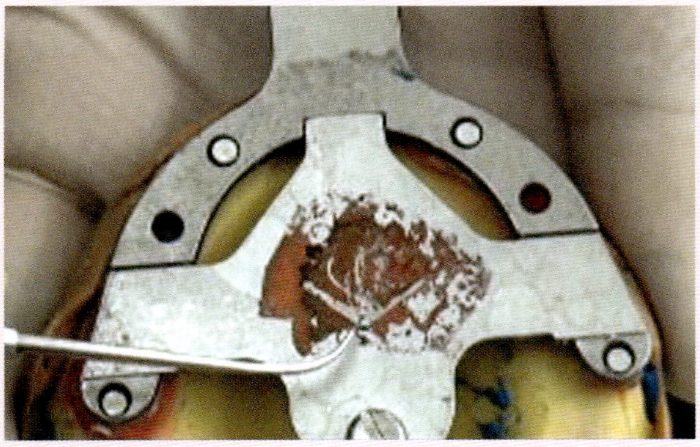

그림 22j. 고딕 아치 묘기법으로 수평적인 하악위를 결정한다.

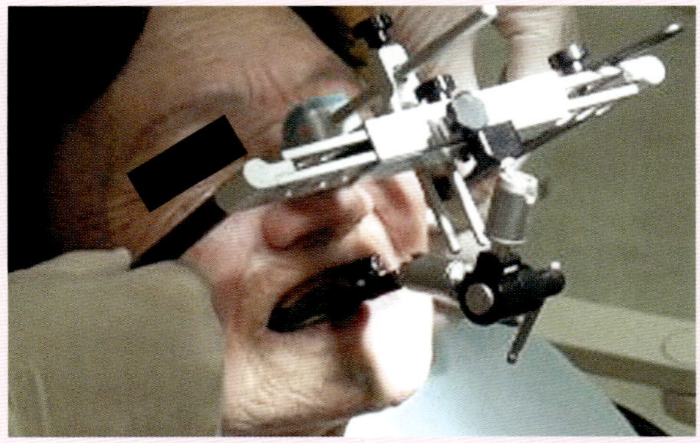

그림 22k. 안궁이전(face-bow transfer)을 같은 날 채득한다.

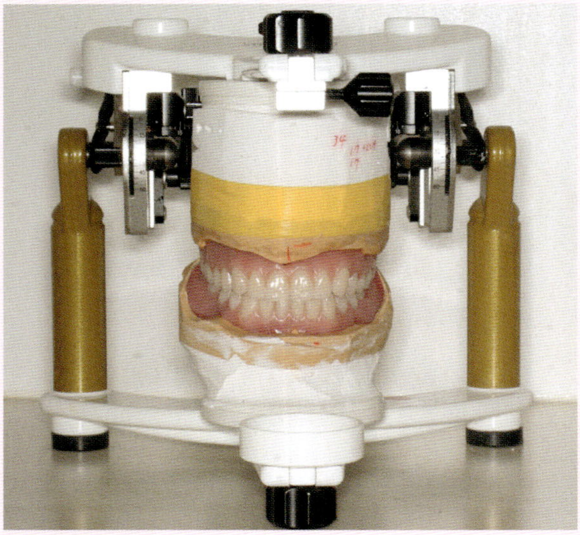

그림 23. 인공치 배열. 하악 측방운동 시에 작업 측과 균형 측의 양쪽 접촉이 있도록 양측성 균형교합을 부여한다. 단, 전치부의 교합 접촉은 제외한다.

2-IOD의 임상단계

발하게 되는 경우도 자주 있다. 점막의 기능적인 움직임을 방해하는 의치상 변연(border) 형태로는 기능 운동 시에 의치가 약간 움직일 수 있고, 임플란트에 외력이 발생할 가능성이 있다. 의치 하방 점막의 움직임을 충실히 의치상 변연 형태로 재현하려면 폐구 상태에서 채득 가능한 기능인상법(이하 폐구 기능인상법)을 시행하여야 한다.

◉ 개인 트레이의 외형선

기능인상을 채득할 때 중요한 것은 정확한 예비인상과 개인 트레이의 외형선이다. 개인 트레이가 너무 길거나 너무 짧으면 기능과 조화로운 점막 형태를 실리콘으로 충실히 재현할 수 없다.

하악의 개인 트레이 후방부는 retromolar pad를 얇게 덮도록 한다. 협측 상연은 외사선까지 연장하지 않고, 점막이 움직여 인상채득을 방해할 수 있는 위치를 피하여 설정한다. 예비인상 시에 트레이의 틀로 인한 변형이 적도록 인상을 채득하면, 그 최하점이 협측 트레이의 기준이 된다. 설소대부는 혀를 크게 움직여도 방해되지 않고 충분히 움직일 수 있는 형태로 트레이 변연을 형성하고, 다른 소대도 마

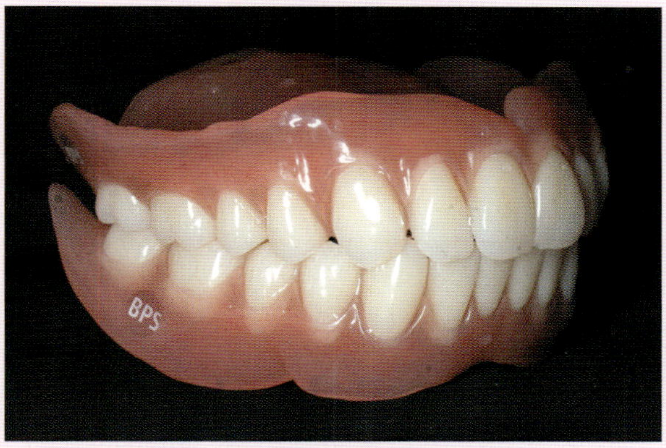

그림 24a. 완성된 의치에 Female(유지장치)인 클립을 부착하지 않고 총의치 상태로 1~2주간 사용한다.

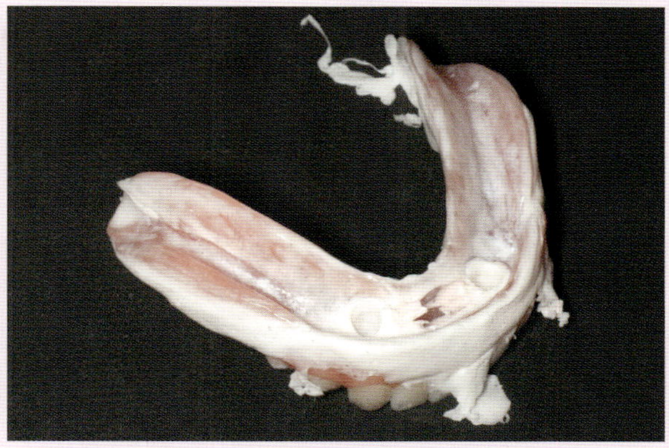

그림 24b. 의치가 충분히 안착되기를 기다린다.

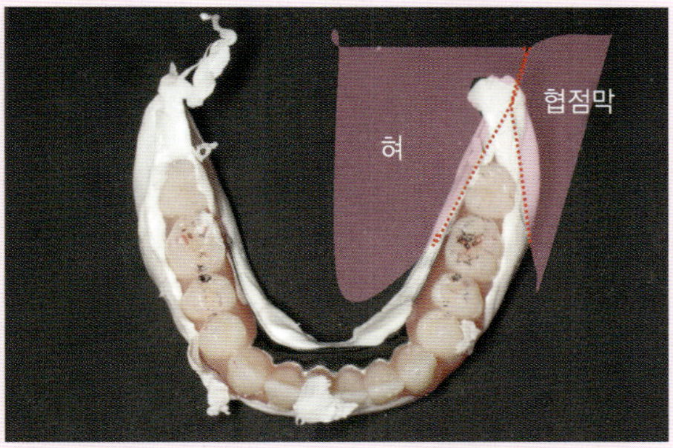

그림 24c. 후방부의 의치상은 retromolar pad까지 덮고, 그 위에 협점막과 혀가 바싹 붙어 봉쇄하는 연마면 형태로 한다.

그림 24a~c. 의치 완성(유지장치의 Female 장착 전에 침하유도).

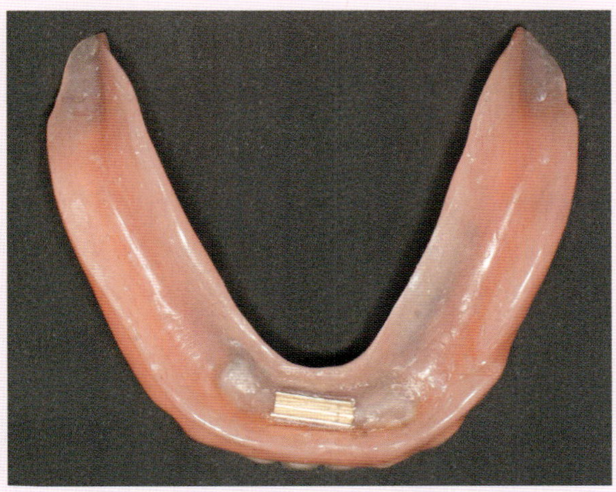

그림 25. Female 장착(IOD 완성). 클립을 의치에 장착한다. 수술 후 하악 치은의 통증은 사라지고, 환자는 더 잘 씹으며 일반적인 식사를 섭취할 정도로 개선되었다. OHIP-14에서의 객관적 평가도 큰 폭으로 개선되었다.

수술 전·후의 QOL 비교

과거 1년간 치아나 입 또는 의치의 상태가 안 좋은 경험을 얼마나 자주 했습니까? ① 전혀 없음 ② 거의 없음 ③ 가끔 있음 ④ 자주 있음 ⑤ 매우 자주 있음		
1	치아나 입 또는 의치 상태가 안 좋아서, 대화(발음)할 때 곤란한 경우가 있습니까?	12345
2	미각이 저하되었다고 느낀 적이 있습니까?	12345
3	입 안에 통증을 느낀 경우가 있습니까?	12345
4	치아나 입 또는 의치 상태가 안 좋아서, 먹는 것이 힘든 적이 있습니까?	12345
5	치아나 입 또는 의치 상태가 안 좋아서, 다른 사람을 의식한 적이 있습니까?	12345
6	치아나 입 또는 의치 상태가 안 좋아서, 스트레스를 받은 적이 있습니까?	12345
7	치아나 입 또는 의치 상태가 안 좋아서, 식사가 만족스럽지 않은 적이 있습니까?	12345
8	치아나 입 또는 의치 상태가 안 좋아서, 식사를 중단해야 했던 적이 있습니까?	12345
9	치아나 입 또는 의치 상태가 안 좋아서, 느긋하게 지내기 어려웠던 적이 있습니까?	12345
10	치아나 입 또는 의치 상태가 안 좋아서, 부끄럽다고 생각한적이 있습니까?	12345
11	치아나 입 또는 의치 상태가 안 좋아서, 다른 사람에 대해 과민반응을 한 적이 있습니까?	12345
12	치아나 입 또는 의치 상태가 안 좋아서, 항상 하던 일에 지장을 준 적이 있습니까?	12345
13	치아나 입 또는 의치 상태가 안 좋아서, 일상생활이 생각한 것처럼 되지 않는다고 느낀 적이 있습니까?	12345
14	치아나 입 또는 의치 상태가 안 좋아서, 뭔가 손에 잡히지 않은 적이 있습니까?	12345

OHIP-14 = 수술 전 29 → 수술 후 16

그림 26. 수술 후 QOL. 객관적인 평가로 수술 후에 OHIP-14의 문진을 실시. 환자의 QOL이 향상되는 것(OHIP-14 값이 낮아지는 것)은 환자 만족도의 향상으로 이어진다.

찬가지로 충분한 움직임이 가능하도록 형성한다. Retromolar pad와 맞물린 협측에 '소메야 주름'이라고 불리는 부착물 근육 조직 가동부가 있는 경우가 있다. 의치가 이 부분에 의해 약간 견인되는 경우도 있어, 확인이 곤란하더라도 트레이 제작 시 그 부분을 염두에 두어 약간 삭제해 둔다.

◉ 의치의 폐구기능인상법

기능인상법의 하나로 BPS(Biofunctional Prosthetic System: Ivoclar Vivadent사)라는 의치 제작 시스템이 있다. 교합상(record base)이 있는 개인 트레이를 이용하여 주로 폐구 위치에서 환자에게 기능 운동을 하도록 하고, 실리콘으로 인상을 채득한다. 실리콘 인상재가 경화되기 전에 환자의 '우-이-, 우-이-, 아-, 혀의 전돌, 윗입술을 핥고, 연하'라는 일련의 동작으로 기능과 조화를 이룬 인상채득을 시행한다.

IOD에 의한 기능향상에 따른 점막 움직임의 활성화를 염두에 두고, 총의치의 인상채득보다도 오버액션으로 환자가 운동하도록 하여 인상이 커지지 않도록 채득하는 것이 중요하다. 그 결과, 일반 총의치에서 볼록한 플라스크 형태를 한 의치상 변연의 인상과 IOD의 변연부 인상은 다소 다르다. 소대부는 배제되고 변연봉쇄는 최소로 유지되므로 보다 얇은 의치상 변연 형태가 된다. 이런 점막의 움직임을 충실히 재현하기 위해 BPS는 IOD의 의치인상법으로서 보다 간편하고 합리적인 방법이다.

◉ 교합채득

의치 제작 시에는 구강 내에 어태치먼트의 Male part가 장착되어 있어 교합상이 더욱 안정적으로 위치되며, 이 때문에 교합채득이 쉬워진다. 수평적인 안정위의 결정에는 고딕 아치 묘기법을 눈으로 보고 객관적으로 평가할 수 있어서 적합하다.

◉ 인공치 배열

IOD의 의치에 부여하는 교합은 기본적으로 양측성 균형교합으로 한다. 저작 시(음식물이 끼었을 때) 의치를 약간 움직여 기능하고, 편측성 균형과 함께 양측성 균형을 얻으면 저작 시 의치의 움직임이 최소화하여 안정 요소가 증대됨으로써 저작하기 쉬워진다. 또한 전치부는 교합시키지 않고 교합지가 빠지도록 조정한다. 인공치는 내마모성이 높은 것을 사용한다.

◉ 금속상에 의한 보강

IOD에서는 어태치먼트를 의치상에 고정할 공간이 필요하게 되고, 바 어태치먼트에서는 의치상 내면 공간이 많이 필요한 경우가 있다.

의치의 강도 부족으로 의치가 파절 또는 파손되는 것을 막기 위하여 금속상에 의한 보강이 필요하게 된다.

◉ 임플란트뿐 아니라 의치에도 부담이 적은 2-IOD

2-IOD와 같이 임플란트를 통해 의치의 유지만을 증대시키고자 하는 경우에는 어태치먼트의 회전을 허용하고(p.31), 임플란트에 외력이 가해지지 않도록 배려해야 한다. 의치가 수직적으로 눌릴 때 임플란트에 의해 그 힘이 차단되면 의치상으로 그 힘이 전달되어 의치상 자체의 파절이 발생할 수 있다. 따라서 임플란트에 의한 지지를 부여하는 IOD에서는 철저한 금속상의 보강이 필수적이지만, 유지를 중점적으로 얻을 목적이므로 제작하는 IOD에서는 의치에 균열이 생겨도 환자의 생활에 지장이 없을 정도, 즉 2개의 임플란트가 위치하는 부위에서 파절되지 않도록 두 임플란트 부분을 연결하여 살짝 덮어주는 금속구조물의 보강 정도로도 충분하다.

◉ 의치 장착 후 침하

의치를 장착한 후에 점막의 피압변위에 의해 의치상은 약간 침하된다. 따라서 의치가 완성된 후 곧바로 어태치먼트의 Female을 장착하지 않고 유지장치 없이 총의치로 먼저 사용해본다. 의치상이 충분히 침하되고 안정적인 위치가 될 때까지 기다린다. 그 기간에는 기능 시 의치의 움직임이 최소가 되도록 의치상 내면과 교합을 적절히 조정한다.

◉ 어태치먼트의 Female을 의치에 장착

의치가 충분히 잔존 무치악부 연조직으로 침하한 후에 다시 교합조정을 실시, 의치상이 내려앉은 위치에서 Female(바 어태치먼트인 경우는 클립)을 의치상에 장착한다.

◉ 의치조정

의치상의 적합 상태와 교합을 확인하고 조정한다. 안정적인 구치부의 저작습관이 이루어지면 하악의

유지관리(그림 27, 28)

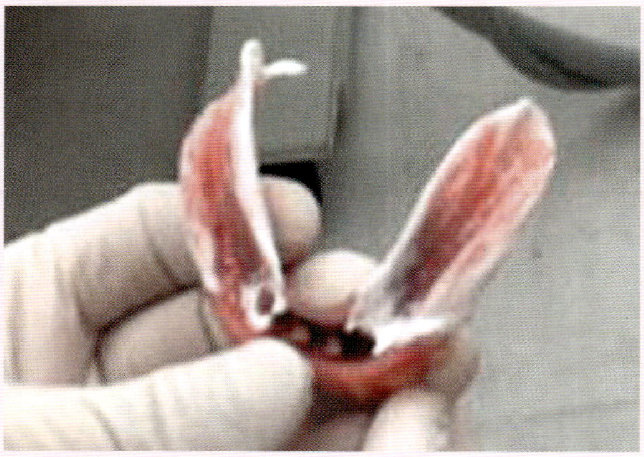

그림 27a. 의치의 적합과 교합을 확인한다.

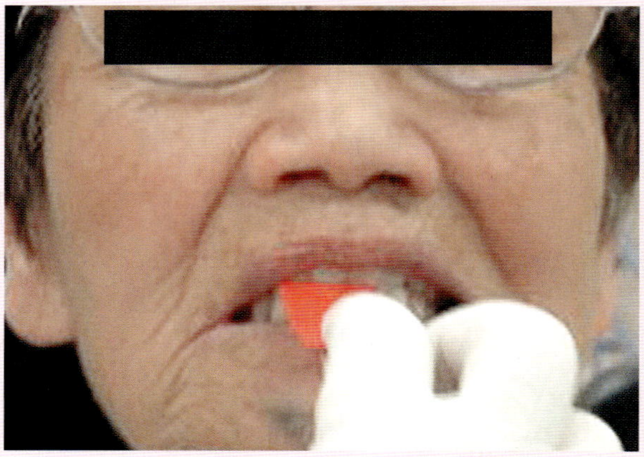

그림 27b. 전치부 저작이 되지 않는지, 전치부에서 교합접촉이 없는지 확인한다.

그림 27a, b. 유지관리 시의 의치 적합과 교합을 확인한다.

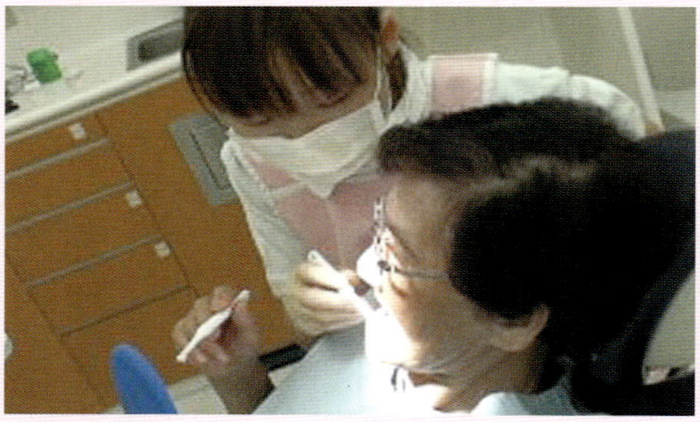

그림 28a.

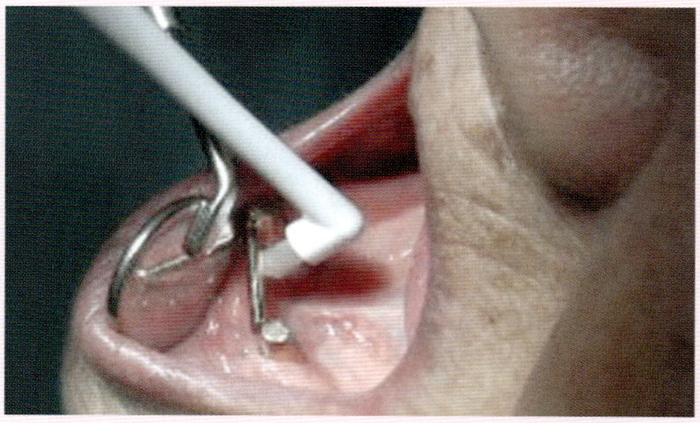

그림 28b.

그림 28a, b. 치과위생사에 의한 유지관리. 정기적으로 치과위생사가 어태치먼트 주변과 의치의 치태 조절을 하는 것이 중요하다.

2-IOD의 임상단계

IOD뿐 아니라 상악의 총의치도 흡착되고 안정된다.

IOD에 의해 술자가 의도한 기능향상이 되었는지를 확인하기 위해, 수술 전에 실시한 OHIP-14나 저작기능 검사를 실시한다(그림 26).

7) 유지관리(그림 27, 28)

유지관리는 정기적인 의치의 적합과 교합을 확인한다. 전치부 저작 경향이 증대되면 상악의 총의치가 잘 빠지게 된다. 교합지를 전치부로 물린 후 당겨서 빼는 시험에서 저항 없이 빠지는지 확인한다. 덴탈 프리스케일(Dental Prescale) 등으로 교합력의 변화나 교합의 균형을 확인하는 것도 효과적이다. 또한 오버덴처의 단점은 어태치먼트를 의치상이 덮기 때문에 자정성, 청소성이 나빠지는 것이다. 이 때문에 치과위생사에 의한 유지관리가 필수이다. 3~6개월 간격으로 정기검진을 실시하여, 어태치먼트 주변과 의치의 치태 조절을 실시한다.

제 2 장

적은 개수의 임플란트에 의한 의치치료 기반의 IOD

1. 무치악 환자의 보철치료
2. 하악 IOD의 임플란트 식립 위치
3. 유지 중심인 IOD인가, 지지 중심인 IOD인가
4. 2-IOD에서 임플란트가 유지 역할을 하는 3가지 원칙

1. 무치악 환자의 보철치료

1) 하악 총의치 vs. IOD

무치악 환자의 보철치료에 대한 첫 번째 선택은, 하악에 2개의 임플란트를 식립한 2-IOD라는 컨센서스가 해외에서 발표되었다. 임플란트의 생존율로 평가하면 다수의 임플란트를 식립한 고정성 보철물과, 하악에 2개의 임플란트를 식립한 IOD가 거의 같은 정도로 높은 생존율을 보인다(그림 1). 또한 총의치를 IOD로 함으로써 보다 높은 환자 만족도를 보인다는 점에서 하악 2-IOD는 신뢰성이 높은 치료법이라 할 수 있다. 식립하는 임플란트의 개수는 4개든 2개든 충분하다고 생각된다. 하악 IOD가 총의치보다 우수한 점은 기능면(저작, 발음), 환자 만족도, QOL(기능적·정신적인 면) 등이 있다. 총의치를 IOD로 바꿔서 식생활이 개선되고 혈청 알부민, 헤모글로빈, 비타민 B_{12}가 유의미하게 향상되었다는 연구도 있어서 건강에도 기여한다고 할 수 있다.

이런 결과를 통해 무치악 환자에게 하악의 총의치 대신에 IOD를 선택하는 것이 장기적 성공 예후를 높이는 치료법이라고 할 수 있다.

2) 상악 총의치 vs. IOD

상악에서는 4~6개를 바(bar)로 연결한 IOD는 다수 임플란트 고정성 보철물에 비하여 성공률이 낮은 결

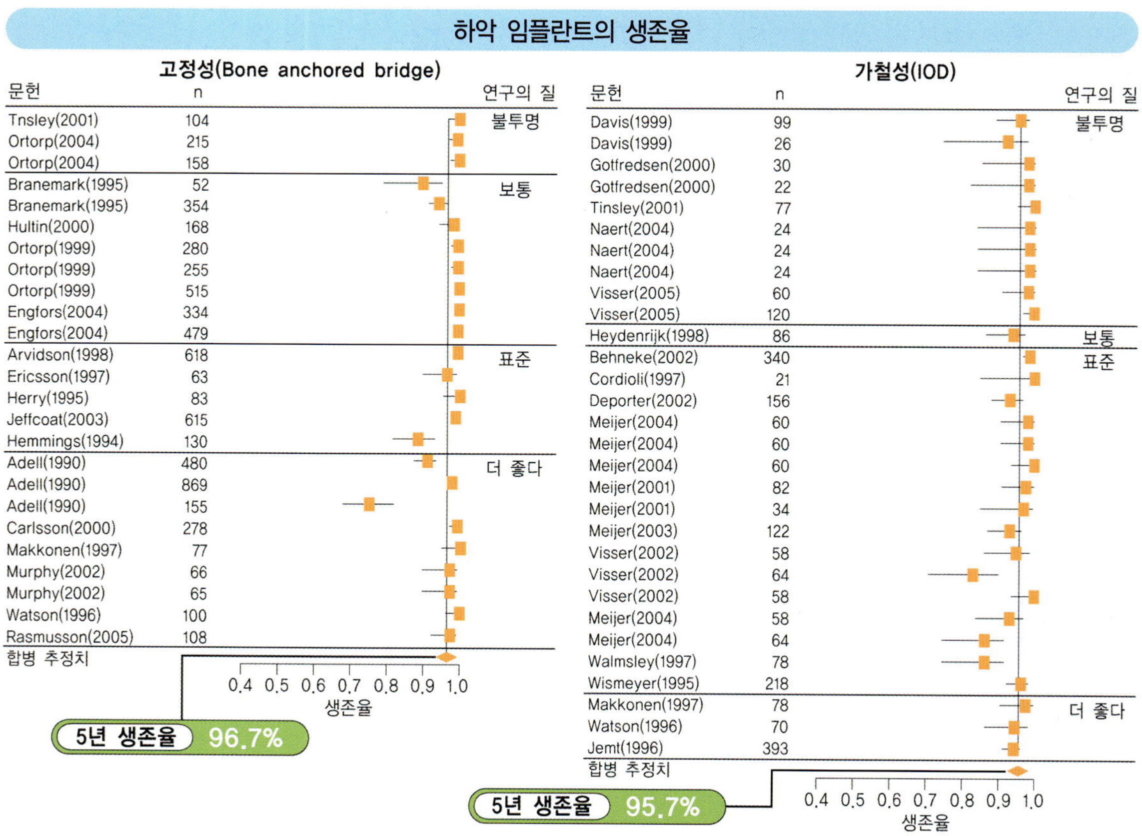

그림 1. 하악의 임플란트 생존율. 하악 무치악인 환자에게 다수의 임플란트를 식립한 후 임플란트 고정성 보철물로 치료한 경우와, 2개의 임플란트를 식립한 후 IOD로 치료한 경우에 임플란트의 생존율에는 차이가 거의 없다. 2-IOD의 신뢰성을 확인할 수 있다. (The State of the Science on Implant Dentistry. Academy of Osseointegration, 2006.에서 인용하여 수정)

과(그림 2)를 보인다. 원래 이 연구는 상악 악골 등의 조건이 나쁘기 때문에 임플란트 고정성 보철이 아닌 IOD로 치료한 사례를 포함한다. 그래서 단순히 상악의 IOD는 임플란트 생존율이 낮아서 권장할 수 없는 것이 아니다. 하지만 상악의 IOD는 부적응이라고는 할 수 없어도, 신중한 대응이 필요하다고 생각된다.

또한 상악의 총의치와 IOD에서 환자 만족도를 비교했을 때 총의치가 더 떨어진다는 결론은 없다. 즉 치은이 의치에 잘 적응된 환자에게는 일부러 총의치를 IOD로 바꿀 이유가 없다는 것이다. 상악에서 IOD를 적응하는 사례는 구토반사 등 의치상 후연의 단축이나 보다 강한 의치의 안정이 요구되는 경우로 한정된다.

3) 임플란트 고정성 보철 vs. IOD

하악 무치악 환자의 임플란트 보철에서는 임플란트 고정성 보철로 제작할 것인지, 가철성 의치(IOD)로 제작할 것인지에 대한 선택이 필요하다. 환자는 가철성보다 임플란트 고정성 보철을 더 선호하는 경향이 있다. 고정성이 저작능력 등의 기능회복에 우수하고, 환자 만족도도 높다는 것이 현실이다. 하지만 비교적 고령의 환자에게 가철성 의치를 의도적으로 경험하게 함으로써, 결과적으로 환자가 고정성 보철보다 가철성 IOD를 선택하는 경우도 있다.

Feine 등은 동일한 환자에게 시기를 바꾸어 하악의 IOD와 임플란트 고정성 보철을 교대로 사용하게 하였다. 그 결과, 임플란트 고정성 보철이 기능면에서 우수하다는 평가를 받았다. 하지만 최종적으로 어떤 것을 장착하는지에 대한 판단을 보면, 나이가 많을수록 심미성이나 청소 용이성의 이유로 IOD를 선택하는 사람이 증가하였다는 보고가 있다.

즉 고령자에게서는 악골이 이미 많이 흡수되어, 임플란트 고정성 보철로는 치관 형태의 회복은 가능해도 치은부분(substructure)의 회복이 복잡해질 경우가 있다. 의치상이 있는 IOD는 발치 이후 흡수된

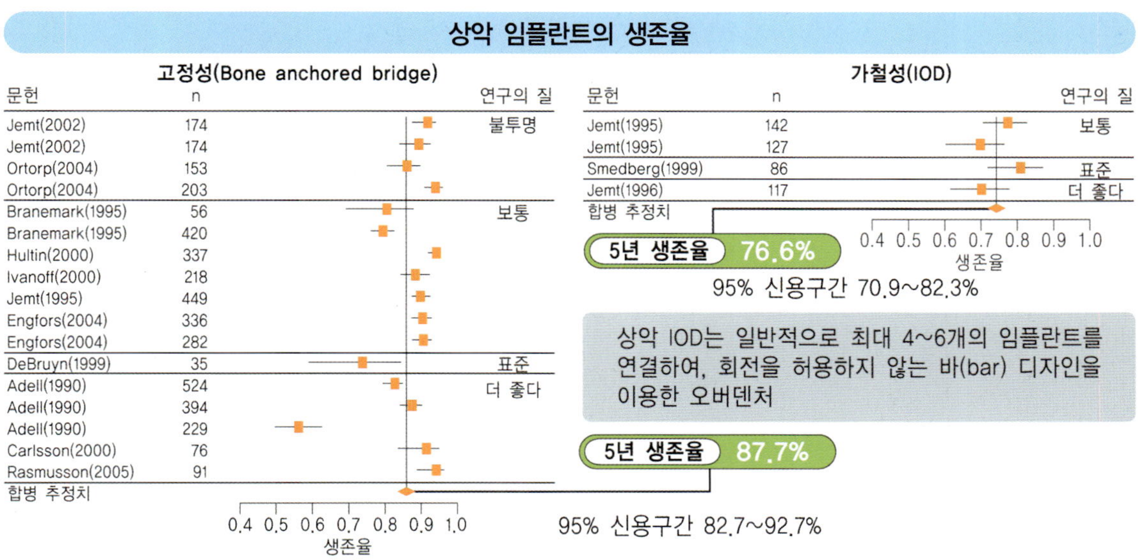

그림 2. 상악의 임플란트 생존율. 하악과 달리 상악 IOD의 임플란트 생존율은 좋지 않다. 환자의 기존 상태가 심각한 사례도 포함되어 있어서 단순한 비교는 할 수 없지만, 임상적으로는 신중한 대응이 요구된다. (The State of the Science on Implant Dentistry. Academy of Osseointegration, 2006.에서 인용하여 수정)

치조제의 형태 회복이 쉽고, lip support도 쉽게 회복할 수 있다. 이에 따라 환자는 얼굴을 포함한 심미적 만족도를 얻을 수 있다. 또한 의치를 분리해서 스스로 청소할 수 있다는 청소 용이성은 가철성 보철의 큰 장점이다.

❖ 포인트

무치악자에게 하악 IOD는 총의치에 비해 환자 만족도가 높고 임상적으로 장점이 많은 치료방법이다. 상악은 총의치로도 충분한 경우가 많으며, 상악 IOD의 증례는 추가적으로 안정 요소를 부여하고자 의도한 경우에 한정적으로 적용된다.

4) 하악 무치악 보철의 임상적 가이드라인

하악 무치악 환자의 보철을 위한 첫 번째 선택이 2-IOD라는 공감대가 형성되어 있다. 하지만 임상에서는 총의치로 충분히 만족하는 환자가 많은 것도 사실이다.

임플란트 수술을 할 수 없는 전신 질환을 가지고 있거나 약제를 복용하고 있는 환자에게는 IOD를 적용할 수 없어 총의치로 치료하게 된다. 하지만 그런 금기사항이 없어도 치조골이 충분히 있고 의치에 익숙해져 있는 환자에게는 치과의사가 충분한 기술을 갖고 있다면 환자 만족도가 높은 총의치를 제작할 수 있다.

무치악 환자 보철의 치료계획을 세운 다음, 그 환자에게 총의치가 적합한지, 아니면 IOD가 적합한지를 보여주는 명확한 가이드라인은 없다. 따라서 '치조골의 상태'와 '의치에 대한 허용량(적응력)'으로 판단하는 임상적인 가이드라인을 제시한다(그림 3).

심한 악골 흡수 증례에서는 총의치를 IOD로 바꿔줌으로써 환자 만족도가 크게 증가하지만, 악골이 충분히 남아 있는 증례에서는 환자의 만족도가 상대적으로 작게 증가한다. 또한 기능면에서도 비슷한 양상을 보인다. 즉 악골의 높이와 폭경이 충분한 증례에서는 총의치를 IOD로 대체할 경우 환자 만족도나 기능의 향상은 있을 수 있지만, 추가적인 치료비나 외과적 수술의 단점을 고려한다면 그 효과가 상대적으로 크지 않다고 할 수 있다.

치료방법을 결정할 때 치조골이 충분히 남아 있고, 특히 하악에서는 의치의 유지력을 저하시키는 요인(골융기, 설후퇴위 등)이 없으며, 더욱이 이미 의치를 장기간 장착하여 적응하고 있는 환자라면 총의치로 치료할 수 있다고 판단된다. 따라서 사용하고 있는 기존 의치를 수리하거나 치료용 의치를 제작하여 사용해 봄으로써 충분히 기능회복이 가능하다는 것을 확인한 후에 총의치를 제작한다.

반면, 하악의 심각한 치조골 흡수 증례나 의치에 대해 적응력이 낮은 증례에서는 총의치로 대응하기가 어렵고 IOD를 함으로써 기능향상과 높은 환자 만족도를 얻을 수 있다.

일본 보철치과학회편 "치아결손의 보철치과 진료 가이드라인"(2008년)에서도 하악의 2-IOD에 대해 '하악 치조골의 심한 흡수로 기존 총의치에 만족할 수 없는 환자에게 비용대비 효과에 대해 충분한 이해를 얻을 수 있는 경우는 IOD가 권장되어도 좋다.'고 한다.

치조골 흡수를 방사선 사진을 통해 객관적으로 판단하는 것도 하나의 기준이 된다. 하악골의 높이가

		치조골의 상태			
		양호	보통	나쁨	과도한 흡수
		악골 높이의 기준 28mm 이상	21~28mm 이상	21mm 미만	식립 불가
의치에 대한 적응력	있음	총의치	총의치	총의치/IOD	총의치
	보통	총의치	총의치/IOD	IOD	총의치
	저하	Bone anchored Bridge/IOD	IOD	IOD	총의치

그림 3. 하악 무치악 보철의 임상적 가이드라인: 총의치 vs. IOD.

21mm 미만인 경우는 객관적인 저작능력에서 총의치보다 IOD가 효과적이라고 하는 연구도 있다. 또한 반대로 과도한 악골 흡수는 임플란트를 식립할 수 없으므로 10~20mm 정도가 IOD에 효과적인 악골의 높이가 된다(그림 3).

환자의 적응력은 과거의 의치 사용력이나 문진으로 판단한다. 단, 의치에 불편함을 호소하여도 일상 생활에서 곤란하지 않은 경우도 있다. 그런 구강 관련 QOL의 평가에 'OHIP-14 일본어판'(p.148) 등도 이용한다. 총의치 장착자로 QOL이 낮아진 환자는 IOD로 함으로써 QOL이 큰 폭으로 상승하여 환자 만족도를 얻을 수 있다. QOL이 원래 높은 환자는 IOD로 하여도 QOL 상승이 적고, 반대로 외과적·경제적 부담 때문에 만족도가 그다지 높지 않을 수도 있다. 수술 전에 'OHIP-14'로 문진을 실시, QOL을 파악해 두어야 한다.

2. 하악 IOD의 임플란트 식립 위치

1) 식립하는 개수는 2개? 4개? 1개?

하악에 2개의 임플란트를 식립한 IOD는 신뢰성이 높은 방법이다. 식립 개수가 2 또는 4개일 경우의 평가에서 차이가 없다는 점을 통해 현재 하악 IOD의 표준은 2개라고 할 수 있다. 또한 바 어태치먼트를 위해 2개의 임플란트를 연결하거나 볼 어태치먼트 등과 같이 단독으로 임플란트에 어태치먼트를 연결하여도 환자 만족도에서는 거의 차이가 없다. 증례에 따라 수술방식이 간단한 단독으로 사용하는 어태치먼트를 선택할 수 있고, 식립 방향에 평행성을 얻을 수 없는 경우에는 바로 연결하는 치료가 필요하다.

최근에는 하악에 1개의 임플란트를 식립한 IOD의 보고가 있고 결과도 양호하다. 하지만 현시점에서는 임상평가가 충분하다고는 할 수 없다(그림 4).

2) 식립 위치

◉ 하악에 2개

하악에 2개의 임플란트를 식립할 경우, 의치의 움직임을 고려하여 전치부에 식립한다(p.31 참조). 2개 사이의 거리가 떨어져 있을수록 의치의 안정은 증대되지만, 개수가 적은 임플란트에는 큰 측방력이 가해진다. 또한 2개 사이의 거리가 좁아지면 임플란트에 가해지는 측방력은 감소하지만 의치의 움직임은 커진다(그림 4a).

볼 어태치먼트를 사용한 경우, 가해지는 측방력은 측절치에 비해 견치에서 급격하게 증가한다는 연구도 있다. 측절치–견치 사이를 기준으로 좌우대칭으로 2개를 식립하는 것이 가장 적당하다. 또한 바 어태치먼트를 사용할 경우에 거리가 너무 넓으면 바가 혀의 운동을 방해하는 경우가 있다. IOD 연구를 활발하게 하는 루벤 대학에서는 2개의 식립 위치에 관한 프로토콜로, 2개를 연결한 바가 치조정 위에 있고, 그 범위 내에서 가능한 한 떨어진 위치에 식립하도록 한다. 볼 등의 어태치먼트를 단독으로 사용할 예정이었는데도 임플란트가 평행하게 식립되지 않아 바를 사용하는 경우도 있다. 사실 어떤 어태치먼트로도 대응할 수 있는 위치에 임플란트를 식립하는 것이 필요하다. 측절치, 견치 사이를 기준으로 2개를 식립하면 바 어태치먼트를 사용해도 대부분의 사례에서 치조정을 따라 바의 위치를 설정할 수 있다(그림 5).

하지만 악궁의 형태에 따라 식립 위치를 약간 조정해야 한다. 악궁 형태가 V자형(첨형), 표준형, U자형(방형)인 형태에 따라, 2개의 임플란트를 연결하는 직선이 치조정 위를 통과하는 위치에 설정하기 위해 임플란트 사이 간격을 조절한다(그림 6).

◉ 하악에 4개

① 하악 전방부에 4개

대구치부의 악골 흡수로 턱 공간(하악의 전방부)에 식립할 수밖에 없는 경우에는 4개를 좌우 균등하게 위치하도록 식립한다. 전방부에 식립할 경우에는 보통 2개의 임플란트를 고려하지만, 골의 지지가 약할 경우에는 길이가 짧고 얇은 임플란트를 사용하여 하악 전방부에 4개의 임플란트를 식립한다. 이때 바(bar)로 연결하여 고정하는 경우가 많다(그림 4b).

② 대구치부를 포함하는 4개

좌우대칭의 사다리꼴 형태로 식립하면 의치의 움직임은 대부분 없어지고, 가철성 브리지에 가까워진다. 이 경우에는 임플란트에 지지 역할을 부여한 임플란트 지지 오버덴처(implant supported overdenture)(p.29 참조)가 된다. 이후 바로 연결하거나 단독으로 마그넷 등을 사용하는 경우가 많다(그림 4c).

◉ 하악에 1개

하악 정중부에 임플란트 1개를 식립하여 유지만을 부여한 IOD(그림 4d)이다.

임플란트에는 유지 역할을 부여하고, 지지가 되지 않게 한다. 또한 움직임이 작은 의치를 제작하는 것이 중요하며, 임플란트 식립 시에는 외과적 위험(p.84)에 주의해야 한다.

이와 같이 개수에 상관없이 의치의 움직임을 고려하면 좌우대칭의 위치로 식립하는 것이 바람직하다고 할 수 있다.

하악 무치악 환자의 경우에 식립 개수와 위치

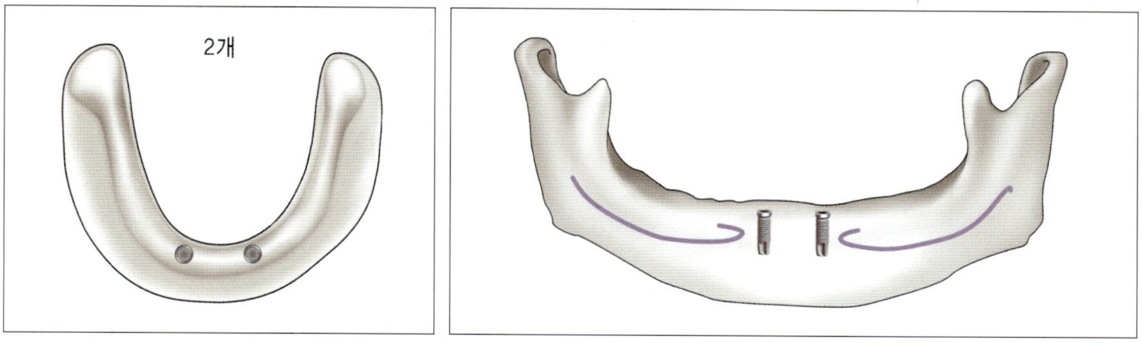

그림 4a. 전치부에 2개. 전치부에 4개를 식립한 경우와 결과가 비슷하다는 점에서 보통은 2개로 충분하다.

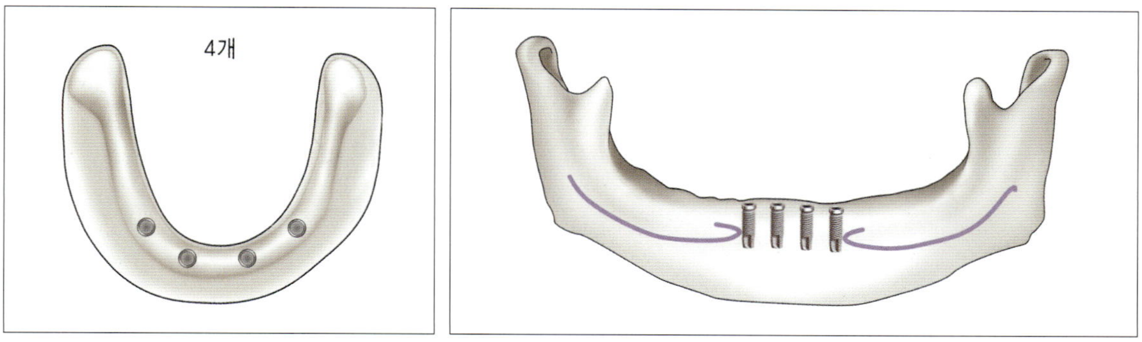

그림 4b. 전치부에 4개. 골 지지가 약하고, 임플란트 길이가 짧고 폭이 좁은 것을 사용하는 경우이다.

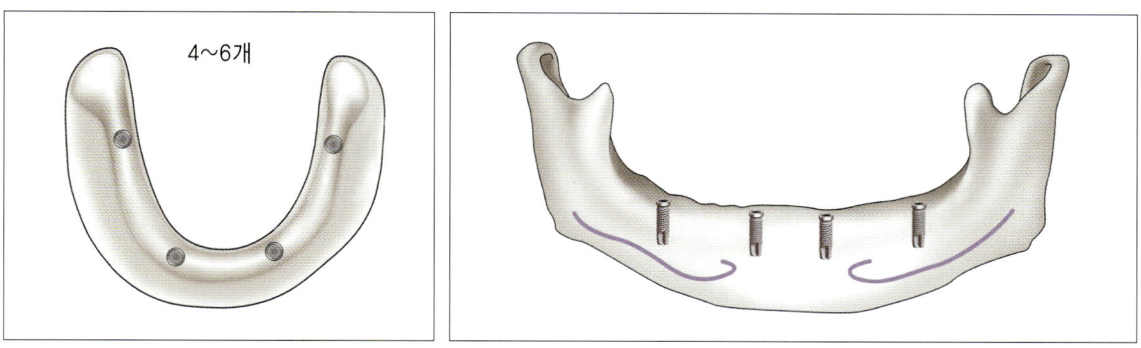

그림 4c. 대구치를 포함하는 4~6개. 임플란트로 의치를 온전히 지지하여 역학적으로 가장 안정하다. 하지만 치조골 흡수가 심한 경우에는 구치부에 임플란트 식립이 불가능한 경우가 많다.

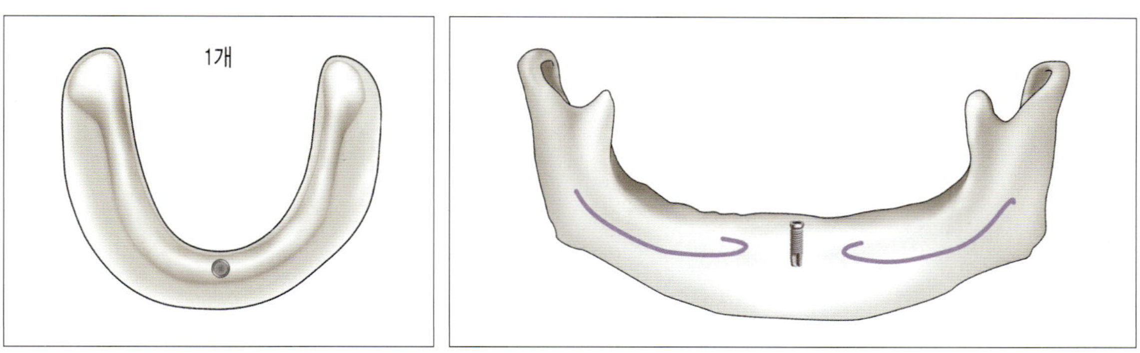

그림 4d. 정중에 1개. 움직임이 작은 의치 제작이 중요. 식립 시의 외과적인 위험에 주의한다.

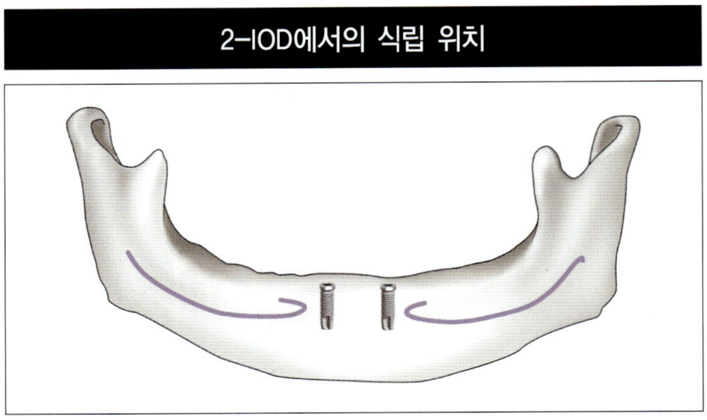

그림 5a. 하악 완전 무치악에서 2-IOD를 위한 임플란트 식립위.

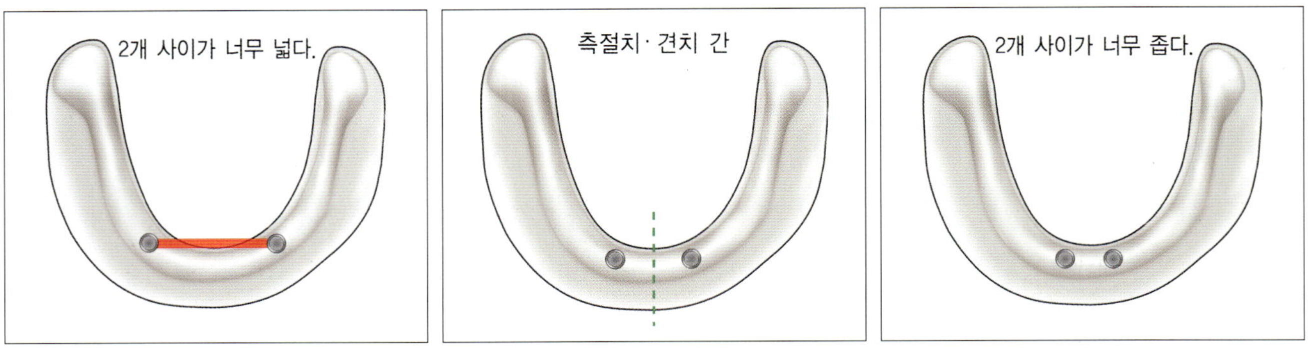

그림 5b. 측절치-견치 사이에 식립. 2개 사이가 넓어지면 임플란트에는 측방력이 가해지기 쉬워지며, 또한 바로 연결하면 혀의 운동을 방해한다. 2개 사이가 좁아지면 의치의 안정이 부족해질 수 있다. 2-IOD에서 임플란트의 식립 위치는 측절치-견치 사이를 기준으로 좌우대칭이 되는 위치가 좋다.

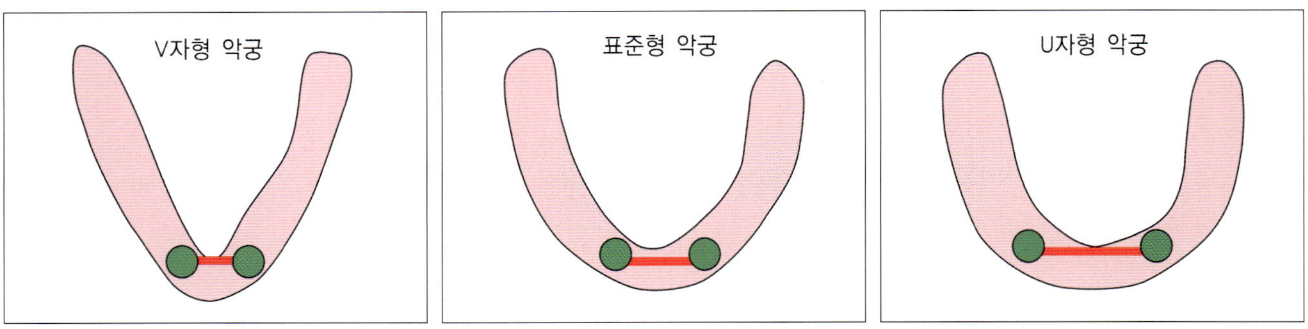

그림 6. V자형 악궁, 표준형 악궁, U자형 악궁. 악궁 형태의 차이에 따른 식립 위치의 조정. 표준형 악궁에서는 측절치와 견치 사이에 좌우대칭으로 임플란트 2개를 식립한다. V자형 치은에서는 바로 연결하면 설소대 공간을 침범할 우려가 있다. 이런 경우에는 바가 치조정 위에 위치할 수 있도록 2개의 식립 간격을 좁히면 좋다. 반대로 U자형 악궁에서는 식립 간격을 넓게 할 수 있다.

3) 임플란트의 크기

◉ 임플란트의 길이

최근에는 IOD에 한정하여 생각하지 않아도 식립하는 임플란트의 길이가 짧은 경우에도 임플란트 성공률에 대한 신뢰도가 높아지고 있다. 반대로 긴 임플란트는 식립을 위한 드릴링 시 주수가 불충분할 수 있어 골조직의 열성 변형을 일으킬 수 있으므로 피하는 경향도 있다. 현재 시점에서는 10mm 정도의 길이가 표준이라고 생각된다.

◉ 임플란트의 직경

하악 IOD에서 기능 시에도 움직임이 작은 의치를 제작함으로써 의치상 하방에 있는 임플란트에 측방 외력을 줄여줄 수 있다. 직경 3.8mm 정도가 표준이지만, 좁은 타입의 임플란트도 적용할 수 있다.

4) 미니 임플란트

직경이 1.8mm 정도로 가느다란 타입에서 볼 등의 어태치먼트가 일체화된 미니 임플란트가 소개되고 있다. 하악 무치악 환자에게 IOD의 첫 번째 선택은 2-IOD이다. 하지만 일반적인 임플란트 수술을 할 수 없는 경우에는 미니 임플란트가 적용될 수 있다. 적응증으로는 악골이 얇아서 일반 직경의 임플란트를 식립할 수 없는 무치악 환자나, 환자가 보다 적은 외과적 침습을 희망하는 경우가 적응증이 된다. 이는 하악에 4개의 미니 임플란트를 식립하는 것이 전제이며, 상악에는 비적응증이 된다.

의치의 움직임을 고려하면 하악의 전방부에 좌우대칭 및 평행하게 4개의 미니 임플란트를 식립한다. Self-tapping식이므로 악골의 드릴링이 적고, 침습이 적으며, 어태치먼트가 있는 일체형이어서 식립한 즉시 어태치먼트를 적용하여 의치의 안정을 얻을 수 있다.

하지만 4개 중 원심측의 임플란트에는 측방 외력이 쉽게 발생하여, 기능 시 의치의 움직임이 작아지도록 잘 맞는 의치상 내면 및 충분히 연장된 변연의 설정이나 양측성 균형 교합의 부여가 중요하다(부록 p.144).

3. 유지 중심인 IOD인가, 지지 중심인 IOD인가

1) 유지 중심의 IOD: 임플란트 유지 오버덴처

2-IOD에서 2개의 임플란트에 강한 측방력이 가해지는 것은 바람직하지 않다. 의치를 장착한 후 임플란트에 교합력이 직접적으로 가해지는 것은 가능한 한 피하게 해야 한다. 반대로 의치가 탈락하려고 할 때에 임플란트의 어태치먼트는 의치가 탈락하지 않도록 저항해야 한다. 즉 임플란트의 역할은 지지가 아니라 유지만을 담당하는 것이 이상적이다.

그런 역할의 의미도 포함하여 IOD를 '임플란트 유지 오버덴처(implant retained overdenture)'라고 부르는 경우가 있다. 2-IOD와 같이 적은 개수의 임플란트로 유지하는 IOD에서는 임플란트가 주로 유지의 역할을 담당하고 의치상이 지지의 역할을 담당하는 것이 중요하다.

이와 같은 역할분담을 통해 임플란트에 가해지는 외력도 최소화가 되며 의치나 어태치먼트의 파손 및 마모도 줄어든다.

2) 지지 중심의 IOD: 임플란트 지지 오버덴처

한편, 구치부를 포함하는 다수의 임플란트를 식립한 IOD나 임플란트 지지 국소의치에서는 임플란트가 지지로서의 역할을 담당하며, 동시에 유지의 역할도 병행한다. 그런 IOD를 '임플란트로 지지 오버덴처(implant supported overdenture)'라고 부른다.

유지하는 유형과 비교하면 기능 시에 의치의 움직임이 거의 없고, 사용하는 어태치먼트도 다르며, 의치상 형태나 부여하는 교합 양식도 바뀌게 된다(그림 7).

임플란트의 역할은 유지인가? 지지인가?

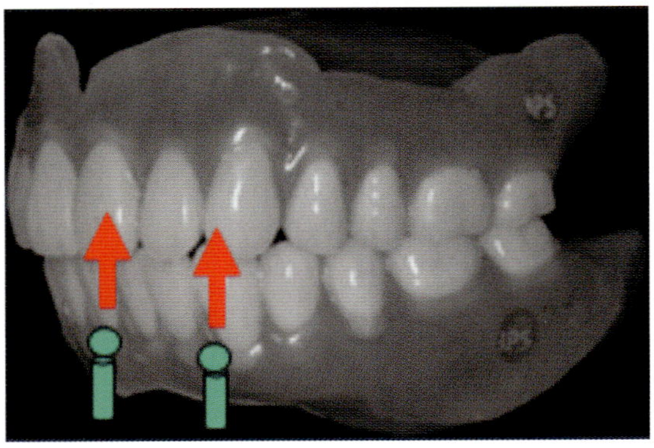

유지 중심의 IOD

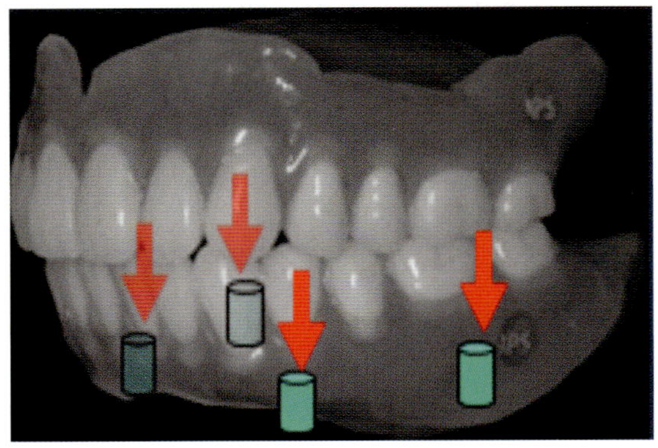

지지 중심의 IOD

총의치 vs. IOD vs. Bone anchored bridge의 특징 비교

	총의치	2-IOD 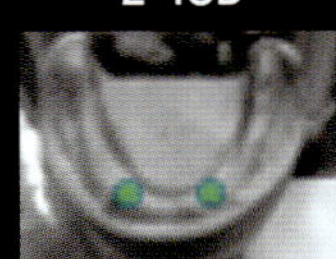	다수 임플란트 IOD 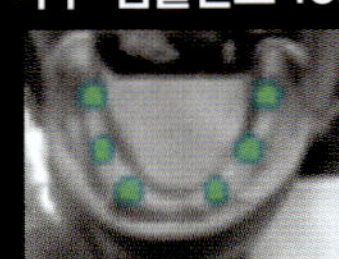	임플란트 고정성 보철
기능회복	★△✕	★	★★	★★★
환자 만족도	★△✕	★	★★	★★★
경제성	★★★	★★	★	✕
간호가 필요한 상태에서의 청소성	★★★	★★	★★	✕
수리의 용이성	★★★	★★	★★	✕
임플란트의 주요 역할		유지	유지·지지	지지
기능 시 의치, 상부 구조의 움직임	움직임	약간 움직임	거의 움직이지 않음	완전히 움직이지 않음
상연 형태나 교합에 대한 생각	← 의치치료가 기본 →		← 크라운 브리지 치료가 기본 →	

그림 7. 하악 무치악 환자에게 적은 개수의 임플란트를 식립한 IOD에서는 임플란트에 유지를 부여하고, 기본적인 의치치료 원칙을 바탕으로 의치상 형태나 교합을 결정한다. 반면 다수 임플란트를 식립한 IOD에서는 임플란트에 지지 기능을 부여하며, 제작할 의치는 가철성 브리지에 가까운 기능을 나타낸다. 같은 하악의 IOD에서도 임플란트의 식립 개수나 위치에 따라 의치의 움직임이 변하기 때문에 사용하는 어태치먼트나 제작할 의치의 형태는 완전히 달라진다.

4. 2-IOD에서 임플란트가 유지 역할을 하는 3가지 원칙

임플란트가 유지 중심이 되고 지지가 되기 어렵게 하려면, 2-IOD의 의치 움직임을 생각하여 아래 3가지 원칙이 필요하다는 것을 알게 된다.

◉ 원칙 1: 전치부에 임플란트 식립

구치부에서의 지지를 확립하기 위해 임플란트를 구치부에 식립하여 지지를 얻겠다는 생각도 있을 수 있다. 그러나 그 경우에 2개의 임플란트에는 구치부 저작력이 전달되어 과도한 힘이 가해지고, 또한 임플란트를 중심으로 의치가 회전하고 움직임이 커진다. IOD의 의치를 제작할 때, 2개의 임플란트는 지지가 되기 어려운 전치부 영역으로 식립하는 것이 유리하다. 임플란트가 과도하게 지지를 담당하게 되면 어태치먼트의 파손이나 의치의 파손 등 2-IOD 시술 후에 생길 수 있는 합병증의 큰 원인이 된다(그림 8).

◉ 원칙 2: 어태치먼트에 회전 허용성을 갖게 한다

볼 어태치먼트에서는 Male인 볼과 Female인 O-ring 사이에 약간의 간격이 있다. 또한 바 어태치먼트도 원형 단면의 바와 클립이 회전을 허용한다. 이와 같은 2-IOD에서는 어태치먼트에 회전 허용성이 부여되어야 한다. 의치가 구치부 치조정 쪽으로 약간 침하되어도 회전을 허용할 수 있으므로 임플란트에 과부하가 잘 걸리지 않는다. 또한 전치부의 임플란트가 볼 어태치먼트의 수직적 간격으로 지지되지 않고 구치부의 치조정이 지지하게 되므로, 앞니로 음식을 씹기 힘들어지고 안정적인 구치부 저작습관을 갖기 쉬워진다(그림 9).

임플란트가 유지 역할을 하는 3원칙

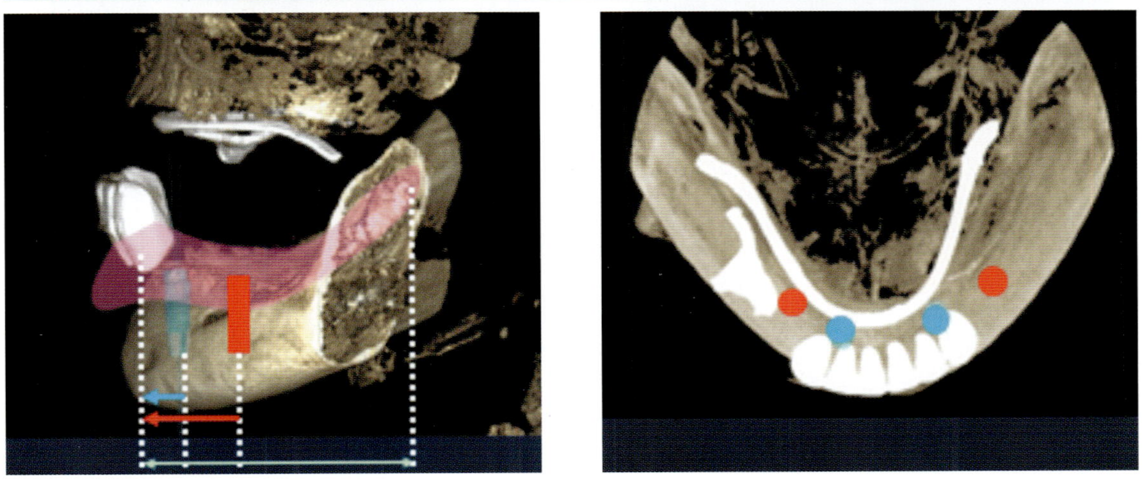

그림 8. 원칙 1: 전치부에 임플란트 식립. 2-IOD에서는 2개의 임플란트가 회전의 중심축을 만들어, 의치가 회전운동을 하기 쉬워진다. 소구치부에 식립(빨간색)하는 것보다 전치부에 식립(파란색)하는 쪽이 의치의 움직임이 작아지고, 결과적으로 환자 만족도가 올라간다.

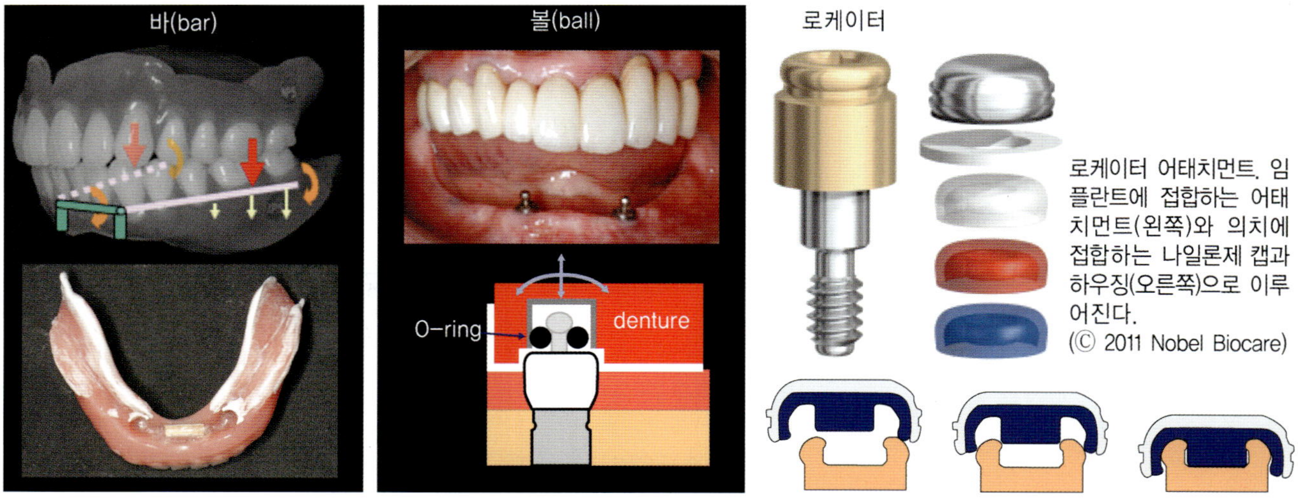

그림 9. 원칙 2: 어태치먼트의 회전 허용성. 2-IOD에서는 의치가 구치부 치조정 쪽으로 회전 침하한다. 어태치먼트에 회전 허용성이 없으면 임플란트에 과도한 외력이 전달되거나 의치가 파손될 가능성이 있다. 바 어태치먼트에서는 라운드 타입의 바를 사용하여 회전할 수 있도록 한다. 볼이나 로케이터 등의 기성 제품에는 미리 회전이 허용될 수 있도록 탄성 재료를 사용하거나 움직임을 허용하는 공간이 부여되어 있다.

회전 허용성을 잃은 IOD의 파절 예

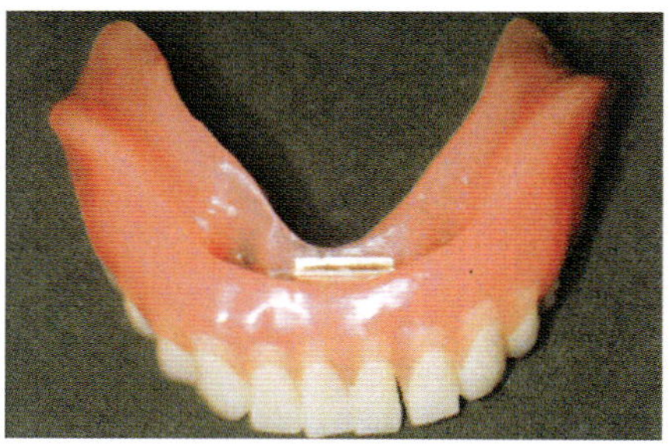

그림 10a. 2-IOD 증례. 전치부에서 의치는 파절되고 크랙이 진행되었다. 바 어태치먼트를 장착하였다.

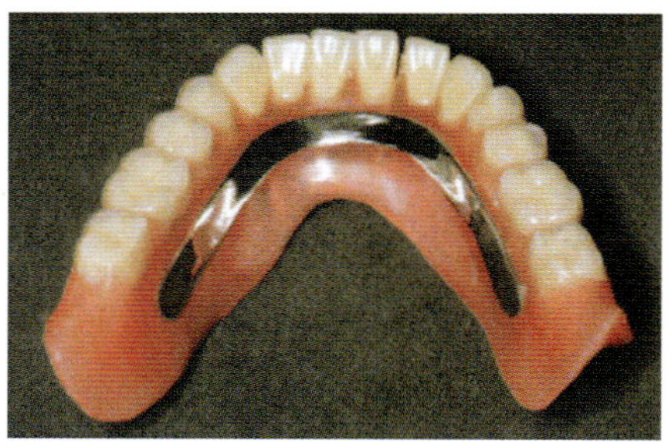

그림 10b. 의치의 파절선. 금속상 프레임이 있으므로 의치는 완전히 분리되지 않지만 바의 위쪽 레진 부위에서 파절되었다.

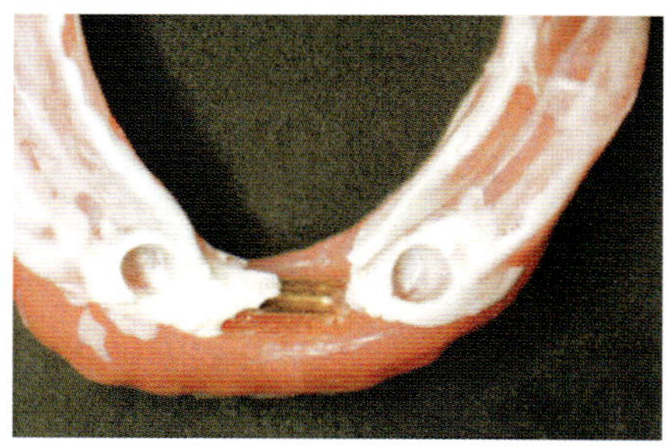

그림 10c. 파절된 의치의 적합 시험. 바 어태치먼트 주위의 의치 내부를 충분히 완화해야 한다. Fit Checker로 적합도를 조사하면 시간이 지남에 따라 의치가 침하되고, 바 어태치먼트와 의치 내면이 접촉하게 되는 부위를 확인할 수 있다.

만일 회전 허용성이 없다면 전치부 2개의 임플란트에 커다란 측방력이 가해지고(캔틸레버와 유사한 작용), 임플란트에 과도한 외력이 가해지거나 의치가 파손된다(그림 10).

◉ 원칙 3: 움직임이 작은 의치를 제작

IOD의 의치를 제작하는 경우에 임플란트의 유지력이 없더라도 어느 정도 의치가 흡착하여 움직임이 작은 의치를 제작하는 것을 목표로 한다.

의치상 변연은 주위점막의 움직임과 조화를 이루어 기능 시에 움직임이 작은 의치를 제작한다. 또한 IOD에 의한 기능향상에 따라 주위점막의 움직임도 활발하게 되는 것을 기대할 수 있다. 너무 긴 의치상 변연 형태가 되지 않도록 개구위를 중심으로 충분한 기능 운동을 하게 한다. IOD의 의치인상법은 폐구기능인상법이 적합하다(그림 11).

교합형성에서는 양측 구치부 저작을 확립시키는 것이 중요하다. 총의치 환자의 앞니로 저작하는 습관은 상악 총의치가 이탈하는 힘으로써 작용하여, 상악 의치를 유지하기 힘들게 한다. 상·하악 모든 의치가 흡착하여 장기적으로 기능을 유지하기 위해서는 항상 안정적인 구치부의 저작습관을 유지할 필요가 있다. 구치부 저작을 잘하기 위해서는 우선 저작 시에 작업 측에서 편측성 균형을 얻기 쉽게 인공치를 배열한다. 그리고 작업 측에서 음식물을 저작할 때에 평행 측의 상하 인공치가 접촉하는 양측성 균형교합이 있으면 구치부에서 저작이 더 쉬워진다. 즉 양측성 균형을 얻기 쉽도록 양측성 균형교합을 부여한다면 의치의 움직임이 작아지고 잘 씹게 되는 교합이 형성될 수 있다(p.105 참조).

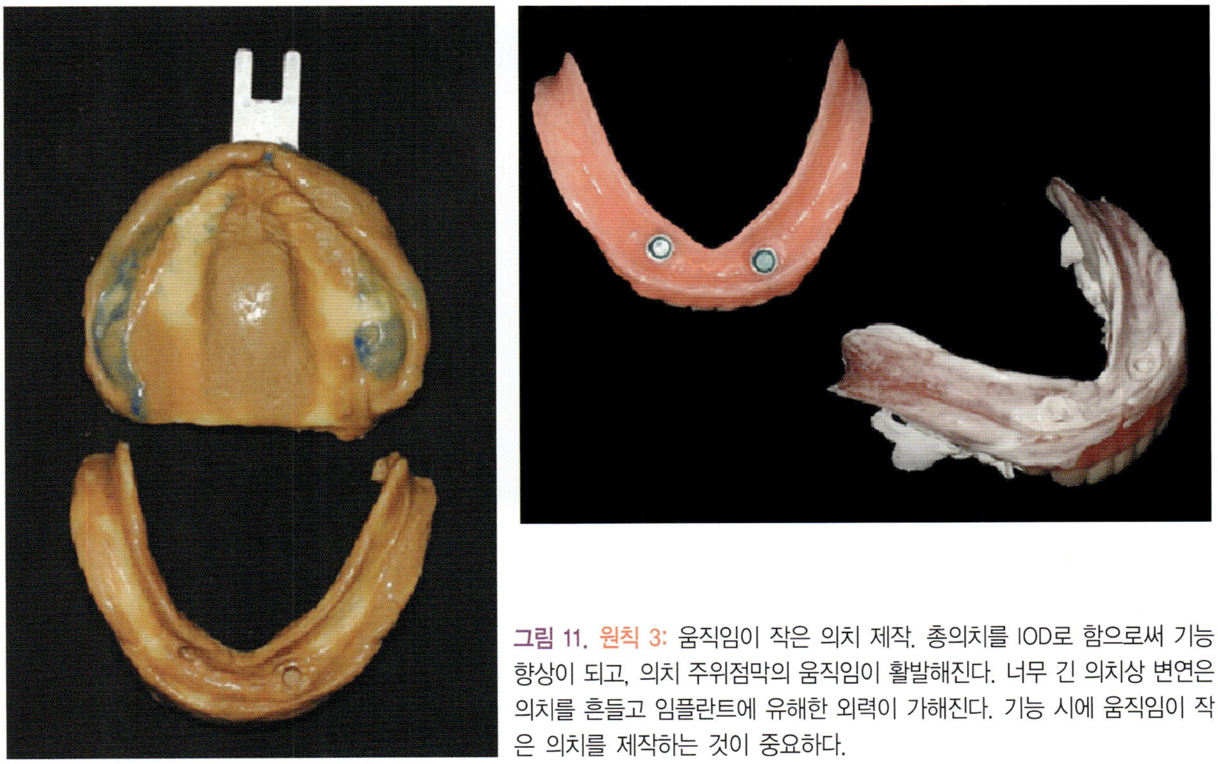

그림 11. 원칙 3: 움직임이 작은 의치 제작. 총의치를 IOD로 함으로써 기능향상이 되고, 의치 주위점막의 움직임이 활발해진다. 너무 긴 의치상 변연은 의치를 흔들고 임플란트에 유해한 외력이 가해진다. 기능 시에 움직임이 작은 의치를 제작하는 것이 중요하다.

COLUMN

의치의 유지·지지·안정

의치치료에서 유지·지지·안정이라는 역할을 의식하는 것이 장기적인 치료 성공의 비결이다.

'유지'란 장착된 위치에서 의치가 탈락하는 것을 막는 역할이다. '지지'란 교합력이 가해졌을 때에 의치의 침하를 최소화하고, 잔존치를 포함해 교합력을 분산함으로써 과도한 치조골 흡수를 막는다. 그리고 '안정'이란 의치의 수평적인 흔들림을 막고, 유지·지지가 적절히 발휘될 수 있는 위치로 의치를 유도하는 역할을 한다. 예를 들어, RPI 클래스프를 이용한 국소의치는 유지·지지·안정이라는 역할을 명확하게 의식하여 유지 암(retention arm), 레스트(rest), 인접면판(proximal plate)에 각 기능을 역할 분담한다.

총의치에서 유지의 주체는 의치상 변연봉쇄이다. 그리고 지지는 의치상, 안정은 설측 의치상에서 얻어진다고 할 수 있다. 한편 2-IOD에서 유지는 임플란트가 된다. 이렇게 유지·지지·안정이라는 역할을 고려함으로써 2-IOD에서는 의치상 변연 형태를 총의치와 비교하여 어떻게 해야 할지 쉽게 이해할 수 있다.

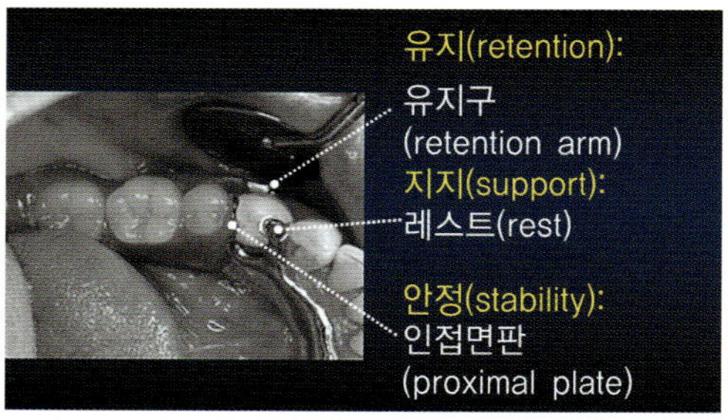

그림 1. 클래스프 국소의치(clasp RPD)에서의 유지·지지·안정.

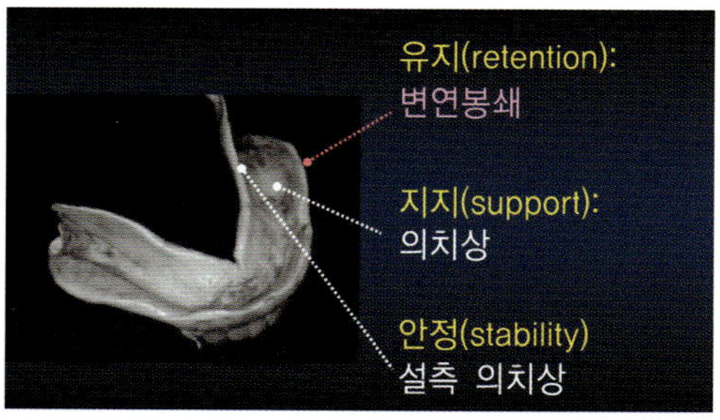

그림 2. 총의치에서의 유지·지지·안정.

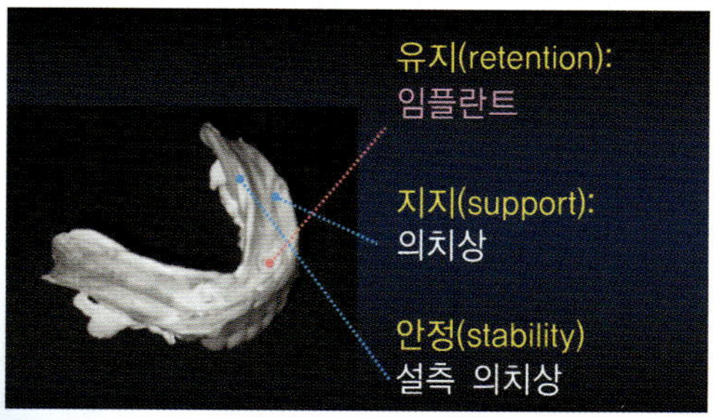

그림 3. 2-IOD에서의 유지·지지·안정.

제 3 장

의치치료를 기본으로 한 어태치먼트의 선택

1. IOD의 대표적인 어태치먼트
2. 의치의 움직임에 대해 유지가 필요한지, 지지가 필요한지에 따른 어태치먼트의 선택기준
3. 로케이터 어태치먼트 (LOCATOR® IMPLANT ATTACHMENT SYSTEM)
4. 2-IOD의 로케이터 수술방식

1. IOD의 대표적인 어태치먼트

IOD의 대표적인 어태치먼트에는 볼(ball), 바(bar), 마그넷(magnet) 등의 유형이 있다.

1) 볼 어태치먼트

볼 어태치먼트는 볼 타입의 Male을 임플란트에 장착하고 O-ring 등의 유지장치를 포함하는 하우징을 의치에 장착함으로써 유지력을 발휘하는 타입이다. 연결하지 않고 단독으로 사용하며, 대부분 기성제품이므로 기공작업이 적고 비용이 낮아진다. 또한 규격화되어 있어서 조작이 쉽고 거의 일정한 유지력을 기대할 수 있다(그림 1).

볼 타입에서는 Male의 높이가 약 7mm이므로 적절한 보철 공간이 필요하고, 측방력이 가해지기 쉬운 단점도 있다. 최근 해외에서는 로케이터 어태치먼트(p.45 참조)가 볼 어태치먼트 대신에 많이 사용되고 있다.

볼, 로케이터 등 어떤 제품이든 Male과 Female 사이에 일정 공간을 두어 완압구조를 갖는다. 하지만 의치의 과도한 움직임으로 교합력이 어태치먼트에 직접 가해졌을 때, 임플란트에 유해한 외력이 발생하기 쉽다. 따라서 주로 유지의 역할을 하며 지지로서의 역할에는 적합하지 않다.

또한 임플란트가 평행하게 식립되지 않으면, 기대한 유지력이 발휘되지 않고 임플란트에 외력이 발생되는 경우가 있다(그림 2).

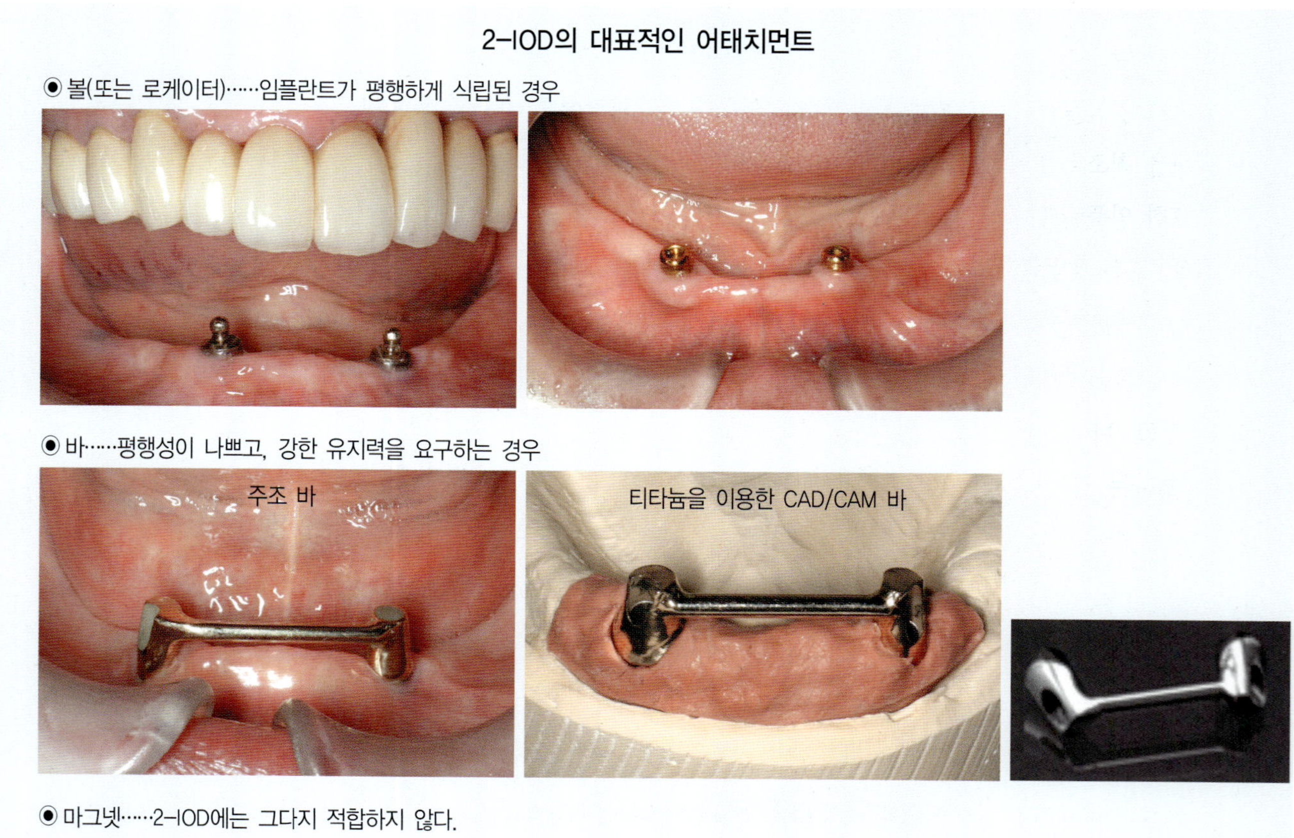

그림 1.

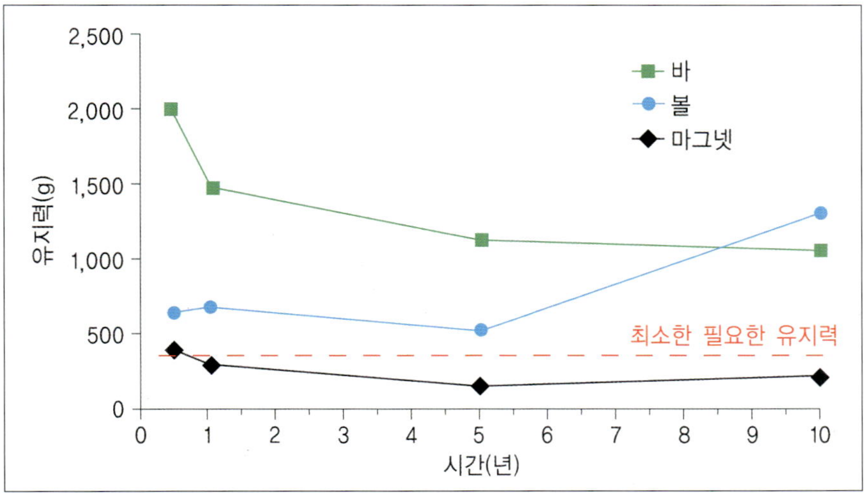

그림 2. 어태치먼트의 유지력 변화. 바는 강한 유지력이 있고 시간이 지나면서 저하되지만, 다른 어태치먼트와 비교 시 상대적으로 유지력이 크다. 마그넷의 유지력은 작고, 시간이 지나면서 저하된다. 볼은 그 중간의 유지력을 갖고, 시간이 지나도 변화가 작다. (Naert I, Alsaadi G, Quirynen M: Prosthetic aspects and patient satisfaction with two-implant-retaind mandibular overdentures: a 10-year randomized clinical studey. Int J Prosthodont, 17(4): 401-410, 2004.에서 인용하여 수정)

2) 바 어태치먼트

바 어태치먼트는 임플란트 사이를 연결하는 주조 또는 CAD/CAM으로 제작한 기공물인 바(bar)에 기성 클립 등의 유지장치를 의치에 장착하고 유지력을 얻는 것이다(그림 1). 만일 임플란트를 평행하게 식립할 수 없는 경우에도 바 어태치먼트는 제작이 가능하고, 제작된 바 부분에 유지장치인 클립을 장착함으로써 임플란트가 평행하지 않더라도 임플란트는 착탈에 의한 유지력을 제공하고 발생 가능한 측방 외력을 최소화할 수 있다.

또한 임플란트 사이를 바(bar)로 고정함으로써 짧은 임플란트나 골질이 좋지 못해 골융합이 불충분한 경우, 혹은 임플란트가 비스듬히 식립된 경우에도 힘을 분산하고 측방력을 줄일 수 있는 장점이 있다.

바나 클립의 유지력은 강하고 의치의 안정도도 높이는 경향이 있다. 하지만 바 어태치먼트를 의치의 내부에 넣기 위한 의치의 보철 공간이 필요하며, 악간 거리가 좁은 환자의 경우에는 의치 파절이 생기기 쉽고, 바 어태치먼트 주위 의치상의 내면에 완화(relief)가 불충분하면 임플란트에 측방력이 가해지기 쉽다는 점 등의 단점이 있어 세심한 주의가 필요하다.

바의 바로 아래 공간은 점막의 증식이 쉽고, 위생이 악화될 우려도 있다. 또한 기공작업이 추가되므로 제작비용도 높아진다. 반면에 바의 배열과 클립의 사용 개수와 위치로 유지, 지지 및 안정 요소를 적절히 분배할 수 있다(그림 1, 2).

3) 마그넷 어태치먼트

마그넷 어태치먼트는 유지력에 자력을 이용한 것으로 예전부터 자연치에서 이용되어 왔다. 바 등에 비해 유지력은 낮지만, 고령자 등 손이 부자유스러운 환자에게는 다루기 쉬운 어태치먼트이다.

하지만 2-IOD와 같이 전치부의 임플란트로 유지하는 타입에서는 시간이 지나면 구치부의 치조골 흡수로 의치의 침하가 예상된다. 이런 경우에 마그넷으로는 유지력이 급격히 감소될 가능성이 있다. 전치부의 적은 개수의 IOD에는 그다지 적합하지 않다.

반대로 마그넷과 키퍼는 평면과 평면으로 접해 있어서 교합력에 대해 확실한 지지로서의 역할을 할 수 있다. 구치부를 포함하는 다수 임플란트 식립의 IOD나 임플란트 지지 국소의치에서는 유지나 지지의 양쪽을 병행하는 어태치먼트로서 효과적이다(그림 4).

4) 어태치먼트의 유지력

그림 2는 IOD의 대표적인 어태치먼트 유지력이 시간에 따라 변화되는 것을 보여준다. 유지력을 비교하면 바가 가장 강하고, 그다음으로 볼, 마그넷 순서이다. 하지만 유지력이 너무 강하면 손가락이 부자유스러운 고령 환자에게는 탈착이 불가능한 경우도 있어, 강한 유지력이 항상 좋은 것은 아니다. 바에서는 많은 보철 공간이 요구되고, 식립 위치에 따라 바로 연결하기가 곤란한 경우도 있다. 어태치먼트 선택 시에 이런 다양한 조건을 고려해야 한다.

우선 최적의 어태치먼트를 선택한 후에 임플란트를 유지로 사용할지 아니면 지지로 함께 사용할지 고려해야 한다.

2. 의치의 움직임에 대해 유지가 필요한지, 지지가 필요한지에 따른 어태치먼트의 선택기준

1) 하악 무치악 환자에게 임플란트 1~2개를 식립하여 유지를 부여하는 IOD(임플란트 유지 오버덴처)(그림 3~5)

◉ 2-IOD에서 임플란트의 역할은 유지

하악 2-IOD로 대표되는 무치악 환자에게서 적은 개수의 임플란트에 의한 IOD는 적은 수의 임플란트가 지지 역할을 하게 되므로, 커다란 교합력이 가해지는 것은 바람직하지 않다. 즉 씹을 때의 교합력이 어태치먼트를 통하여 임플란트에 모두 전달되는 '지지'로서의 사용은 적합하지 않다.

반대로 의치가 벗겨지려고 할 때만 임플란트가 '유지'로서의 역할을 하는 것이 이상적이다[임플란트 유지 오버덴처(implant retained overdenture)]. 이러한 의치의 움직임과 임플란트의 역할을 생각하는 것이 어태치먼트 선택 시에 중요하다.

◉ 유지를 위한 회전 허용성 필요

2-IOD에서 임플란트가 지지가 아닌 유지로서의 역할을 위한 3가지 원칙을 전술하였다(p.31). ① 임플란트는 전치부에 식립하며, ② 회전 허용성이 있는 어태치먼트를 선택하고, ③ 움직임이 작은 의치를 제작해야 하는 3가지 원칙이 중요하다.

전치부에 임플란트를 식립한 IOD에서는 저작 시에 의치가 구치부로 침하한다. 또한 해가 지남에 따라

◉ 마그넷 어태치먼트
- 장기적 유지력 지속이 어려움
- 트러블이 많음
- 2-IOD에서는 부적합

어태치먼트의 유지력	볼	바	마그넷
처음 장착 시	655	1677	370
1년 후	730	1855	362
5년 후	567	1240	110
유지력 저하	33%	44%	70%

(Feine JS, et al: Implant Overdentures, Quintessence books에서 인용하여 수정)

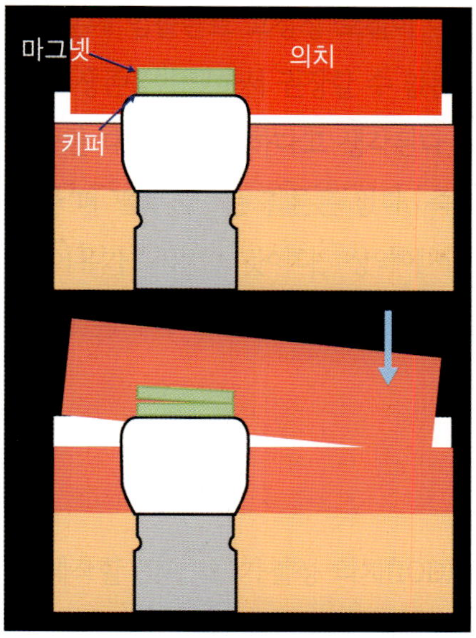

그림 3. 마그넷의 유지력 저하. 평면끼리 접촉함으로써 유지력을 발휘하는 마그넷 어태치먼트는 의치의 회전침하를 고려한다면 2-IOD에서는 부적합하다.*

◉ 하악 무치악 환자
임플란트를 1~2개를 식립하고, 유지를 부여하는 IOD(Implant Retained Overdenture)

◉ 유지를 위한 3원칙
1. 전치부로의 임플란트 식립
2. 회전 허용성이 있는 어태치먼트
3. 움직임이 작은 의치(의치상과 교합 모두 총의치에 가까움)

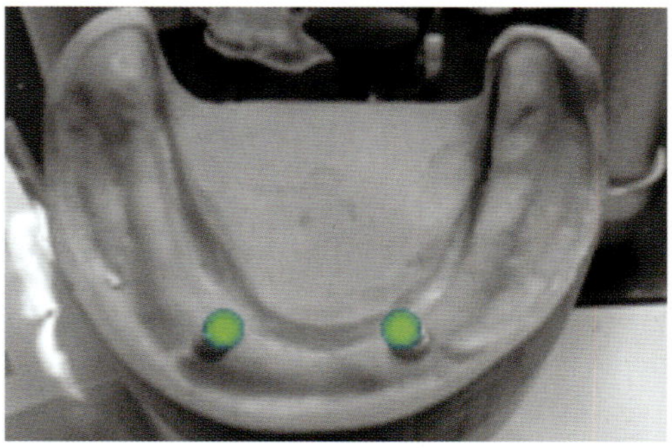

그림 4a. 하악 무치악 환자에게 임플란트를 2개 식립하고, 유지를 부여하는 IOD.

◉ 하악 무치악 환자
임플란트를 1~2개 식립하고, 유지를 부여하는 IOD(Implant Retained Overdenture)

	2-IOD
볼	◎
로케이터	◎
바(회전 허용 타입)	◎
마그넷	△

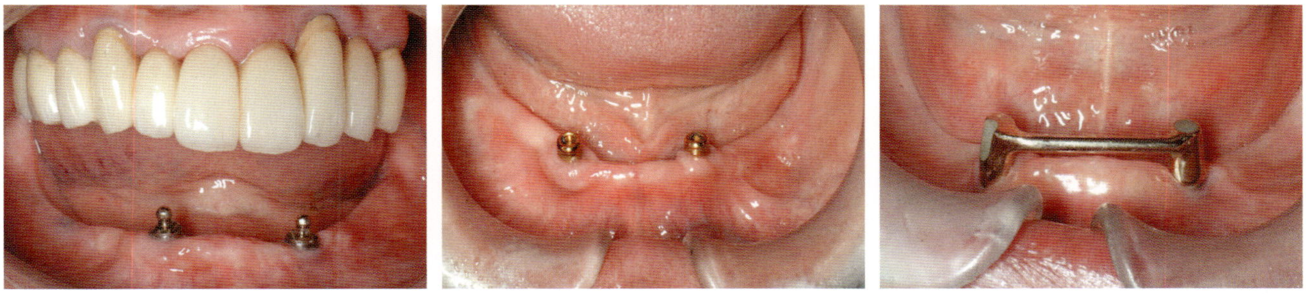

그림 4b. 하악 무치악 환자에게 임플란트 2개를 식립하고, 유지를 부여하는 IOD의 어태치먼트(볼, 로케이터, 바).

[역주]
* 구치부가 눌리면 의치는 회전하고, 이 경우에 마그넷은 쉽게 떨어진다. 마그넷은 붙는 면의 수직적 방향으로 탈락될 때 최대 유지력을 발휘한다.

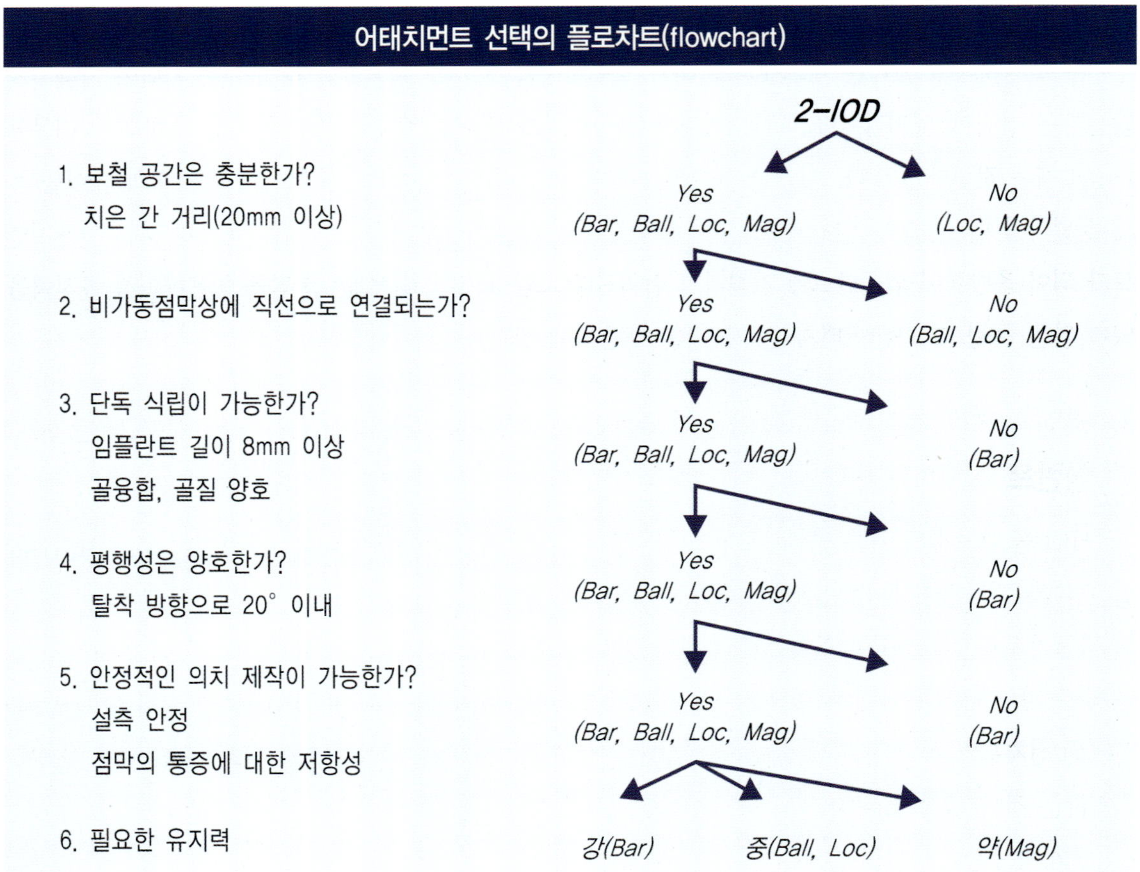

그림 5. 2-IOD의 어태치먼트 선택 플로차트. 2-IOD의 어태치먼트 선택 시 다양한 요인을 감안하여 결정해야 한다. 유지를 중심으로 한 어태치먼트의 대표적인 예에 대해 선택기준을 플로차트에 나타내었다. 바(Bar), 볼(Ball), 로케이터(Loc), 마그넷(Mag) 등의 특징을 정확히 이해하는 것이 전제 조건이다.

구치부의 치조골이 흡수되는 경향이 보인다. 만일 어태치먼트에 회전 허용성이 없고 임플란트와 의치가 단단히 결합된 경우, 전방 2개로 지지되는 캔틸레버 브리지와 유사한 과다한 측방력이 임플란트에 가해진다. 구치부에 교합력이 가해지면 어태치먼트는 반드시 약간 회전하여 구치부의 의치 침하량을 허용하여 측방력이 임플란트로 전달되지 않도록 해야 한다.

◉ 2-IOD의 어태치먼트 선택

2-IOD와 같이 적은 개수로 유지되는 IOD에서는 볼이나 로케이터 등의 스터드(stud) 타입이나 회전을 허용하는 바 타입의 어태치먼트가 적합하다.

볼이나 로케이터에서는 Male과 Female의 사이에 약간 틈이 있어 회전 허용성을 갖도록 미리 디자인이 되어 있다. 이 때문에 적절하게 어태치먼트를 장착하면 의치가 어떤 방향으로 움직이더라도 완압할 수 있다. 단, 임플란트 간 식립 각도의 차이는 제조사가 지정하는 범위 내에 있어야 한다.

바 어태치먼트에서는 회전을 허용하기 위해 단면이 원형(라운드 타입)인 바를 사용한다. 이를 통해 유지를 위한 클립이 바 위에서 회전할 수 있게 된다. 회전하는 방향은 바를 중심으로 제한되며, 그 회전방향에 대해 바 주위를 감싸는 의치상이 바 어태치먼트에 직접적으로 닿지 않도록 충분히 완화되어야 한다.

한편 마그넷 어태치먼트는 평면끼리의 마그넷과 키퍼가 접하여 유지력을 발휘한다. 하지만 의치가 구치부로 침하하였을 때는 마그넷과 키퍼가 탈락하여 회전하게 된다. 임플란트에는 외력이 가해지지 않는다는 장점이 있지만, 마그넷과 키퍼가 조금이라도 떨어지면 유지력이 급격히 저하되기 때문에 2-IOD에는 적합하지 않다. 이러한 의치의 이탈을 막기 위해, 임플란트에 연결되는 키퍼의 높이를 높게 선택하여 내·외관의 어태치먼트 형태로 만든다면 이번에는 반대로 회전을 허용하지 않는 어태치먼트가 되어 측방력이 임플란트에 가해지기 쉬워진다(그림 3~5). 최근에는 회전을 허용하면서 유지력을 잃지 않는 돔형 마그넷 어태치먼트가 개발·응용되고 있다.

2) 하악 무치악 환자에게 임플란트 4개를 전치부에 식립하고, 유지를 부여하는 IOD (임플란트 유지 오버덴처)

2-IOD를 계획해도 짧은 임플란트밖에 식립할 수 없는 경우나, 뼈 안정성이 좋지 않은 경우에 2개가 아닌 4개의 임플란트를 전치부에 식립하여 힘의 분산을 도모하는 경우가 있다. 이러한 경우는 2-IOD와 마찬가지로 전치부에 임플란트가 식립되어 있어 의치는 움직임을 가지고, 임플란트는 유지의 역할을 주로 담당한다. 임플란트 유지 오버덴처(implant retained overdenture)를 위한 3원칙은, ① 임플란트를 전치부에 식립하고, ② 회전 허용성이 있는 어태치먼트를 사용하며, ③ 움직임이 작은 의치를 제작하는 것이다.

4개의 임플란트를 바(bar)로 연결하는 것이 바람직하고, 의치의 구치부에 대한 회전침하를 허용하도록 클립은 정중앙 전방에만 장착한다. 측면에 클립을 붙이면 회전을 허용할 수 없으며, 임플란트에는 측방력이 가해진다. 4개의 볼 어태치먼트를 사용하는 경우에는 구치부로 회전 침하하는 운동으로 인해 원심측의 임플란트에 측방력이 가해지므로 임플란트에 외상을 줄 가능성이 있다(그림 6, 7).

3) 하악 무치악 환자에게 대구치부를 포함하여 4~6개의 임플란트를 식립하고, 지지를 부여하는 IOD(임플란트 지지 오버덴처)

임플란트를 다수 식립하여 교합력을 임플란트로 지지하는 목적인 경우, 대구치부를 포함하여 4~6개의 임플란트를 식립해야 한다.

이러한 경우 의치의 움직임이 거의 없으므로 어태치먼트는 회전을 허용할 필요가 없다. 또한 의치상도 총의치와 같은 변연봉쇄는 불필요하므로 최소한으로 변연을 연장한다.

사용할 어태치먼트는 완압성이 필요 없고, 수직압에 대한 강력한 지지를 기대할 수 있는 마그넷이나 회전 허용성이 없는 밀드(milled) 바가 적합하다(그림 8).

4) 상악 무치악 환자에게 4~6개의 임플란트를 식립하고, 지지를 부여하는 IOD(임플란트 지지 오버덴처)

상악에서는 구치부를 포함하여 4~6개의 식립이 필요하다. 어태치먼트는 회전을 허용하지 않는 밀드 바 등을 사용한다(그림 9).

◉ 하악 무치악 환자
임플란트를 전치부에 4개 식립하고, 유지를 부여하는
IOD(Implant Retained Overdenture)

	4-IOD
볼	△
로케이터	○
바(회전 허용 타입)	◎
마그넷	△

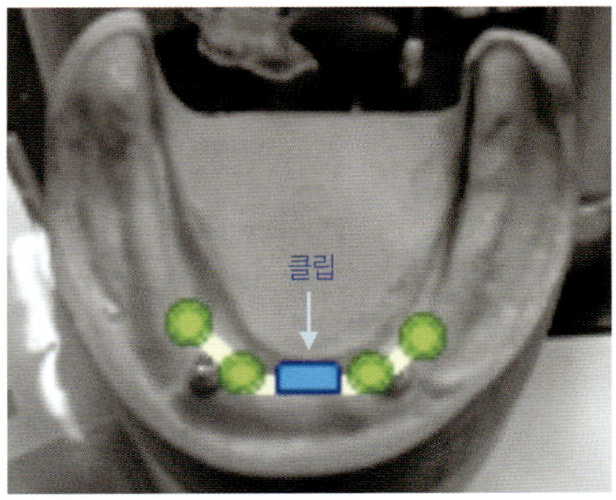

그림 6. 하악 무치악 환자의 전치부에 임플란트 4개를 식립하고, 유지를 부여하는 IOD.

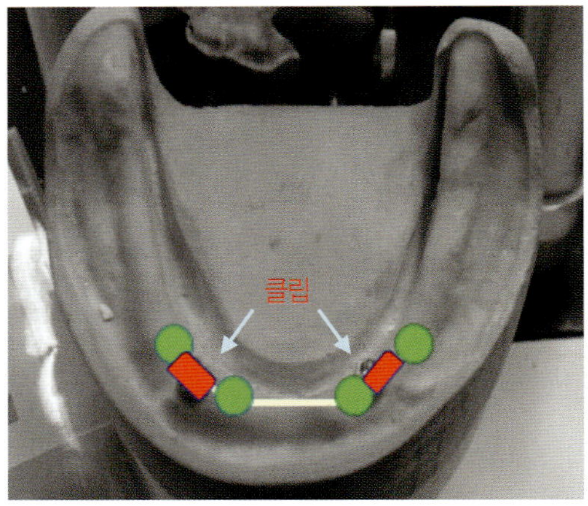

그림 7. 유지를 얻는 것을 목적으로 한 치료에서 부적절한 클립(clip)의 위치. 4개를 식립하여 지지가 아닌 유지를 부여한 IOD에서는 구치부의 의치 침하에 대해 회전을 허용하는 어태치먼트가 필요하다. 그림의 유지장치 위치에서는 회전을 허용하지 않는다. 오히려 중앙에 1곳이라면 회전을 허용한다.

◉ 하악 무치악 환자
대구치부를 포함한 4~6개의 임플란트를 식립하고, 지지를 부여하는 IOD(Implant Supported Overdenture)

- 구치부에도 임플란트 식립
- 회전을 허용하지 않는 어태치먼트
- 의치: 의치상은 최소화, 교합은 자연치 교합 또는 고정성 보철 교합과 동일

	4~6 IOD
볼	×
로케이터	○
바(회전 허용 타입)	◎
마그넷	◎

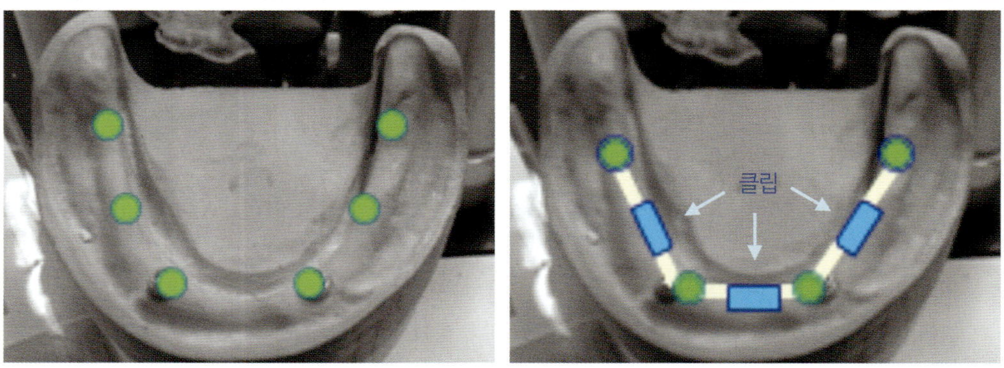

그림 8. 하악 무치악 환자에게 대구치부를 포함하여 4~6개의 임플란트를 식립하고, 지지를 부여하는 IOD.

◉ 상악 무치악 환자
4~6개의 임플란트를 식립하고, 지지를 부여하는 IOD(Implant Supported Overdenture)
- 소·대구치부에 임플란트 식립
- 회전을 허용하지 않는 어태치먼트
- 의치: 의치상은 최소화, 교합은 자연치 교합 또는 고정성 보철 교합과 동일

	4~6 IOD
볼	×
로케이터	○
바(회전을 허용하지 않는 타입)	◎
마그넷	○

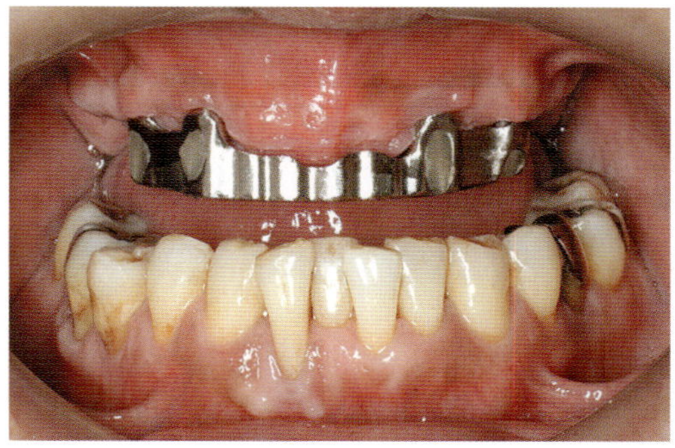

그림 9. 상악 무치악 환자에게 4~6개의 임플란트를 식립하고, 지지를 부여하는 IOD.

◉ 하악 유리단 결손
임플란트 1개를 식립하고, 지지를 부여하는 IOD(Implant Supported Partial Overdenture)
- 유리단 결손 후방으로 1개의 임플란트 식립
- 회전을 허용하지 않는 어태치먼트
- 의치: 의치상은 최소화, 치아 지지 국소의치와 유사

하악 부분 무치악 환자의 임플란트에 지지를 부여하는 국소의치
(Implant Supported Partial Overdenture와 유사)

	IOD
볼	×
로케이터	○
바	—
마그넷	◎
내관 / 돔	◎

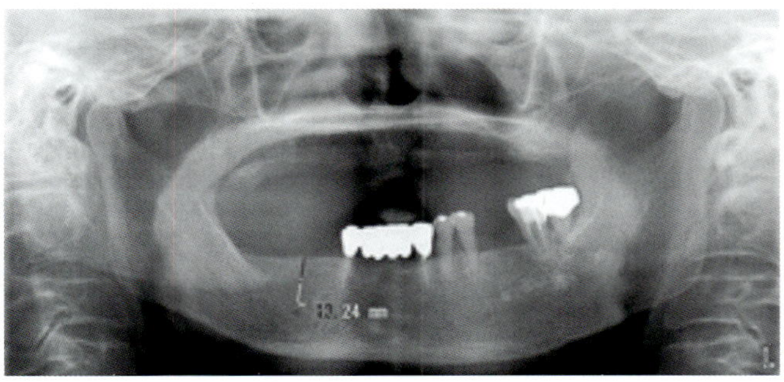

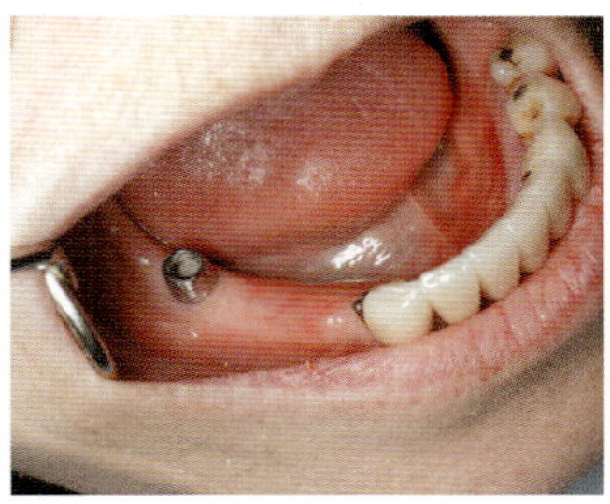

내관형

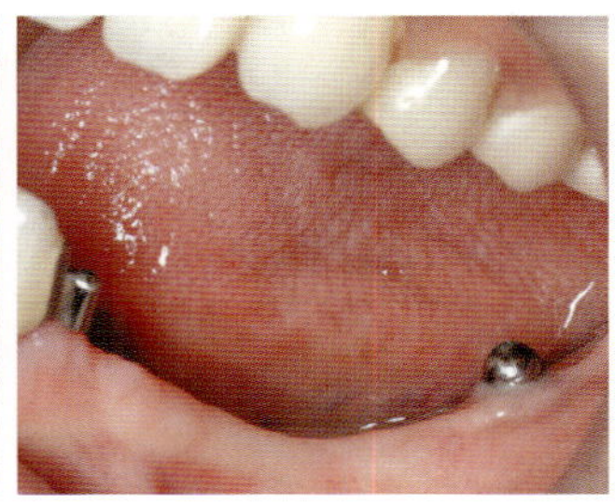

돔형

그림 10. 하악 유리단 결손으로 임플란트를 1개를 식립하여 지지를 부여하는 IOD.

5) 하악 유리단 결손으로 임플란트를 1개 식립하여 지지를 부여하는 IOD[임플란트 지지 국소의치(Implant Supported Partial Overdenture)]

유리단 결손에 대해 1개의 임플란트를 원심측에 식립함으로써 유리단 의치를 중간결손화(치아 지지 국소의치와 유사)할 수 있다. 그 경우의 어태치먼트는 지지가 주목적이 되며, 유지력은 대부분 불필요하다. 전혀 유지력이 없는 내관이나 돔 형태의 어태치먼트를 사용하는 것을 추천하며, 유지와 지지를 동시에 기대할 경우에 마그넷이 적합하다(그림 10).

6) 목적에 따른 각종 어태치먼트

의치의 움직임을 고려하면 임플란트에 유지를 부여할지, 지지를 부여할지를 결정할 수 있다. 이를 통해 어떤 어태치먼트가 적합한지 명확히 알 수 있다(그림 11, 12).

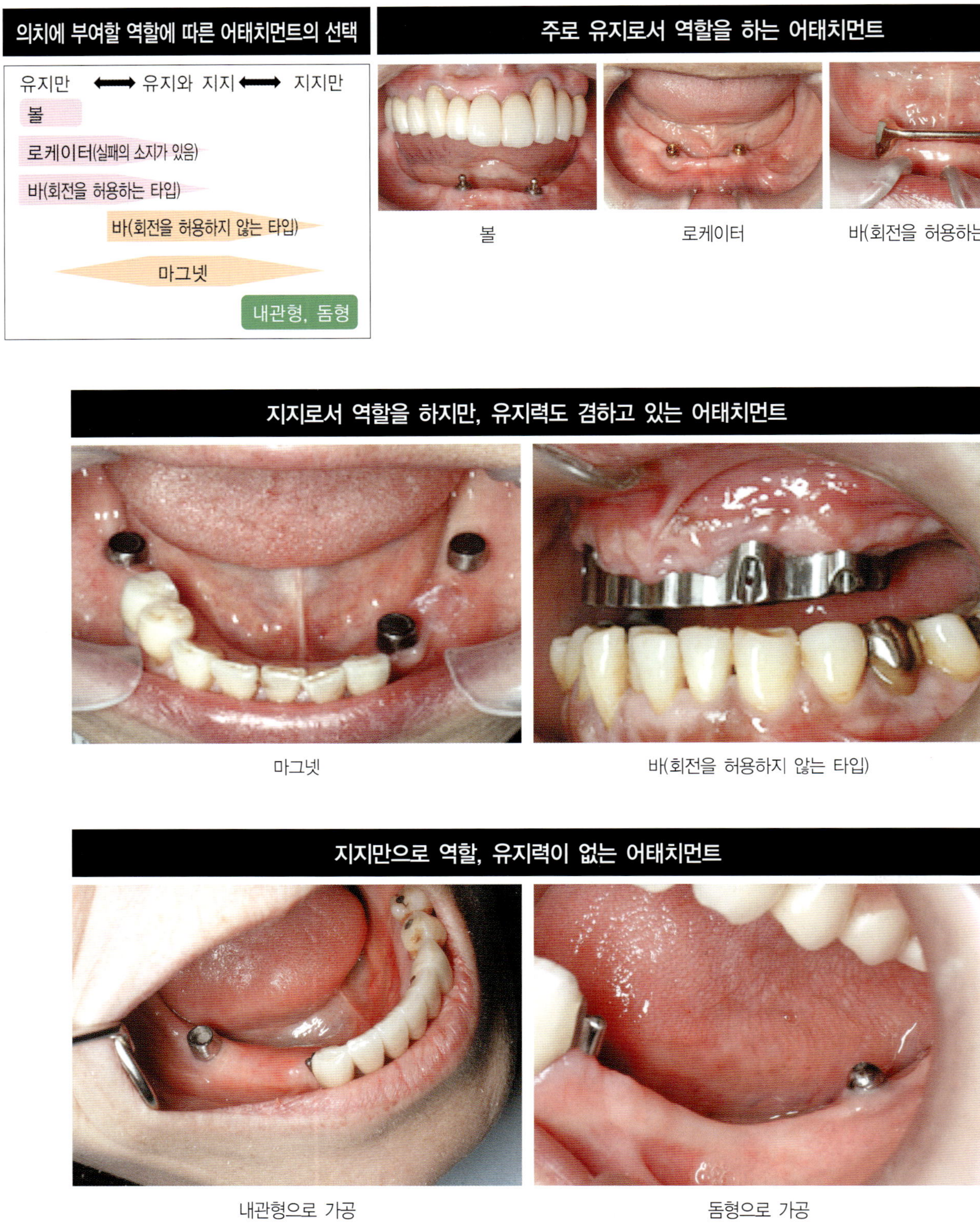

그림 11. 의치치료를 기본으로 한 어태치먼트의 선택. 주로 유지 역할을 하는지, 지지 역할을 하는지 각각의 어태치먼트 특징을 나타낸다. 의치 자체의 역할이 가장 중요하며, 어태치먼트의 선택에 역시 의치치료가 기본적으로 잘되어야 적절한 선택이 가능하다.

하악 IOD에서의 임플란트 개수	1개	2개	3개	전치부 4개 바와 클립 1	전치부 4개 바와 클립 복수	대구치를 포함한 4개	5개	6개
임플란트의 역할	유지	유지	지지	유지	지지	지지	지지	지지
어태치먼트의 회전 허용성	있음	있음	없음	있음	없음	없음	없음	없음
바를 사용했을 때의 바 단면		○	⌂ 또는 ○	○	⌂ 또는 ○	⌂	⌂	⌂

○는 라운드 타입, ⌂는 Dolder 타입이나 밀링 바

그림 12. 임플란트의 개수와 회전 허용성. 임플란트의 식립 개수와 위치에 따라 의치의 움직임은 바뀌며, 임플란트에 유지를 부여하는지, 지지를 부여하는지가 바뀌게 된다. 회전 허용성을 부여할 경우, 단면이 라운드 타입인 바(bar)를 사용한다.

3. 로케이터 어태치먼트(LOCATOR® IMPLANT ATTACHMENT SYSTEM)

해외에 널리 보급된 IOD용 stud 어태치먼트로서 로케이터 어태치먼트(Zest Anchors사)가 있다. 일본에서는 2011년 11월에야 사용 승인이 났고, 2-IOD에 적합한 어태치먼트여서 널리 보급되었다.

1) 특징

임플란트 어버트먼트라고 불리는 임플란트에 접속한 지대와 티타늄으로 제작된 denture cap이라 불리는 하우징, 그리고 나일론제의 Replacement Male이라 불리는 유지장치로 이루어진다.

나일론제 Male은 필요한 유지력에 따라 교환이 가능하며, 임플란트가 서로 경사를 이룬 경우라도 20~40°의 체결이 가능한 Male이 있다.

다른 어태치먼트 시스템에 비해 높이를 낮게 설정할 수 있고, 보철 공간이 작은 증례에서 유리하다. 취급이 쉬운 데다 6만 회에 미치는 착탈시험에서도 유지력을 지속하는 등의 특징이 있다.

2) 유지력—LOCATOR Nylon Replacement Males

clear: 2,268g

pink: 1,361g

blue: 680g

green: 1,361~1,814g

orange: 907g

red: 226~680g

3) 임플란트의 평행성

착탈 방향에 대해 2개의 임플란트 사이의 각도가 10° 이내이면 필요한 유지력에 따라 어떤 Male도 사용할 수 있다. 2개의 임플란트 사이의 각도가 10°를 초과하여 20°까지라면 clear, pink, blue 타입을 선택하고, 40°까지라면 green, orange, red 타입을 선택한다. 그것을 초과하는 경사각이 있는 경우에는 비적응증이 되어 바 어태치먼트를 사용한다.

4. 2-IOD의 로케이터 수술방식

다음으로 그림 13~35에 수술방식을 기술한다.

2-IOD의 어태치먼트에 로케이터를 사용한 임상 예

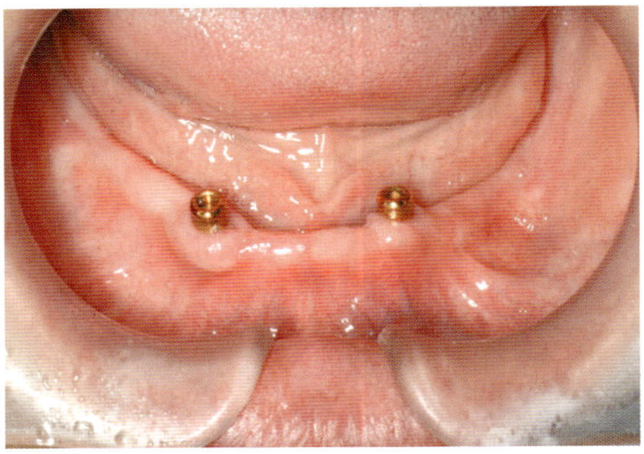

그림 13. 구강 내에 장착한 로케이터.

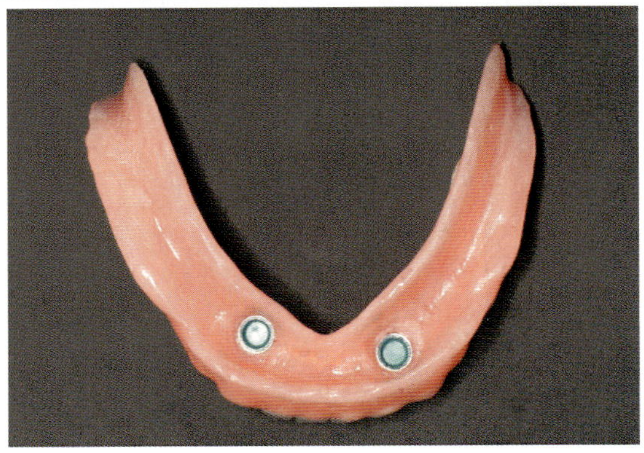

그림 14. 로케이터의 나일론제 유지장치.

로케이터의 시술(참고 모형으로)

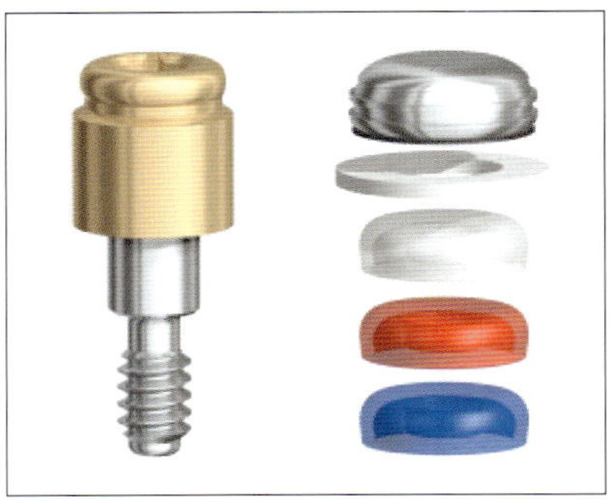

그림 15. 로케이터 어태치먼트. 임플란트에 접합하는 어태치먼트(왼쪽)와 의치에 접합하는 나일론제 캡과 하우징(오른쪽)으로 이루어진다. (Ⓒ 2011 Nobel Biocare)

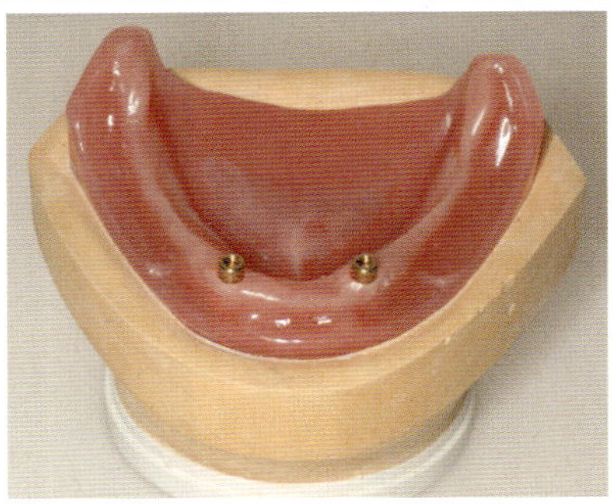

그림 16. 토크렌치를 이용하여 구강 내에 장착. 치은에 어태치먼트가 1.5mm 나오도록 한다.

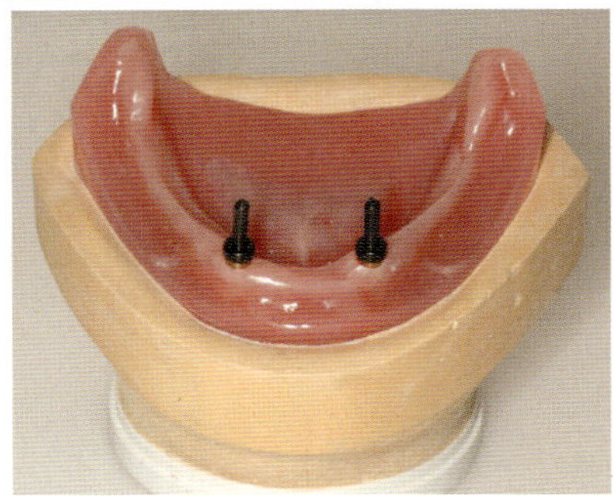

그림 17. 임플란트 사이의 경사각을 평행 포스트를 이용하여 계측. 각도에 따른 유지장치를 선택한다.

직접법으로 의치에 로케이터를 장착하는 단계

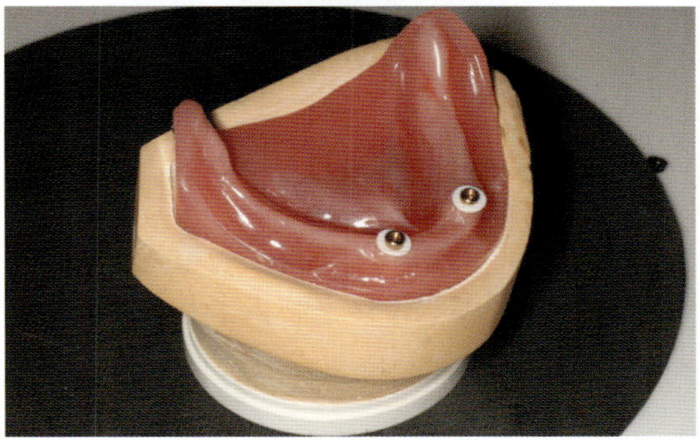

그림 18. 구강 내에서 White Block-Out Spacer를 로케이터 임플란트 지대주에 장착.

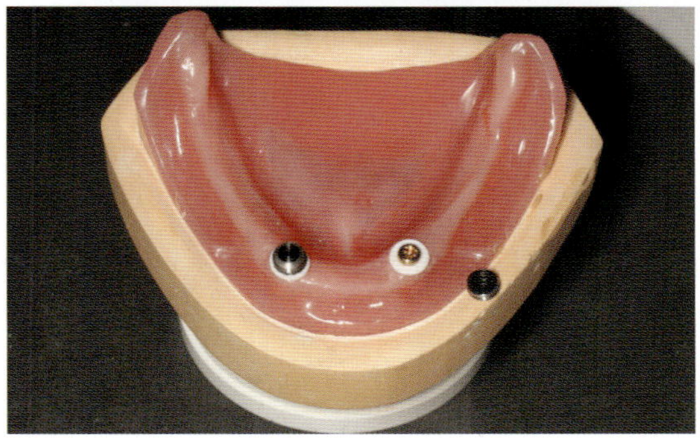

그림 19. Black Processing Replacement Male을 가진 denture cap을 스페이서상에 장착. Black Processing Replacement Male은 탄력이 적은 Male로 장착 작업 시에 수직적인 위치를 유지하기 위해 사용한다.

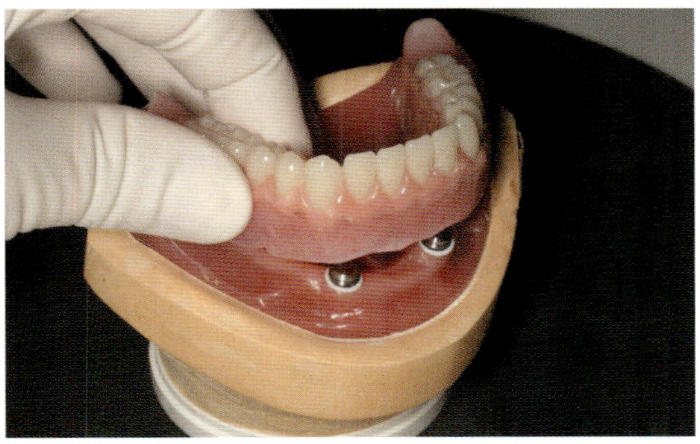

그림 20. 설측에 부착하기 위해 삽입한 레진이 빠져나올 수 있는 구멍을 만들고, 의치의 내면에 하우징을 접착한다. 그 후 의치와 denture cap에서 레진과 White Block-Out Spacer를 제거한 후 연마한다.

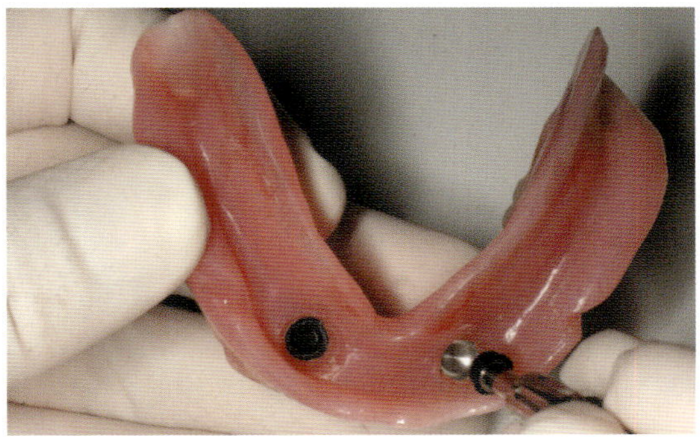

그림 21. Black Processing Replacement Male을 제거.

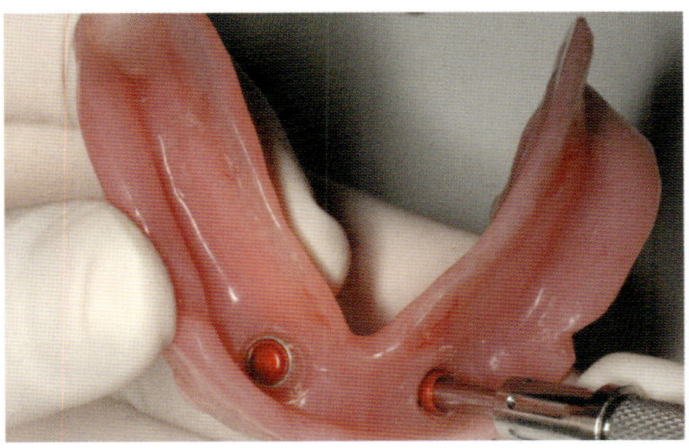

그림 22. 탄성이 있는 나일론제의 Replacement Male을 장착(그림 17의 각도에 따라 선택).

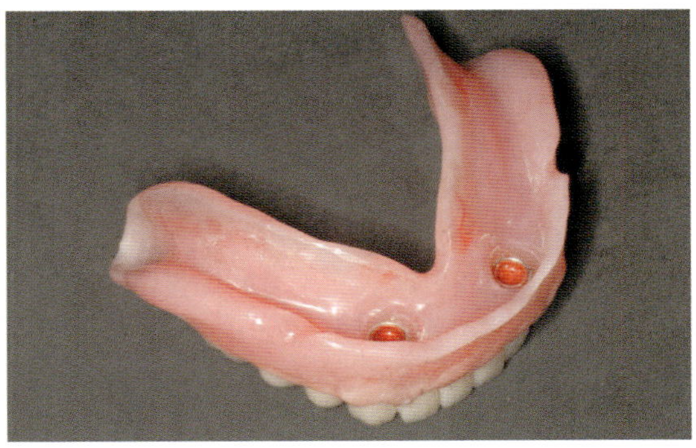

그림 23. 로케이터를 장착한 IOD의 완성.

간접법으로 의치에 로케이터를 장착하는 단계

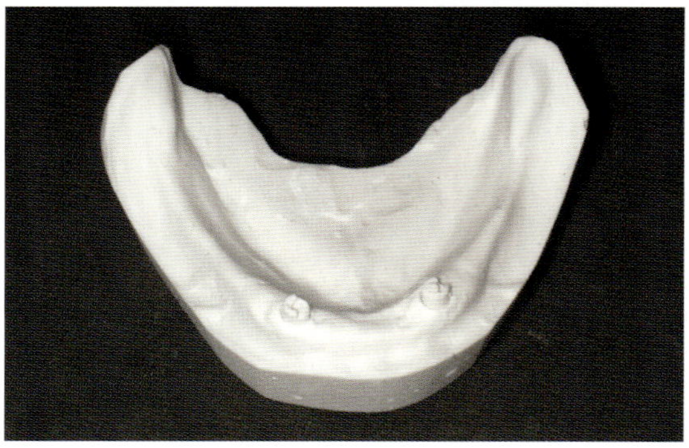

그림 24. 예비인상 채득.

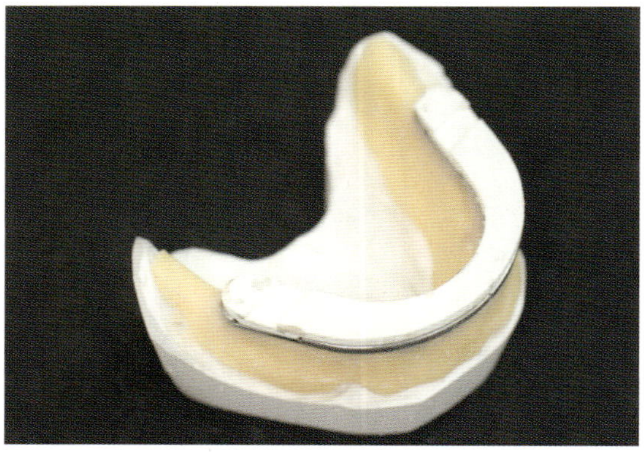

그림 25. 교합상이 있는 개인 트레이를 제작.

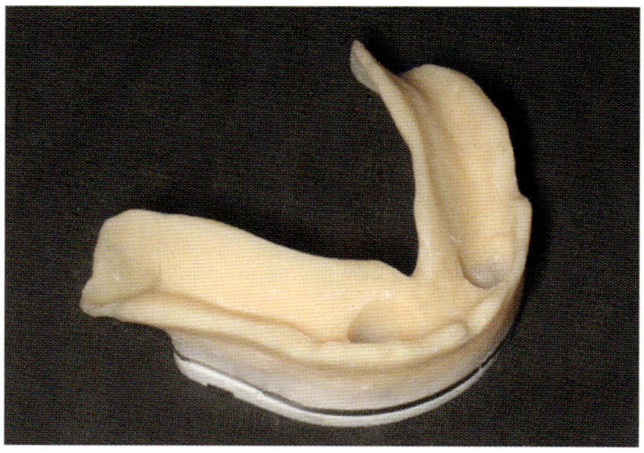

그림 26. 로케이터 주위는 충분히 완화(relief).

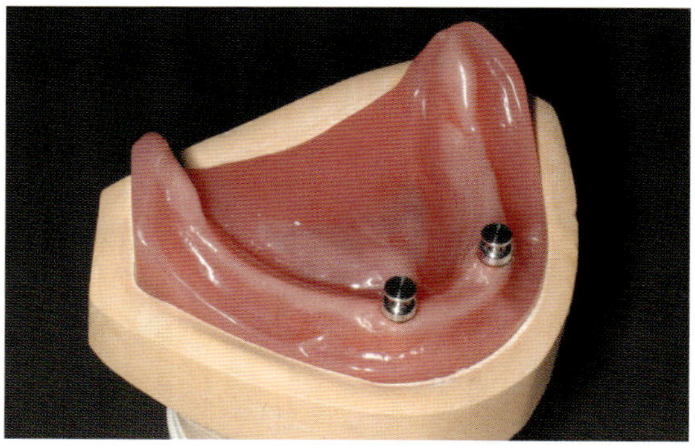

그림 27. 구강 내에 인상용 코핑 장착.

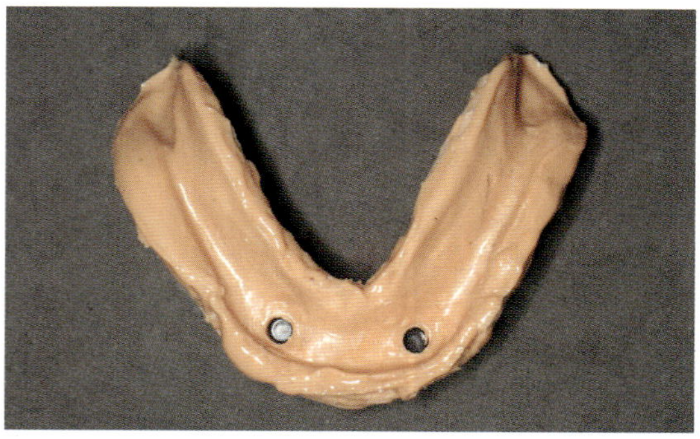

그림 28. 교합상이 있는 개인 트레이로 실리콘 인상채득.

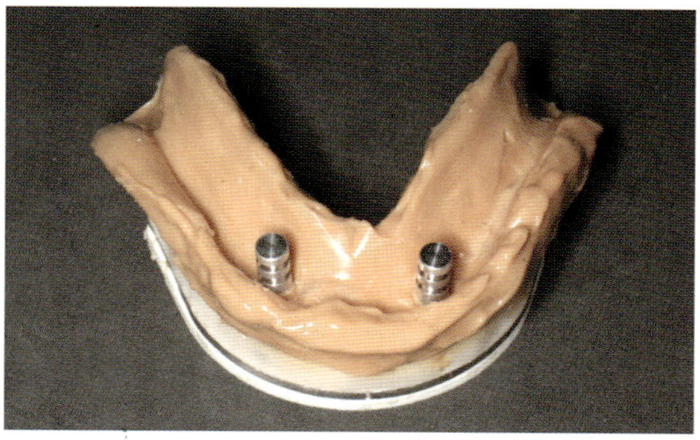

그림 29. 임플란트 아날로그를 장착하여 석고를 부음.

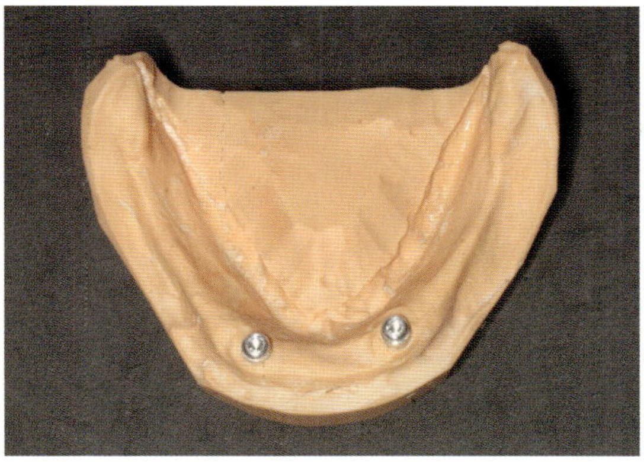

그림 30. 모형 제작.

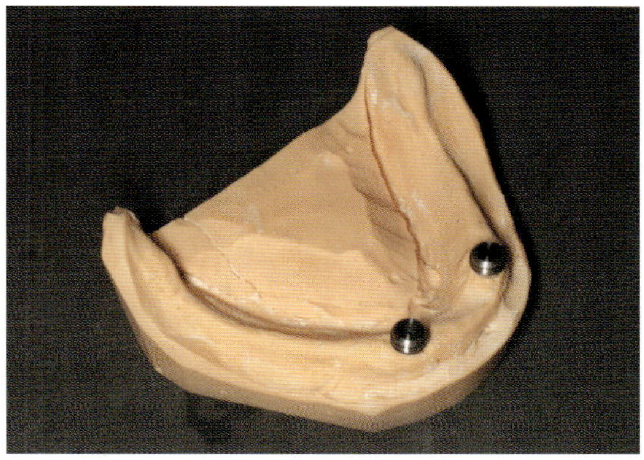

그림 31. 탄성이 없는 Black Processing Replacement Male을 가진 denture cap을 장착.

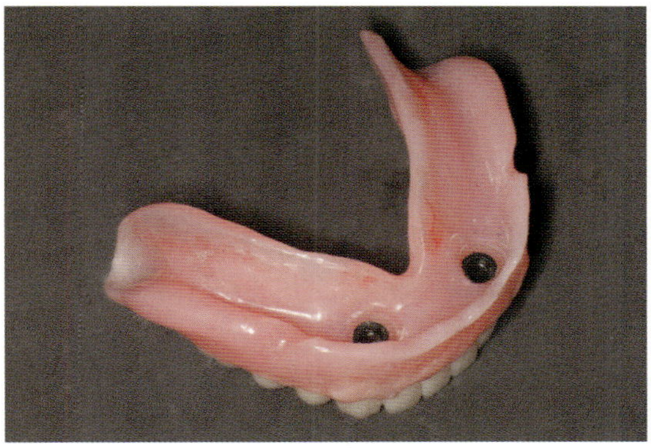

그림 32. Denture cap을 넣은 채 의치 제작.

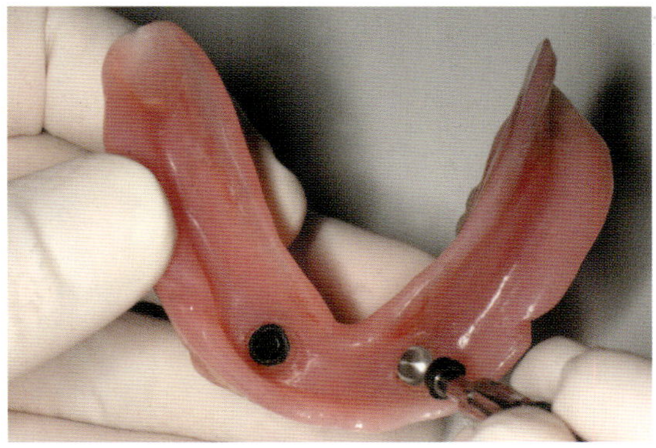

그림 33. Black Processing Replacement Male을 제거.

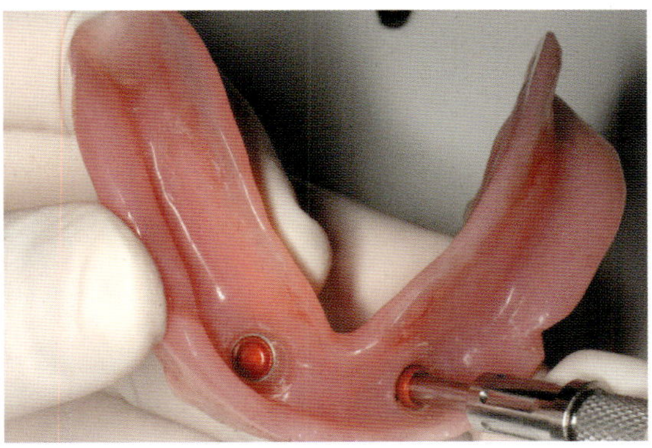

그림 34. 탄성이 있는 나일론제 Replacement Male(그림 17의 각도에 따라 선택).

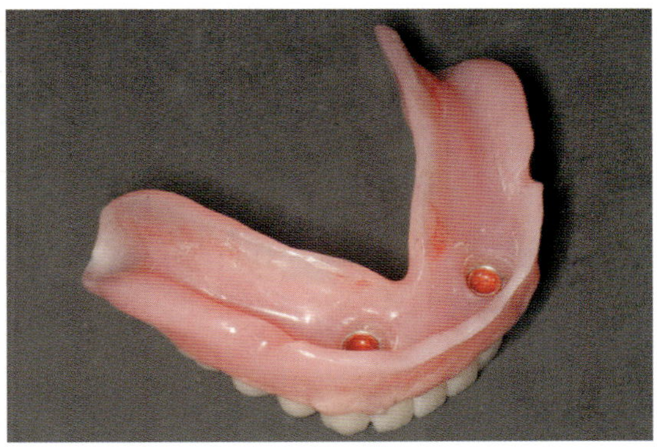

그림 35. 로케이터를 장착한 IOD의 완성.

COLUMN

왜 기능인상은 폐구인가

기능인상의 목적은 환자의 기능에 맞는 인상을 채득하는 데 있다. 컴파운드 인상법은 주로 개구위에서 술자가 기능 운동을 의도적으로 재현한 기능인상법이라 할 수 있다.

한편 이 책에서 제시한 폐구기능인상법은 환자의 구강점막 운동을 더욱 충실하게 기록하는 방법이다. 주위의 근육이나 소대의 부착을 표시할 뿐 아니라, 실제로 어떻게 움직이는지를 기록할 수 있다. 의치를 사용할 때 주위점막의 움직임을 재현하려면 개구위보다도 폐구위를 중심으로 기능 운동을 해야 한다. 또한 retromolar pad는 폐구위와 개구위에서 그 모양과 위치가 다르다(그림 1, 2). 폐구기능 인상을 정확하게 채득하려면 미리 예비인상도 폐구위로 채득해야 한다.

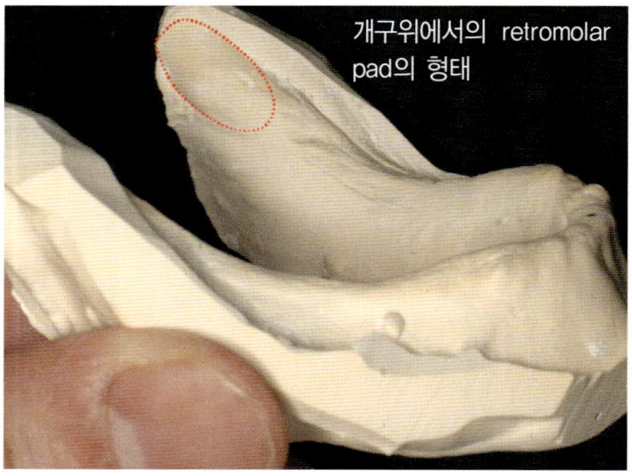

그림 1. 개구위에서의 예비인상. Retromolar의 형태와 위치가 폐구위에서와 다르다. 개구위에서는 세로로 뻗은 형태가 많다.

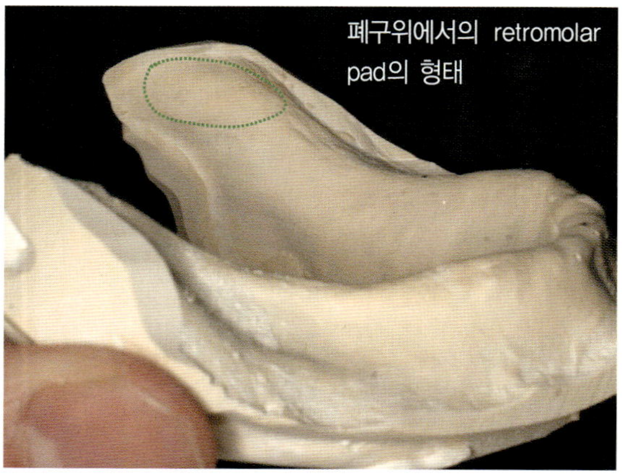

그림 2. 폐구위에서의 예비인상. Retromolar의 형태와 위치가 개구위에서와 다르다.

제 4 장

의치치료의 과거와 미래

1. 인상채득법의 2가지 흐름

2. 앞으로의 의치치료

국제표준의 의치 제작 시스템: BPS

골흡수가 심한 무치악 환자에게서 2-IOD로 치료한 증례

3. 초고령 사회에서 가철성 의치의 장점

과거에 식립된 임플란트를 재이용한 증례

1. 인상채득법의 2가지 흐름

의치의 인상채득 방법은 과거로부터의 역사에 의하면, 바우처(Boucher)의 콤파운드 인상법과 Ghisi의 기능인상법 등 2가지 특징적인 방법을 들 수 있다. 1970년대 바우처는 당시 개발된 상온중합 레진을 개인 트레이로 이용, 콤파운드에서 변연형성을 하는 의치인상법을 발표하였다. 근육의 부착부위를 피하고, 가능한 한 내압면적을 늘림으로써 기능 시에 어긋나지 않고 유지·안정을 요구하는 의치제작법이다. 일본의 대학교육에서는 이 바우처의 방법을 채택하여 현재도 대부분의 교육과정에서 이루어진다.

한편, 바우처보다 반세기 이전에 치과보철학의 기초를 구축한 Ghisi는 환자의 기능 운동 시에 의치상 변연 부근의 점막 형태를 충실하게 재현하기 위해 폐구기능인상법을 발표하였다. 교합상을 이용하여 환자 자신이 '우-이-우-이-' 등과 입술, 볼, 혀 등의 기능 운동을 하고, 그것에 따른 형태의 인상채득을 하는 방법이다. 이것은 폐구위로 인상채득을 하는 폐구인상법과 동시에 기능 운동을 하는 방법이다. 현재에도 해외 특히 유럽에서 주로 이용하는 방법이다.

1) 콤파운드 인상법의 장점

콤파운드 인상법은 근육의 부착위치나 의치 제작에 관련된 랜드마크를 명확하게 인기하면서 인상채득을 실시한다. 근육의 부착부위를 피함으로써 가능한 한 내압면적을 넓게 확보하며 의치상의 외형을 결정해 간다. 이는 해부학에 기초한 인상법이며, 교육에는 매우 적합하다. 또한 술자가 의도한 형태를 콤파운드로 형성함으로써, 이른바 '술자 주도 인상법'이다. 총의치에서 의치의 이상적인 형태를 형상화하여 인상의 변연형성을 실시하는 '술자 주도 인상법(impression making)'은 인상채득기술 향상의 지름길이며 콤파운드 인상법이 적합하다(그림 1).

2) 폐구기능인상법의 장점

콤파운드 인상법이 술자 주도 인상법인 데 비해, 이 인상법은 어디까지나 환자가 폐구위에서 일상생활에서의 입술이나 혀, 협점막의 움직임에 따른 형태가 자연스럽게 채득되는 '환자 주도 인상법(impression taking)'이다. 이 인상법의 장점은 의치상 변연 형태를 술자의 경험이나 감에 의존하지 않고 환자의 실질적인 운동으로 채득하기 때문에, 술자의 기량에 의한 차이가 별로 없고 시술방식이 간단하다는 점이다. 또한 의치상 변연 부근의 부드러운 점막을 가압하지 않고 감싸듯이 인상채득을 할 수 있으므로, 하악 의치의 흡착을 얻기 쉽다(그림 2).

3) 콤파운드 인상법 vs. 폐구기능인상법

콤파운드 인상법은 교육에 가장 적합한 방법이며, 의치 외형의 이미지 트레이닝에 적합하다. 새내기 치과의사는 콤파운드 인상법을 하면서 의치의 외형을 이미지 트레이닝을 한다. 또한 치과 방문진료 등에 있어서 간호가 필요한, 의사소통이 어려운 환자의 경우에 이 방법을 사용할 수 있다. 술자 주도 인상법인 콤파운드 인상법은 자유로운 운동이 불가능한 환자에게도 술자가 의도한 시술방식을 만들 수

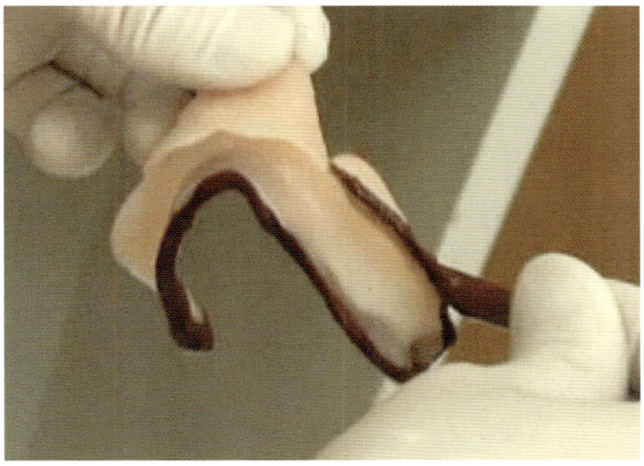

그림 1a. 콤파운드 인상법은 개인 트레이 변연에 연화된 콤파운드를 더하고, 경화되기 전에 변연을 형성하여 의치상 변연 봉쇄를 확립한다.

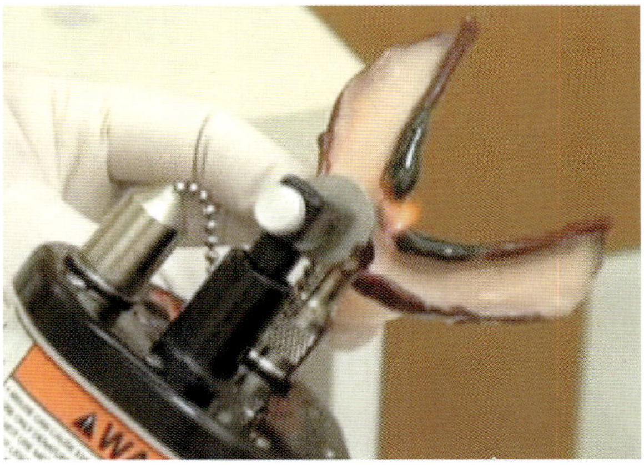

그림 1b. 콤파운드를 적절히 연화하는 요령을 얻으려면 경험이 있어야 하고, 익숙해지지 않으면 의치상 변연을 지나치게 늘릴 수도 있다.

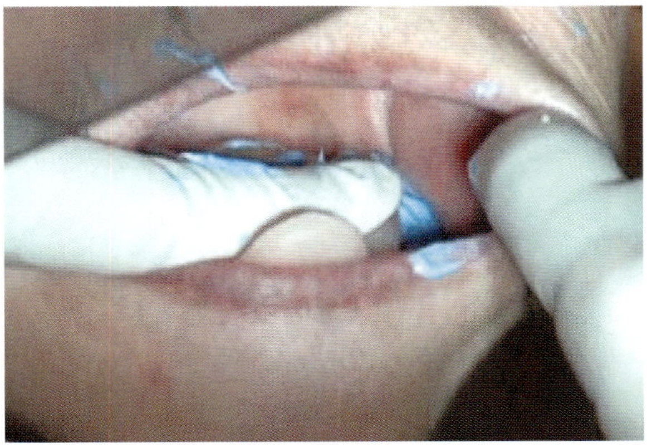

그림 1c. 인상은 환자의 개구위로 채득하는 경우가 많고, 주위 연조직 기능 시의 움직임을 수술자가 입술 등을 당김으로써 의도적인 기능 운동을 하여 인상채득을 한다. 근의 부착을 피하여 넓은 내압면적을 확보함으로써 유지 및 안정성이 좋은 의치를 제작할 수 있다.

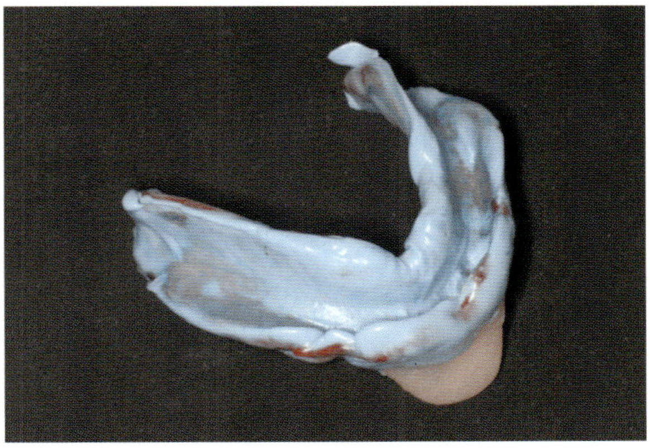

그림 1d. 적절하게 인상채득이 가능하다면 수술자가 의도한 의치의 모양을 만들 수 있다. 이 증례에서는 고령으로 의사소통이 불가능한 환자로 이후에 설명할 폐구기능인상법으로는 인상채득이 어려워, 콤파운드를 이용하여 술자 주도로 의치 외형의 인상채득을 하였다.

있다. 하지만 술자가 의치의 외형을 형상화하기 위해서는 숙련이 필요하고 콤파운드 취급도 어려워서 대학교육에서 배우기는 하지만, 임상에서는 충실하게 실천하는 임상의가 적은 것이 사실이다.

한편 폐구기능인상법은 시술방식이 쉬워 임상에 적합한 방법이다. 환자에 따라서는 의치상 변연 부근 점막의 움직임이 활발한 사람도 있는가 하면, 이완되어 그다지 움직이지 않는 사람도 있다. 환자의 기능적인 움직임을 충실하게 재현하기 위해서는 실제 주위 연조직의 움직임을 채득하는 이 방법이 더 우수하다.

또한 총의치를 IOD로 제작하면 기능이 향상되고 입술이나 혀, 협점막의 움직임이 활발하게 된다. IOD 치료에서 환자의 기능과 조화를 이루는 의치상 변연 형태가 중요하다. 그래서 IOD의 의치인상법에는 기능적인 의치상 변연 형태를 재현할 수 있는 폐구기능인상법이 가장 적합하다(그림 3).

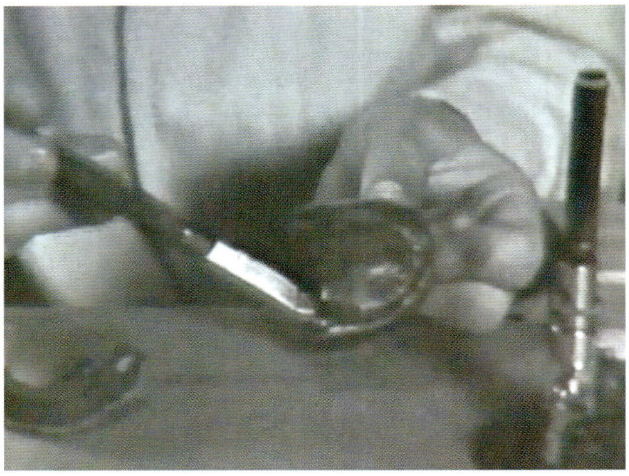

그림 2a. 기능인상법은 미리 예비인상으로 개인 트레이를 제작한다. [그림 2a~d는 19세기 전반에 Ghisi가 의치를 제작하는 비디오(와다정밀 치과연구소)에서 발췌]

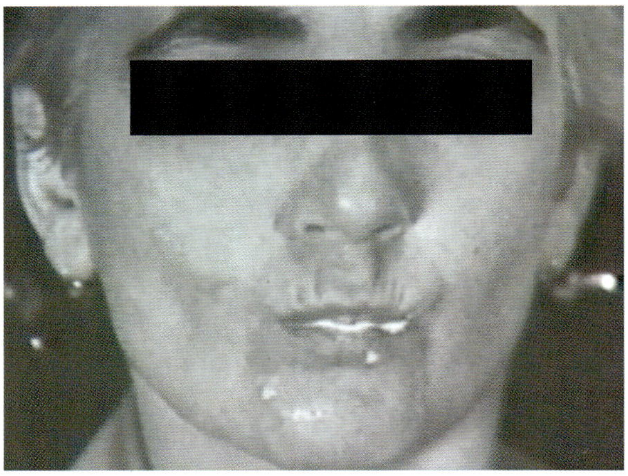

그림 2b. 개인 트레이에 인상재(당시는 석고인상)를 채우고, 폐구위를 중심으로 한 기능 운동을 환자에게 하게 한다. 입술을 돌출시켜 '우-'라는 발음 시 구강 주위점막의 형태를 기록한다.

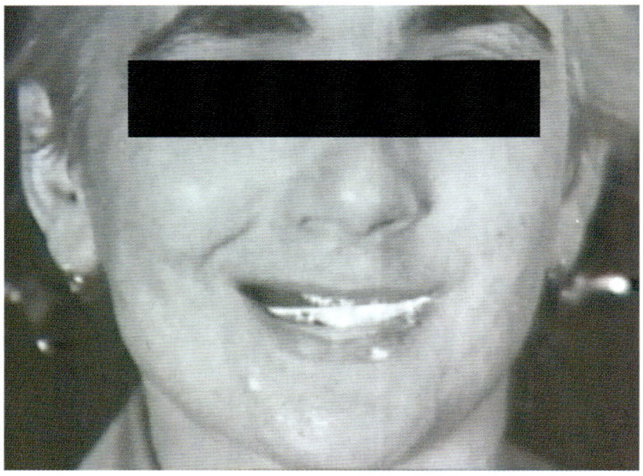

그림 2c. 인상재가 경화하기 전에 '이-' 발음 시의 동작을 하게 한다.

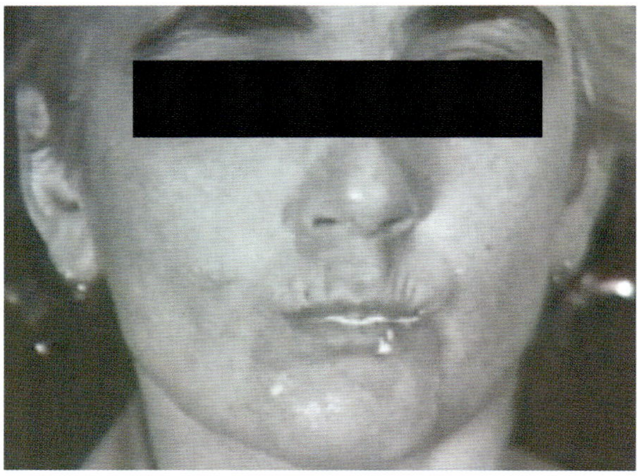

그림 2d. 또한 '우-'라는 상태에서 기능 운동을 함으로써, 콤파운드 인상법과는 달리 환자 주도로 인상채득을 하는 방법이다.

2. 앞으로의 의치치료

1) 간단화·단순화된 체계적인 의치제작법의 보급

일본은 인구의 1/4이 65세 이상으로 초고령 사회이며, 고령자의 증가와 함께 치과 보철치료의 필요성이 높아졌다. 그리고 인구의 30% 가까이가 의치를 장착하고 있다는 보고도 있다. 앞으로 의치치료의 필요성이 점점 높아질 것이다(그림 4).

지금까지의 의치치료는 기술 습득에 많은 시간이 필요하고, 치료결과가 술자의 기량에 크게 영향을 받았다. 의치가 불편하면 환자의 QOL은 장기간 저하된다. 따라서 앞으로의 의치치료는 지금까지 기술의 숙련도가 중요하던 시기를 지나 보다 간단화·단순화함으로써 어떤 술자라도 폭넓은 환자들에게서 일정한 결과를 얻을 수 있어야 한다. 단, 의치치료의 간단화·단순화란, 단계를 생략하여 치료시간을 줄

술자 주도 콤파운드 인상법	• 개구위를 중심으로 한 인상법 • 술자가 의도한 형태를 만들기 쉽다. • 해부학의 이해에 도움이 된다. • 교육형 • 의사소통이 저하된 환자용(방문진료) • 소통을 필요로 한다.
환자 주도 폐구기능인상법	• 폐구위를 중심으로 한 인상법 • 환자의 기능에 맞는 형태를 만들기 쉽다. (점막 움직임의 차이, IOD 등) • 임상형

그림 3. 콤파운드 인상법과 폐구기능인상법. 콤파운드 인상법은 개구위를 중심으로 Impression making을 하는 술자 주도 인상법. 폐구기능인상법은 '폐구인상+기능 운동'을 하게 하는 환자 주도 인상법. 각각의 특징을 이해하고 구분한다.

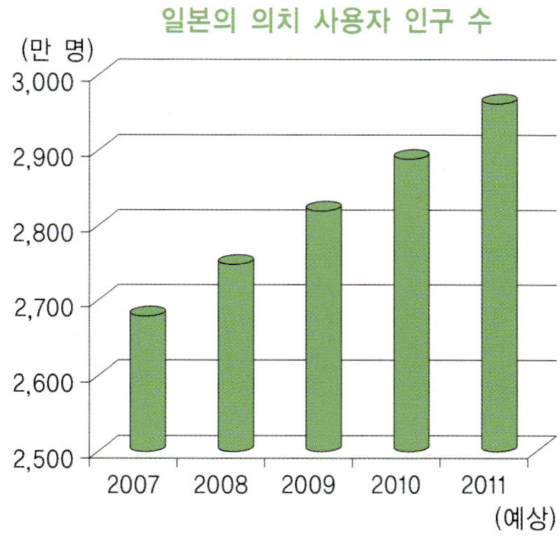

그림 4. 임플란트의 보급률이 가장 높은 곳은 스웨덴이지만, 그래도 인구의 1% 정도이다. 일본의 의치 수요는 그보다 훨씬 많다(글락소 스미스 클라인사 자료에서 인용).

이는 것이 아니다. 경험에 따른 기술보다도 의치치료의 중요한 요소를 확실하게 파악하고 실천해 가는 것이다.

미국의 치과대학 49교 중 23교가 교육 프로그램에 들어 있고, 해외에서 더욱 지명도가 있어 널리 보급되고 있는 의치 제작 시스템으로 BPS(Bio-functional Prosthetic System: 생체기능적 보철 시스템)이 있다. BPS는 Ivoclar Vivadent사가 Ghisi 때부터 이어지는 의치제작법을 현대판으로 시스템화한 방법으로, 간단하고 보다 정확하게 의치를 만들 수 있다. 간단한 방법이므로 술자에 의한 기량의 차이가 발생하기 어렵고, 또한 환자 주도 인상법인 폐구기능인상법을 실시하기 때문에 환자의 기능에 충실한 의치상 변연 형태를 제작할 수 있다. 지금까지는 장인의 세계에 있던 의치제작법도 앞으로는 보다 단순하게 시스템화되어 있는 것이다.

이 책의 IOD 증례들은 BPS를 이용하여 의치를 제작하였으며, IOD의 기능에 맞는 의치는 BPS를 이용함으로써 더욱 쉽고 정확하게 제작이 가능하다.

◎ BPS의 특징(그림 5)

- 폐구기능 인상을 채득함으로써 환자의 기능에 맞는 인상채득이 가능하다.
- 인상과 동시에 고딕 아치를 통해 중심교합을 채득함으로써, 일반적인 방법에서 많이 발생하는 교합제의 위치 차이에 따른 교합 오류가 적다.
- 기공작업의 실패가 적다.

국제표준의 의치 제작 시스템: BPS

환자: 72세 여성
주소: 하악 총의치가 움직여서 전혀 씹지 못한다.
상·하악 총의치의 제작을 희망한다.

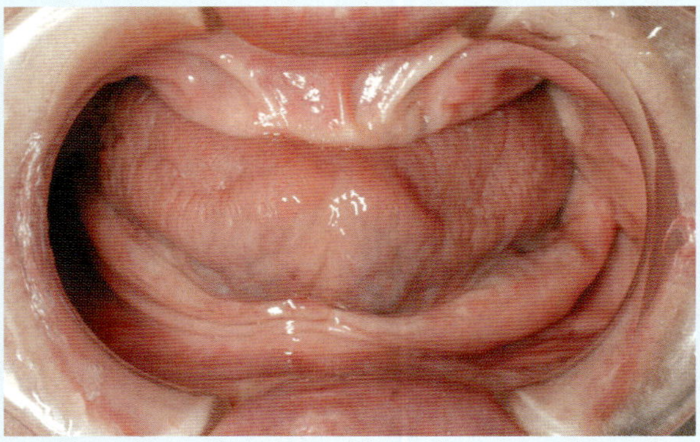

그림 5a. 상·하악 무치악 환자의 정면 사진. 하악의 치은흡수로 설측 구강저가 부풀어 올라 이중 혀가 되어 있다.

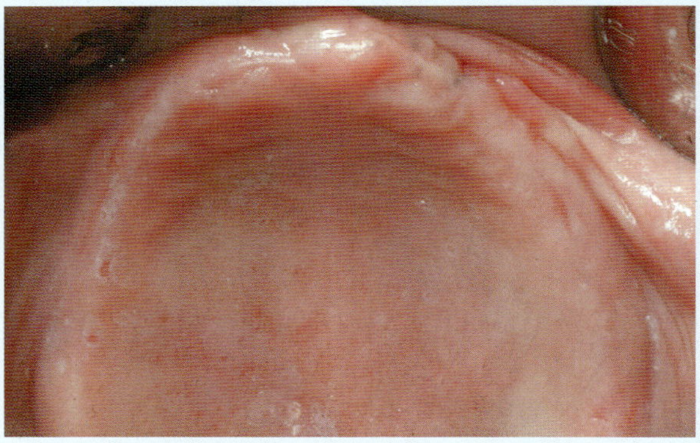

그림 5b. 상악의 치은은 정상적인 형태이다.

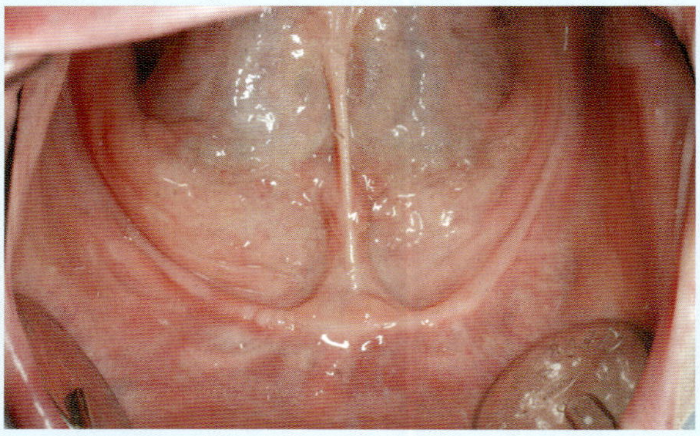

그림 5c. 하악의 치은흡수로 부동성 점막이 거의 없고, 치조정만 약간 남아 있다. 환자는 임플란트 치료는 받지 않고 총의치 치료를 계획하고 있다.

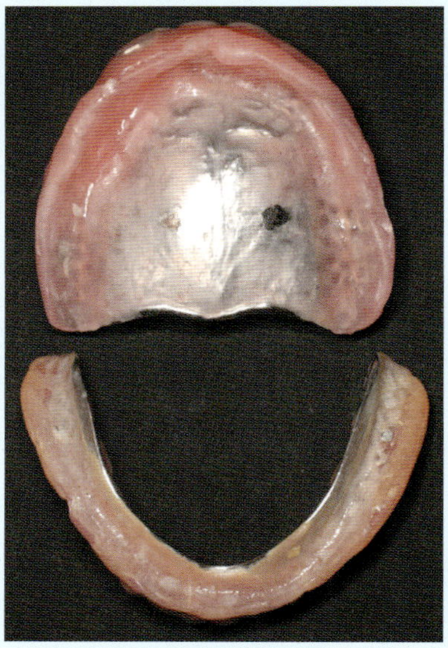

그림 5d. 사용하고 있던 총의치. 하악의 치은은 거의 가동점막이어서 이른바 끈 모양 의치가 되어 있다. 하악 의치를 구강 내에 장착하여도 변연봉쇄(marginal sealing)는 얻을 수 없고, 쉽게 움직이는 상태이다.

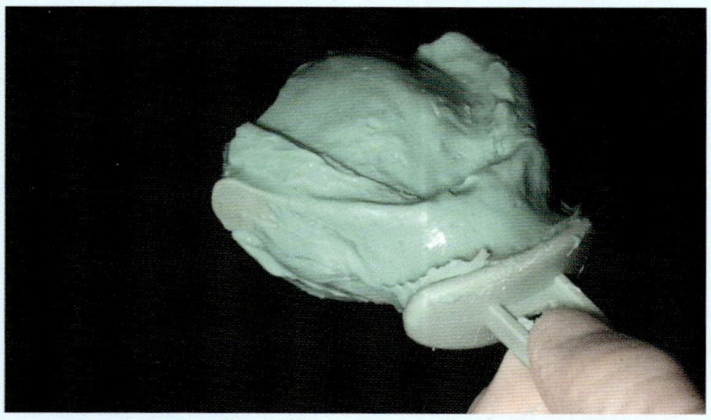

그림 5e. 중심 트레이(centric tray). 전신질환도 있고, 상·하악 총의치를 BPS로 제작할 계획이다. 예비인상을 채득한 후에 중심 트레이에서 대략적인 상·하악의 악간관계를 기록하였다.

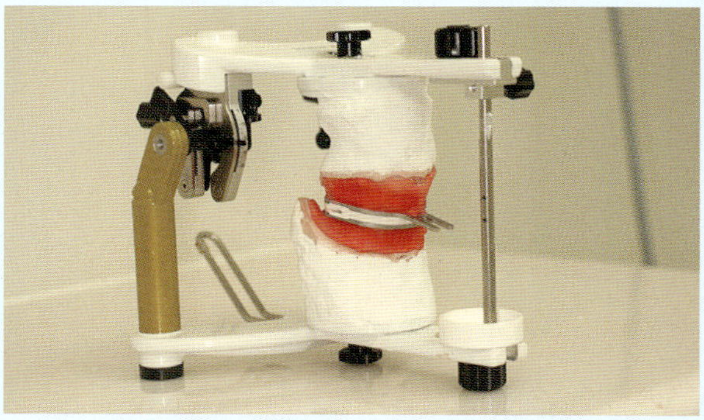

그림 5f. 중심 트레이를 바탕으로 예비인상에서 얻은 상·하악 모형을 교합기에 장착한다.

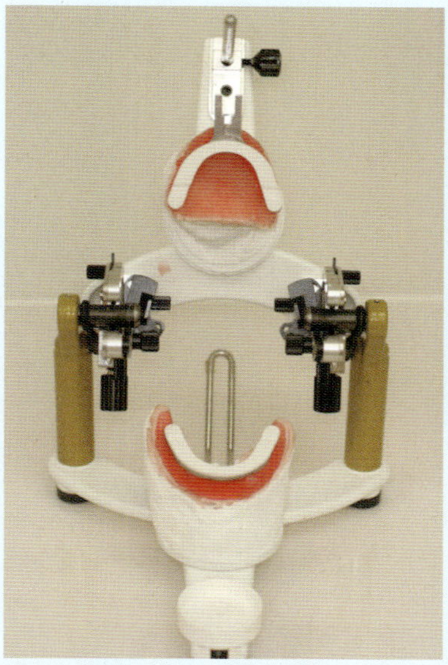

그림 5g. Gnathometer M. 교합상이 있는 개인 트레이에 Gnathometer M을 붙인다.

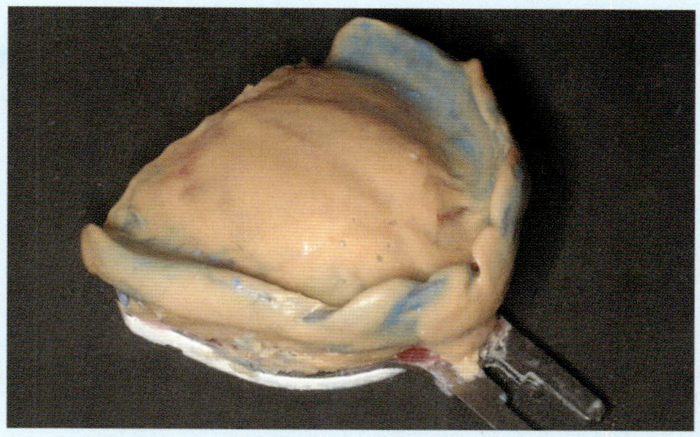

그림 5h. 상악의 기능인상. 탄력이 있는 변연형성용 실리콘 인상재(그림 안의 파란색 실리콘)를 상악결절 부근에서 전방의 변연 부위에만 채우고 기능 운동을 실시. 그 후에 전체를 흐름성이 좋은 실리콘 인상재(그림의 보라색 실리콘)로 정밀한 인상을 채득한다(wash impression).

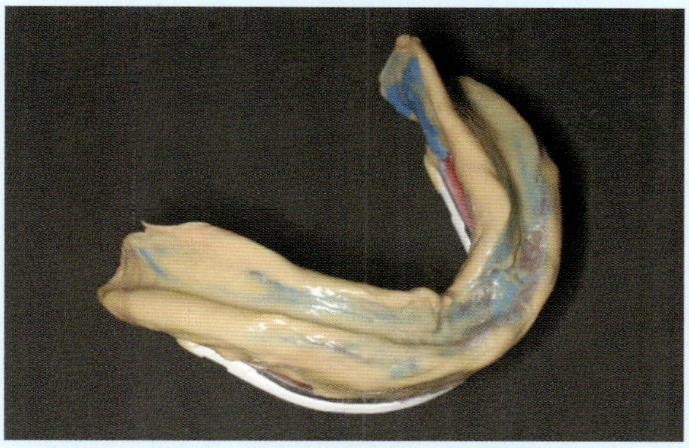

그림 5i. 하악 기능인상. 앞서 채득한 상악의 인상을 구강 내에 장착한 상태에서 하악의 인상채득을 실시. 하악의 교합상이 있는 개인 트레이에 실리콘 인상재를 채우고, 폐구위에서 '우-이-우-이-' 하고 발음하는 기능 운동을 환자에게 하게 한다. 인상재가 굳기 전에 개구, 혀운동, 연하 등의 운동을 실시한다.

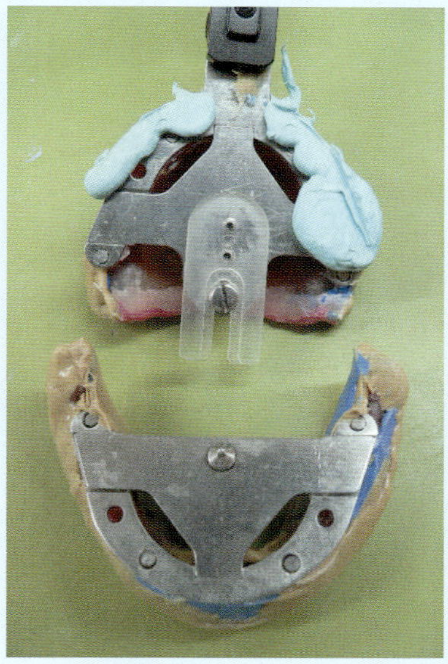

그림 5j. 고딕 아치 묘기법. BPS의 특징은 인상채득과 같은 날에 고딕 아치의 표기와 안궁이전(face-bow transfer)을 채득할 수 있다. Gnathometer M의 하얀 플라스틱 판을 떼어내고, 고딕 아치의 묘기침과 판을 붙일 수 있다.

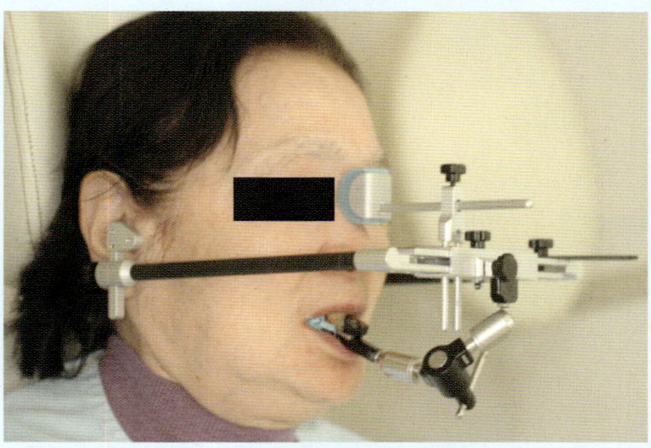

그림 5k. 안궁이전. 상악 인상의 전치부에 나온 돌기부에 악궁을 연결한다.

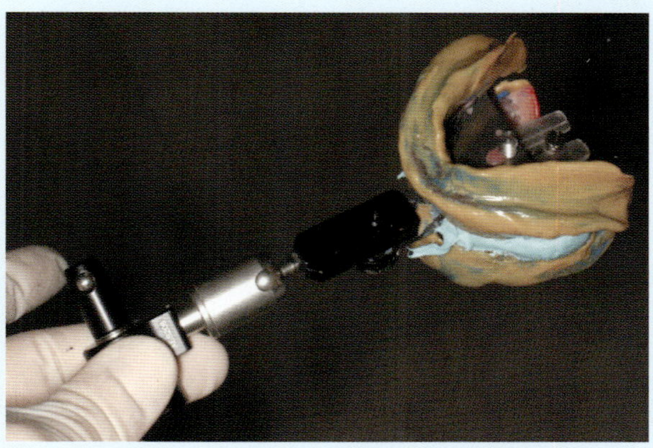

그림 5l. 인상과 face-bow jig. 상·하악의 인상을 채득할 수 있고, 그 악간관계를 고딕 아치 묘기법으로 기록할 수 있다. 또한 안궁이전을 통해 두개와 치은의 위치관계를 알게 되며, 이것을 치과기공사에게 전달한다.

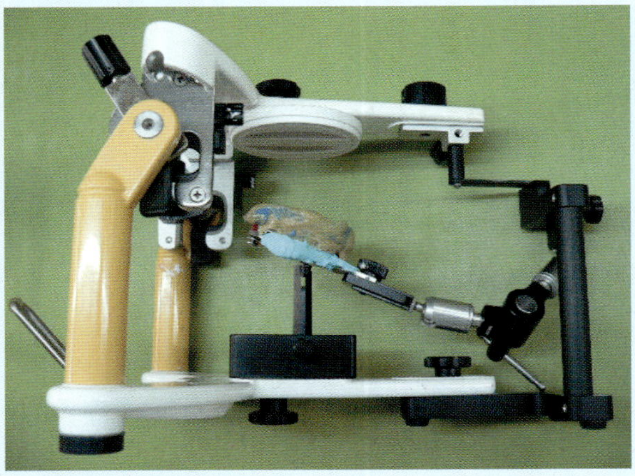

그림 5m. 교합기에 장착. 치과기공사는 안궁이전을 바탕으로 모형을 교합기에 장착한다.

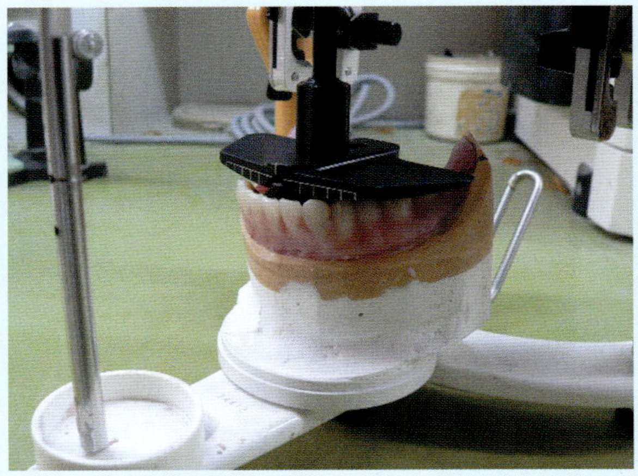

그림 5n. 인공치 배열. BPS에서는 전용 인공치를 사용하고, 3D 템플릿에 따라 배열함으로써 적정한 조절만곡이 생기도록 되어 있다.

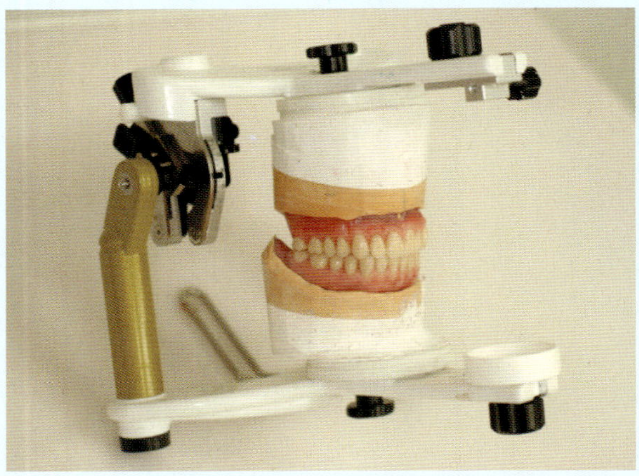

그림 5o. 인공치 배열·시적. 구강 내에 시적하여 확인한다.

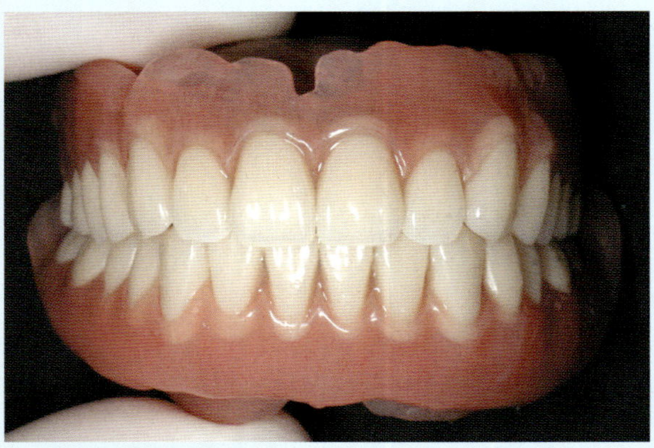

그림 5p. 의치의 완성. Ivo-Cap System으로 중합의 오차를 적게 하여 정밀도가 좋은 의치가 완성된다.

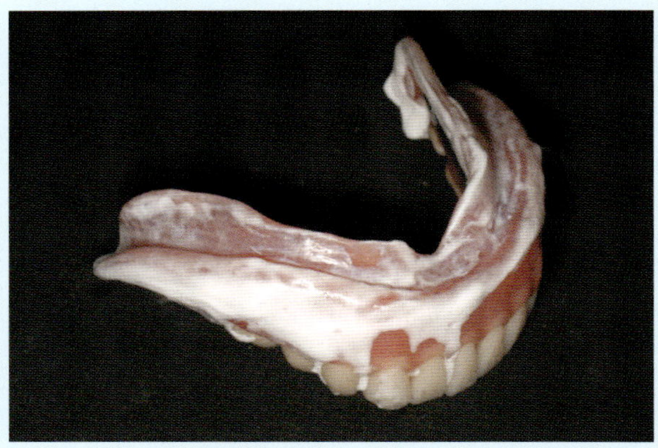

그림 5q. 완성의치의 변연봉쇄. Fit Check로 적합 여부를 시험한다. 하악은 치은흡수로 대부분 가동점막의 상태임에도 불구하고 흡착이 좋은 총의치를 제작할 수 있다.

2) IOD의 보급

무치악 환자에게 고통 없이 잘 씹고, 움직임이 작은 총의치를 제작해 주는 것은 치과의사로서 어려운 일이다. 하지만 우리는 많은 환자들이 만족할 수 있도록 의치치료의 기술 습득에 힘쓰고 있으며, 그것은 환자들의 희생과 고통으로 이루어지는 것이라고 말할 수 있다. 총의치로 치료가 어려운 경우에는 환자가 장기간 고통받는 상황이 오기 전에 IOD를 검토해야 한다. 기존의 총의치로 충분한 만족을 느낀 환자에게는 총의치로 대응하고, 그것이 어려운 환자에게는 IOD로 대응하는 것도 적극적으로 고려해야 한다(그림 6).

치은 조건도 좋고, 의치에 적용하는 증례 ⟷ 치은의 조건이 나빠 QOL도 낮아지는 증례
총의치 ⟷ IOD

골흡수가 심한 무치악 환자에게서 2-IOD로 치료한 증례

환자: 61세 여성
주소: 총의치 제작 희망
현 증상: 상악만 의치를 사용. 하악은 제작하여도 움직여서 씹을 수 없어 사용하지 않고 이미 폐기

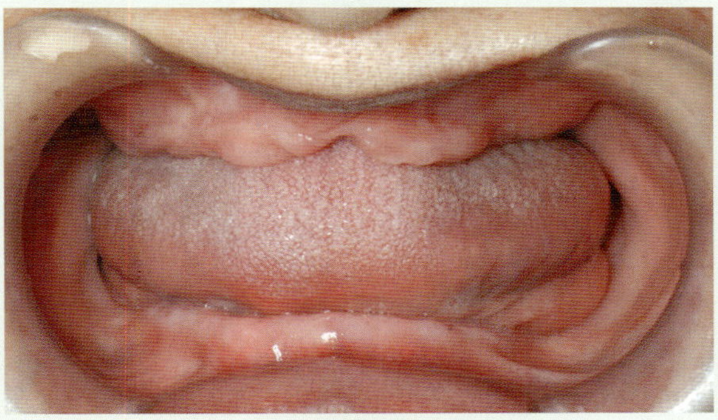

그림 6a. 상·하악 무치악 환자의 정면 사진.

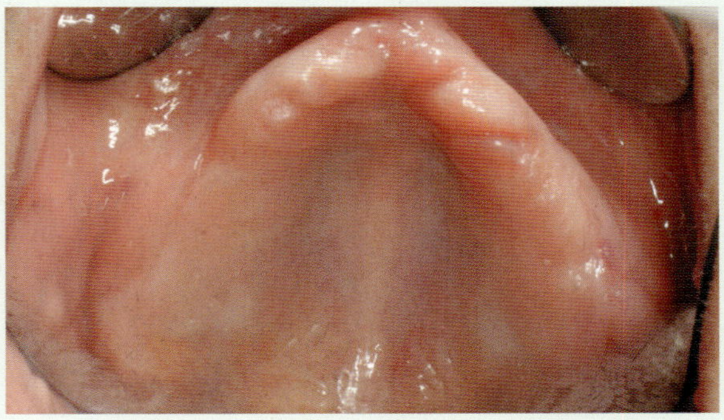

그림 6b. 상악의 치은은 V자형이지만, 상악의 의치를 위화감 없이 사용하고 있다.

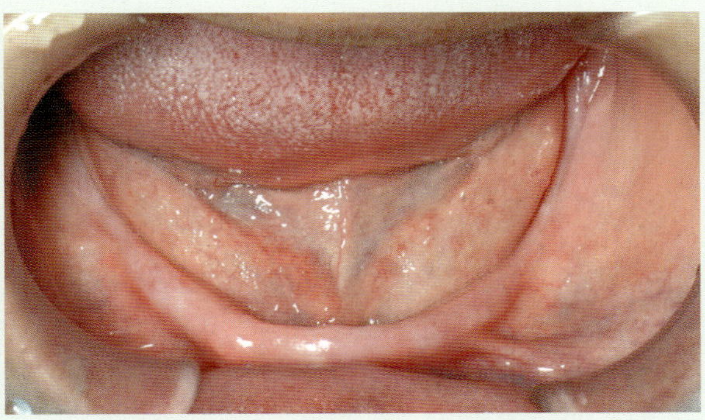

그림 6c. 하악 전치부의 치은은 높이가 있는데, 구치부는 치은 흡수로 부동성 점막이 작고, 대부분 가동점막이다. 지금까지는 하악 총의치를 제작하여도 사용할 수 없었다.

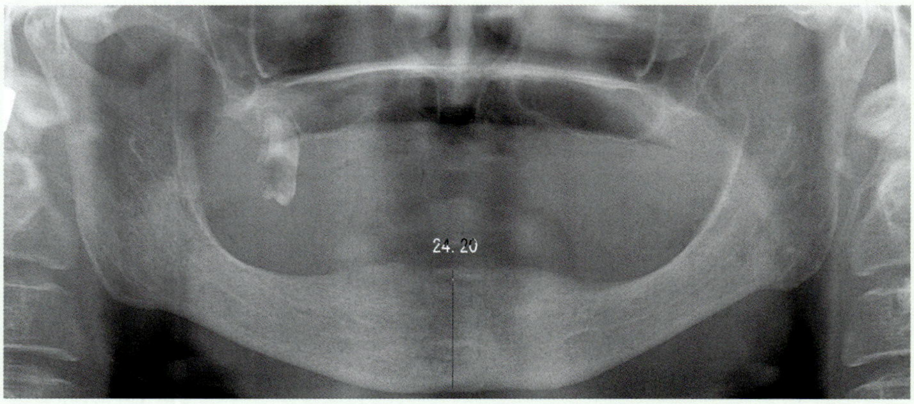

그림 6d. 초진 시 파노라마 방사선 사진. 상악에 잔존치근이 있지만, 이후에 발치하여 상·하악 무치악이 되었다. 하악 전치부의 악골 흡수는 적지만 구치부는 심각하게 흡수되어 있다.

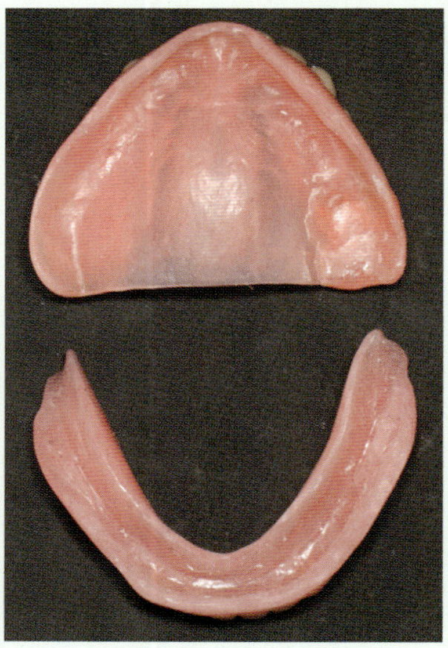

그림 6e. 하악의 치료용 의치. 환자는 하악의 의치에 적응하지 못하고 지금까지 제작된 의치를 거의 사용하지 않았다. 다시 하악에 치료용 의치를 제작하고 적응할 수 있는지 확인하였다.

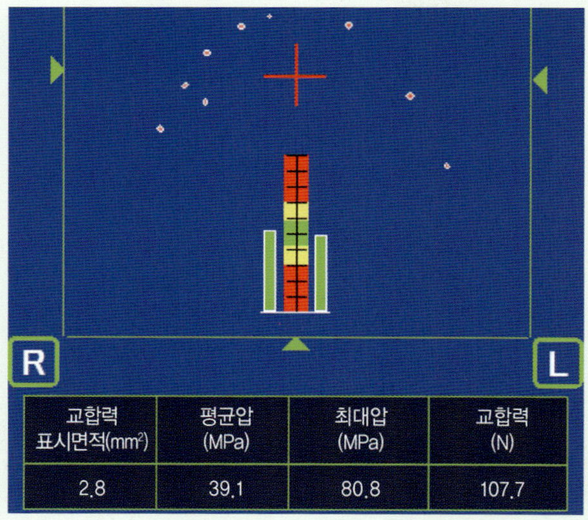

그림 6f. 덴탈 프리스케일. 덴탈 프리스케일의 교합력 집중부위(+자 표시)는 치열 전체의 교합력 중앙을 의미한다. 수술 전에 상악에만 총의치를 장착하고, 하악의 전치부 치은으로 저작하고 있어서 앞니 저작습관이 되어 있다고 추측할 수 있다.

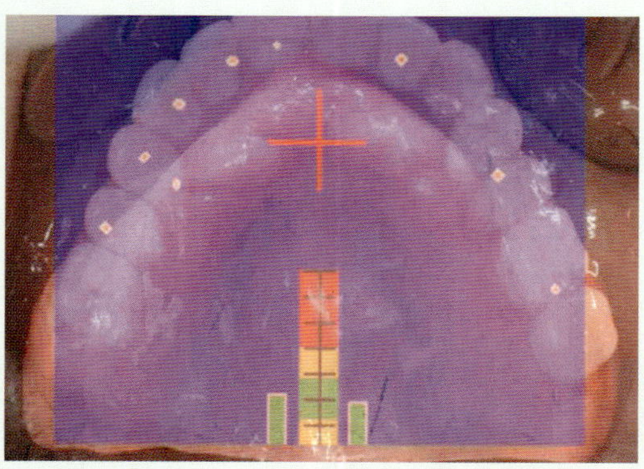

그림 6g. 치은, 의치, 프리스케일의 중첩. 하악의 치료용 의치를 사용하기 시작하였지만, 상악의 총의치가 벗겨진다고 호소하였다. 상악은 V자형 치은이고, 인공치는 치조정의 바깥으로 배열된다. 앞니 저작습관이 있는 한 어떤 교합접촉 방식을 사용하여도 의치는 안정되지 않는다.

		치은의 상태			
		양호	보통	나쁨	과도한 흡수
		악골 높이의 기준 28mm 이상	21~28mm	21mm 미만	식립 불가
의치에 대한 적응력	있음	총의치	총의치	총의치/IOD	총의치
	보통	총의치	총의치/IOD	IOD	총의치
	저하	Bone anchored Br/IOD	IOD	IOD IOD	총의치

그림 6h. 총의치 vs. IOD. 하악의 치은흡수 상태, 또한 총의치에 적용되지 않아서 IOD를 계획한다.

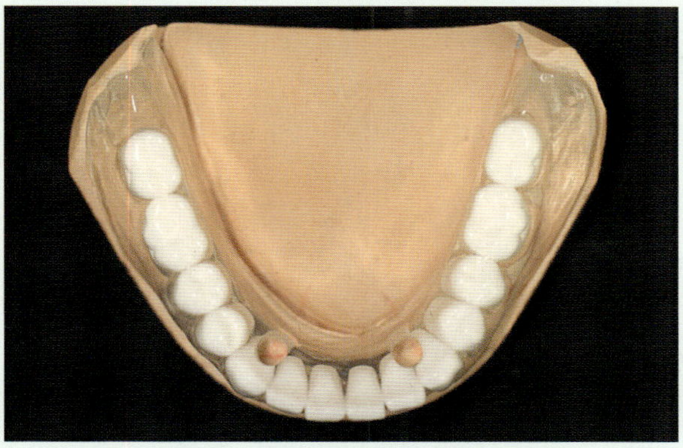

그림 6i. 진단용 스텐트. 방사선 불투과성이 있는 인공치(SR Vivo TAC/Ivoclar Vivadent사)를 사용한 스텐트를 제작하고, 이것을 장착한 상태에서 Cone beam CT를 촬영하였다.

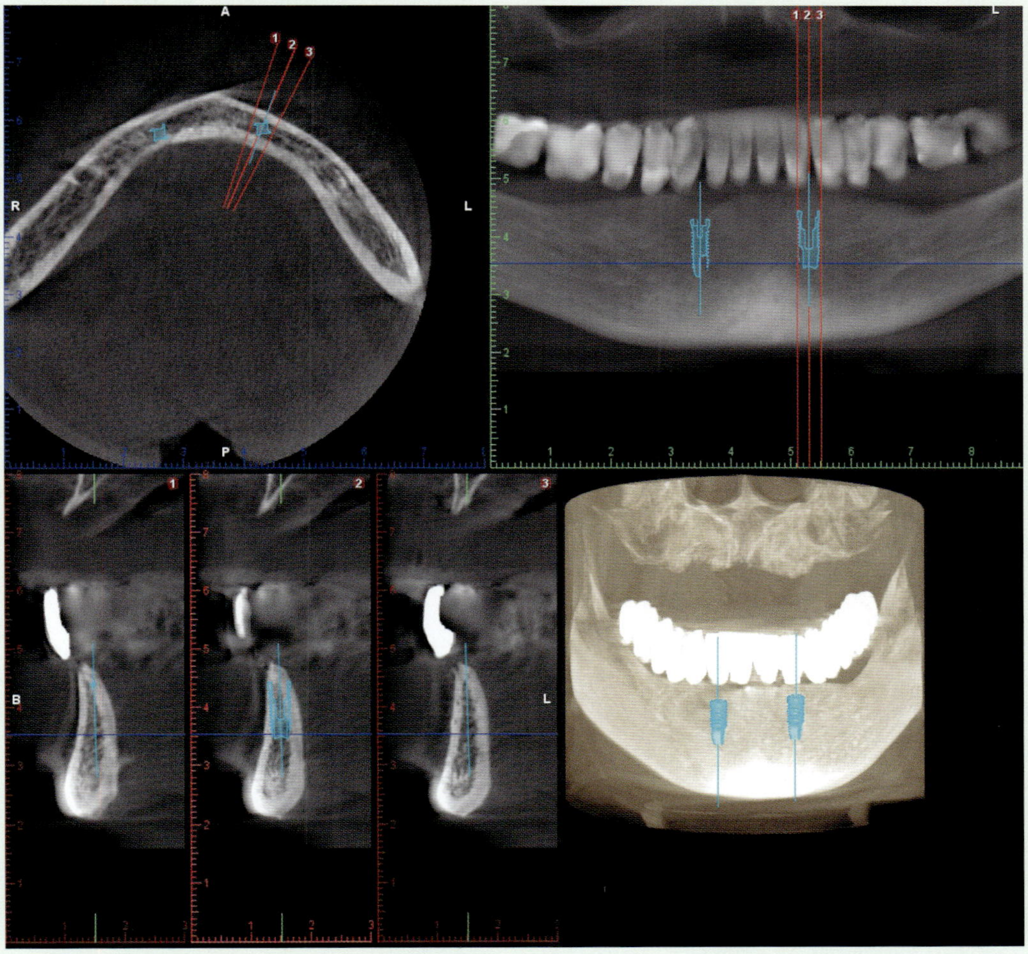

그림 6j. Cone beam CT의 이미지. 식립 위치는 측절치와 견치 간을 기준으로 좌우대칭으로 2개의 임플란트를 식립할 계획을 세웠다.

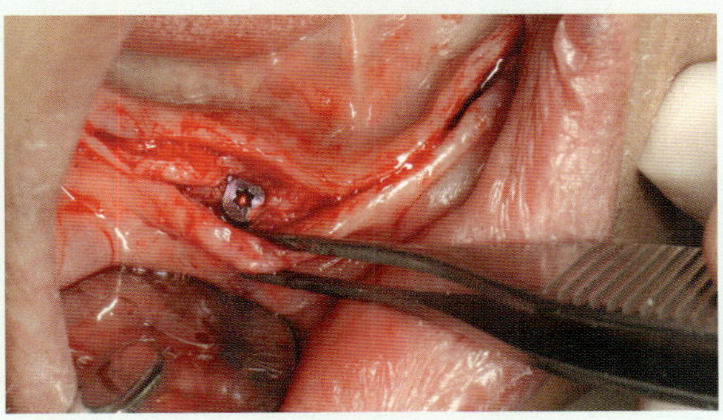

그림 6k. 전치부의 치조정을 절개하고 2개의 임플란트를 식립. 임플란트 수술은 2회법으로 하고 봉합한다.

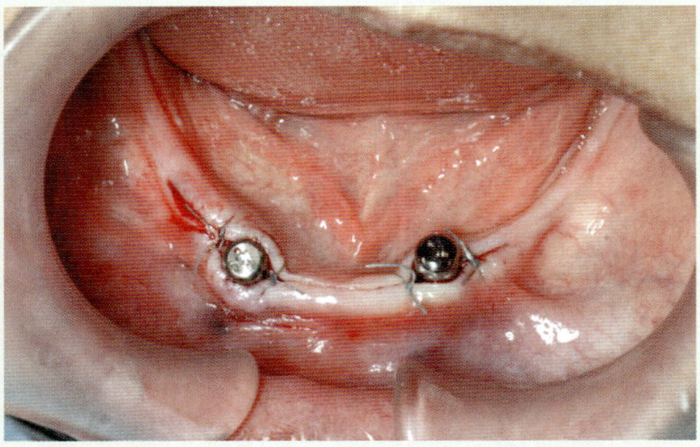

그림 6l. 2차 수술. 치유 지대주를 장착하고 의치를 티슈 컨디셔너(tissue conditioner)를 이용하여 수리하였다. 치유 지대주만으로도 총의치가 급격하게 안정되었다.

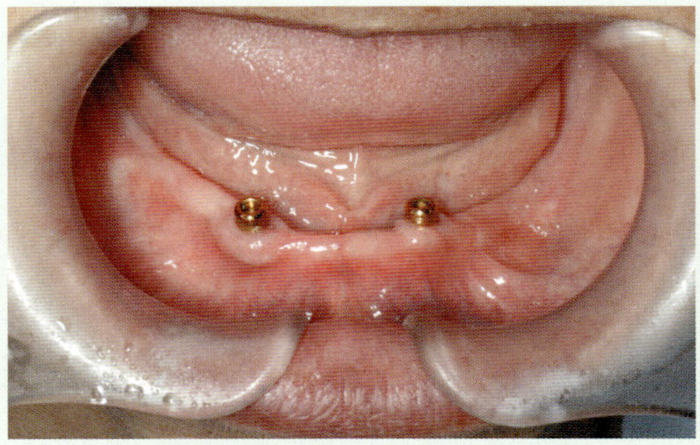

그림 6m. 로케이터 어태치먼트를 장착. 기성 제품인 어버트먼트를 임플란트에 고정하고 유지장치를 의치에 장착함으로써 유지력을 발휘한다(치은연상 1.5mm 돌출됨).

그림 6n. IOD에서 BPS를 이용한 기능 인상. 적은 개수의 임플란트로 유지하는 IOD인 경우, 의치가 너무 크면 기능 운동 시 움직이고 임플란트에 측방력이 가해지게 된다. 폐구기능인상법이 최선이다.

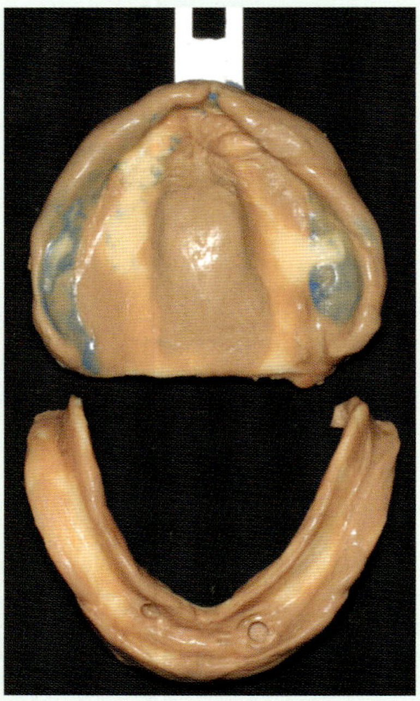

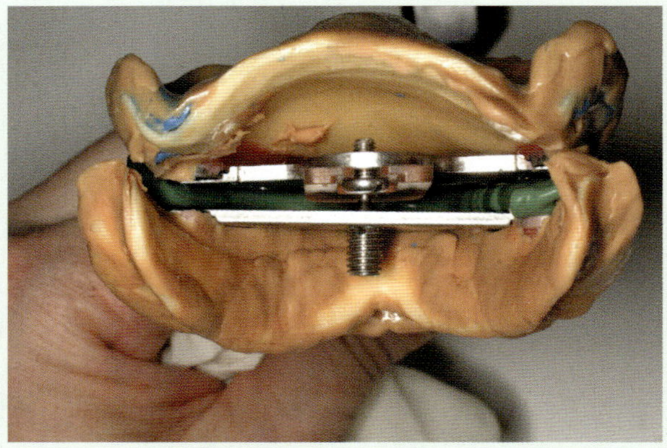

그림 6o. 고딕 아치 묘기법. 수평적인 하악위는 고딕 아치 묘기법이 시각적으로 알기 쉽다. Apex와 tapping point의 차이가 작다면, tapping point로 하악위를 채득한다.

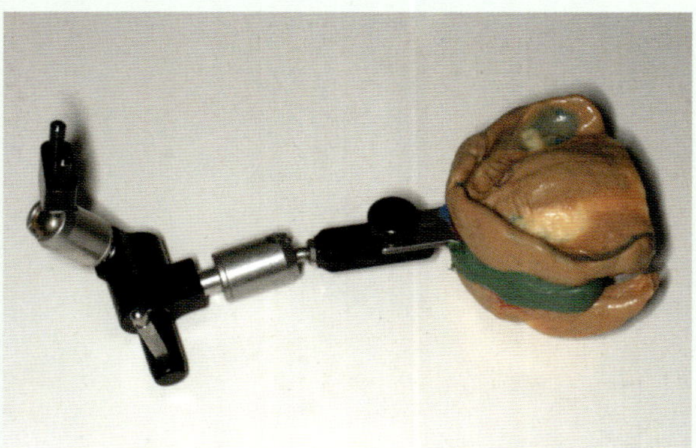

그림 6p. 안궁이전(face-bow transfer). BPS에서는 고딕 아치 묘기와 동시에 안궁이전이 가능하다.

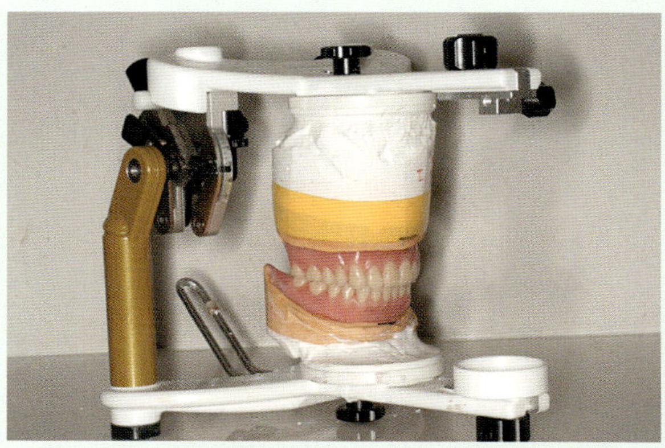

그림 6q. 안궁이전을 바탕으로 반조절성 교합기에 모형을 장착한다.

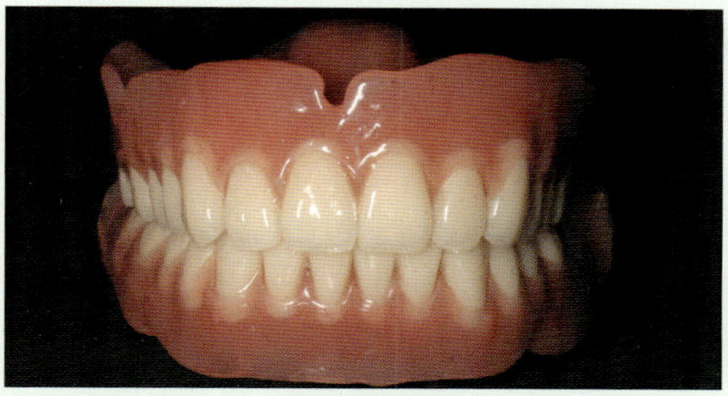

그림 6r. 의치 완성. 상악은 총의치, 하악은 2-IOD로 하였다. Ivocap system에서의 중합으로 정밀도가 높은 의치를 제작할 수 있다.

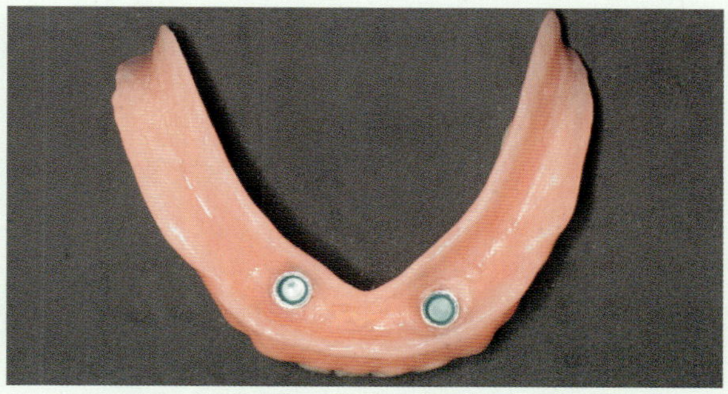

그림 6s. 로케이터를 의치에 장착. 메탈 하우징 속에 나일론제 유지장치가 있고 교환함으로써 유지력의 조절이 가능하다.

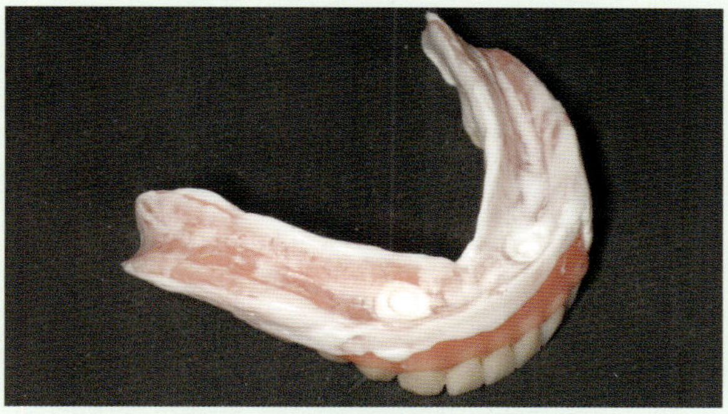

그림 6t. IOD의 기능에 조화로운 의치상 변연 형태. 인상채득시 과도한 기능 운동으로 인해 일반 총의치에 비해 민첩한(얇고 약간은 짧은) 의치상 변연 형태가 된다.

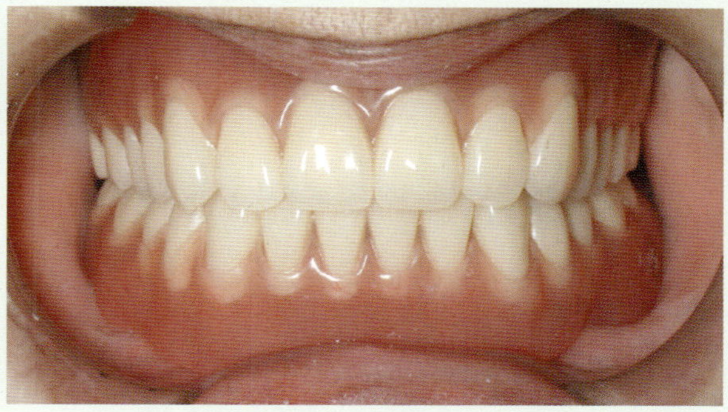

그림 6u. 구강 내에 장착한 상악 총의치와 하악 IOD. 하악이 IOD에 의해 움직임이 작아지고 구치부에서의 저작습관(어금니 씹기)이 안정되면, 상악의 총의치 흡착도 좋아진다.

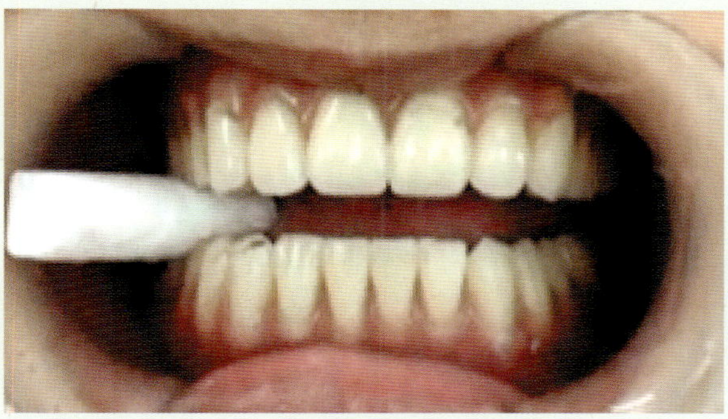

그림 6v. 편측성 균형교합.

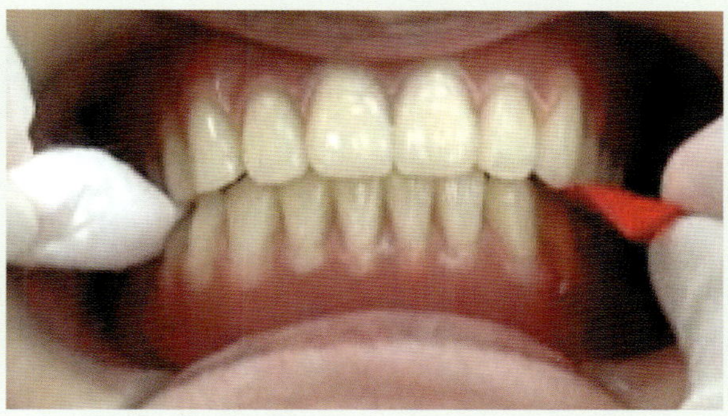

그림 6w. 양측성 균형교합.

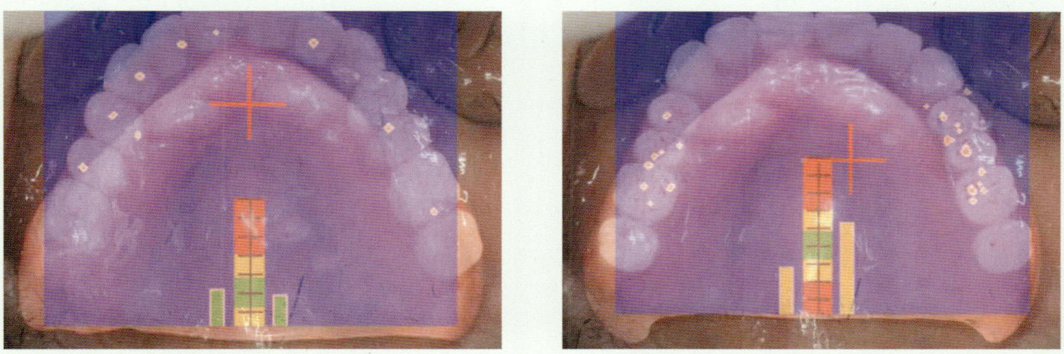

총의치(수술 전)

IOD(수술 후)

그림 6x. 안정적인 구치부 저작. 수술 전에는 교합력의 집중부위(+자 표시)가 전방에 위치하고 있었지만, IOD를 장착하고 안정적인 구치부 저작습관이 생겨 교합력이 집중되는 부위가 후방으로 이동되었다.

3) CAD/CAM의 보급

CAD는 컴퓨터 지원설계(computer aided design)의 줄임말로, 컴퓨터를 이용하여 설계하는 것을 뜻하며, 때로는 컴퓨터에 의한 설계지원 도구를 의미하기도 한다(CAD system). CAD의 사용을 통해, 과거에 사람이 수작업으로 해오던 설계작업을 컴퓨터로 실행할 수 있게 되면서 효율이 높아졌다. CAM은 컴퓨터 지원제작(computer aided manufacturing)의 약어다. 제품을 제조하기 위해 CAD로 작성된 형상 데이터를 입력 데이터로 하여, 가공용 NC 프로그램 작동 등의 전반적인 생산준비를 컴퓨터상에서 하기 위한 시스템이며, 출력된 데이터는 CNC화된 가공기계로 보내져 실제 가공이 이루어진다.

치과 분야에서는 크라운이나 인레이를 제작할 때, 세라믹을 CAD/CAM으로 깎아서 가공하는 방법이 보급되고 있으며, 최근에는 IOD의 바 어태치먼트 제작을 위하여 티타늄이나 코발트-크롬 합금을 가공하는 방법이 급속하게 발전되었다. 전통적인 방법에서 다수의 임플란트 상부 구조를 연결할 경우, 제작하는 가공물이 크기 때문에 기공과정에서 발생된 작은 오차가 보철물의 큰 부적합으로 이어질 수 있다. 그래서 모든 적합을 passive fit으로 연결하기는 매우 어렵다. 하지만 인상만 정확하게 채득할 수 있다면, 전통적인 납착으로는 만들 수 없는 수준의 정밀도를 CAD/CAM으로 얻어낼 수 있다(그림 7).

3. 초고령 사회에서 가철성 의치의 장점

1) 가철성 의치의 수요 확대

무치악 환자에게 많은 개수의 임플란트를 식립하여 고정성 보철물을 제작하면 우수한 기능회복이 가능하다는 것을 알고 있다. 하지만 일본과 같이 초고령화 사회에서는 역으로 가철성 의치의 수요가 높아지고 있다. 최근 임플란트 고정성 보철도 널리 사용되고 있지만, 향후 환자의 치아결손이 모두 임플란트로 대체될 것이라고는 생각하지 않는다. 또한 고정성 임플란트 보철에 비해 가철성 의치는 분리하여 청소할 수 있다는 큰 장점이 있다. 앞으로의 10년을 보더라도 가철성 의치의 수요는 클 것으로 예측할 수 있다. 또한 의치에 대한 환자의 요구도 커져 보다 높은 기능의 의치 제작이 요구되고 있다. 이에 앞으로의 의치치료에서는 확실하게 기능향상이 이루어지는 IOD가 중요한 치료 선택지가 될 것이다.

2) 과거에 식립된 임플란트를 재이용한 의치의 증가

과거에 임플란트를 식립하여 고정성 상부구조물을 장착한 환자도 잔존치의 상실과 함께 가철성 의치로의 재수복이 필요한 경우가 생기고 있다. 특히 고령 환자에게서 전신질환 등으로 인해 추가적인 임플란트의 재식립이 불가능한 경우도 많아진다. 이런 경우에는 상부구조를 제거하고 오버덴처 형태의 보철물을 제작함으로써 이전의 임플란트 고정체를 효과적으로 이용할 수 있다.

또한 노화와 발치 등으로 인하여 변형된 치조부의 형태를 의치상으로 회복할 수 있고, 부적절한 고정체의 식립 위치 문제도 의치상과 인공치 배열로 보정할 수 있다(그림 8).

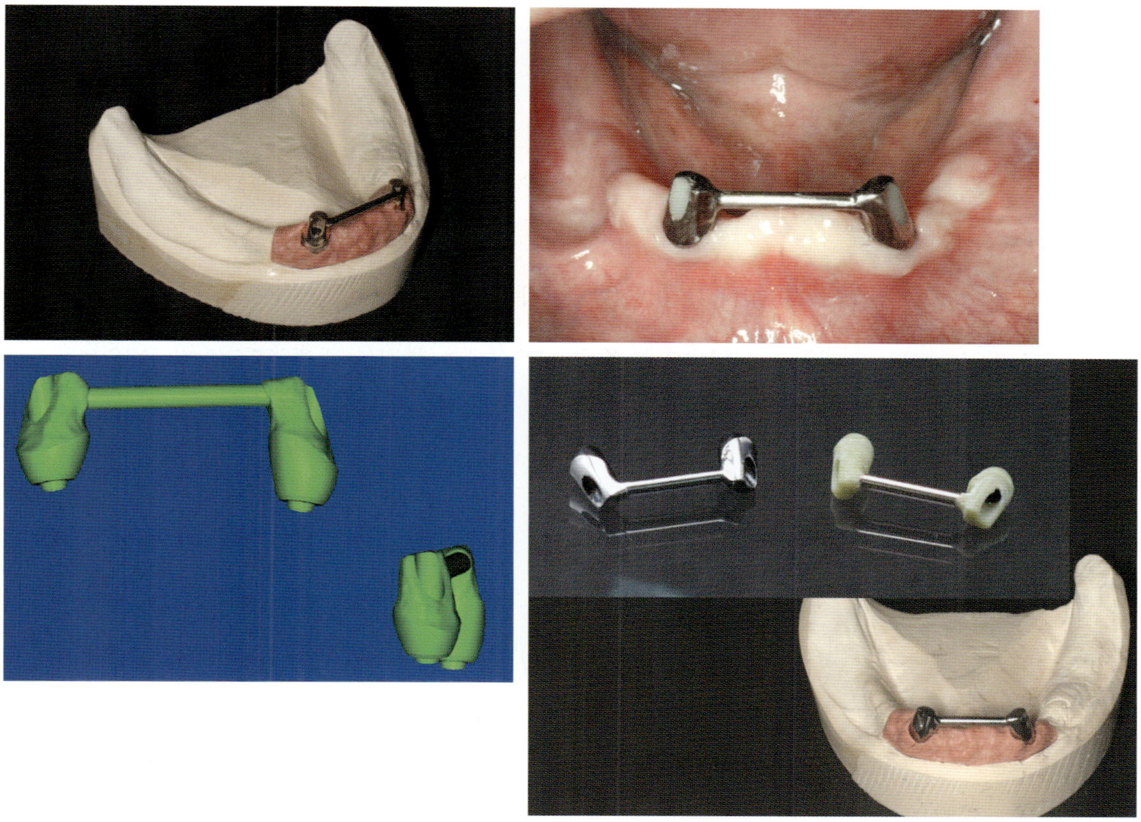

그림 7a. 티타늄 CAD/CAM 바. 하악에서의 2-IOD 바 어태치먼트.

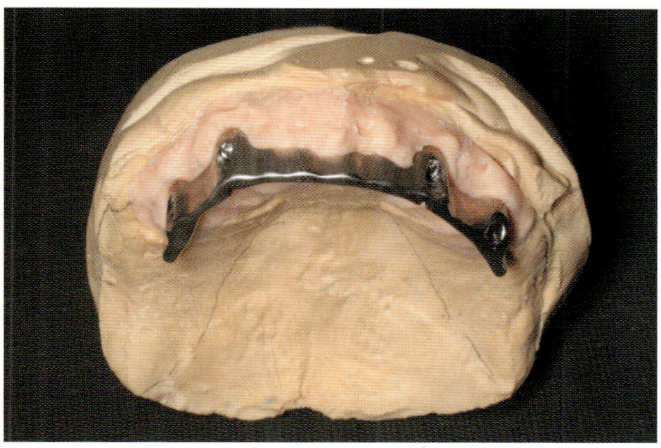

그림 7b. CAD/CAM 밀링 바. 상악에서는 바를 이용하여 연결하는 경우가 많다. 임플란 개수도 4~6개 정도로 많고, 임플란트들 사이의 거리가 멀어지면 작은 오차가 큰 부적합을 유발할 수 있다. CAD/CAM을 이용하면 이런 증례에서도 멋진 적합을 얻을 수 있다.

과거에 식립된 임플란트를 재이용한 증례

환자: 67세 여성
주소: 모든 치아가 흔들려 잘 씹을 수 없다.

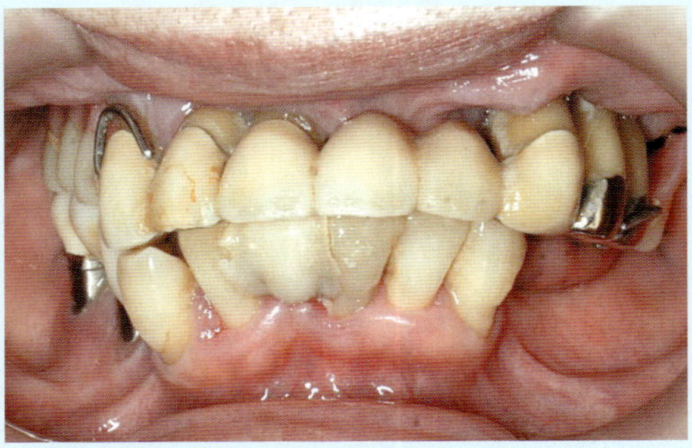

그림 8a. 초진 시의 정면 사진.

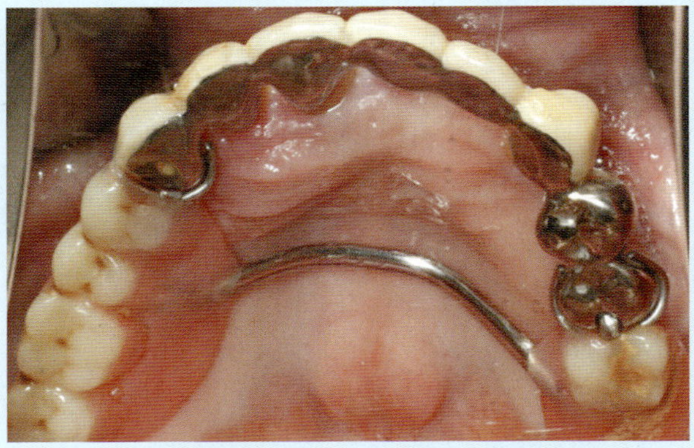

그림 8b. 초진 시의 상악 교합면 사진. 전치부의 브리지가 큰 동요도를 보이고 있다.

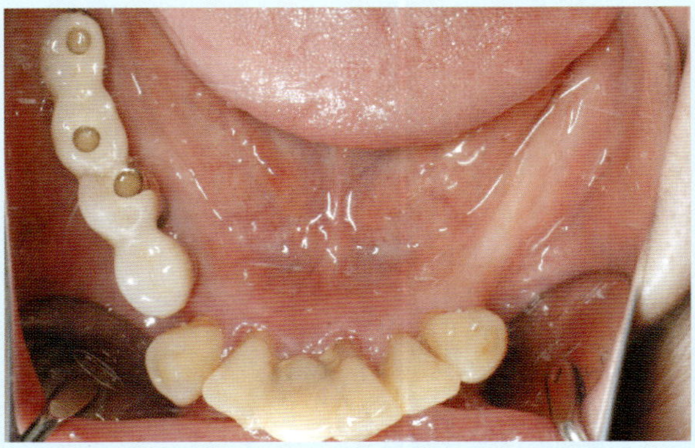

그림 8c. 초진 시의 하악 교합면 사진. 오른쪽 아래는 약 20년 전에 식립된 임플란트가 있었고, 환자는 왼쪽 아래에도 임플란트를 식립하고 고정성 브리지 형태의 보철물 제작을 원하였다.

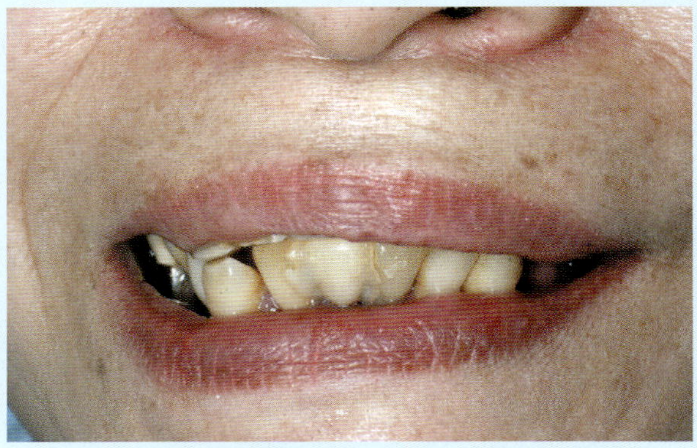

그림 8d. 초진 시의 안모 사진. 치주질환으로 치아가 이동하여 심미적 장애를 호소하고 있다.

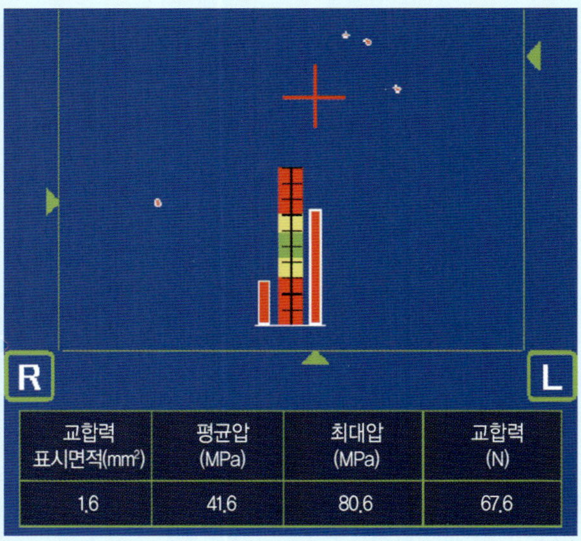

그림 8e. 덴탈 프리스케일에 의해 측정된 유치악 여성의 평균 교합력은 약 800N이다. 사용하고 있는 의치를 장착한 상태에서는 교합력이 약하여 대부분 원활한 저작이 어려운 상태였다.

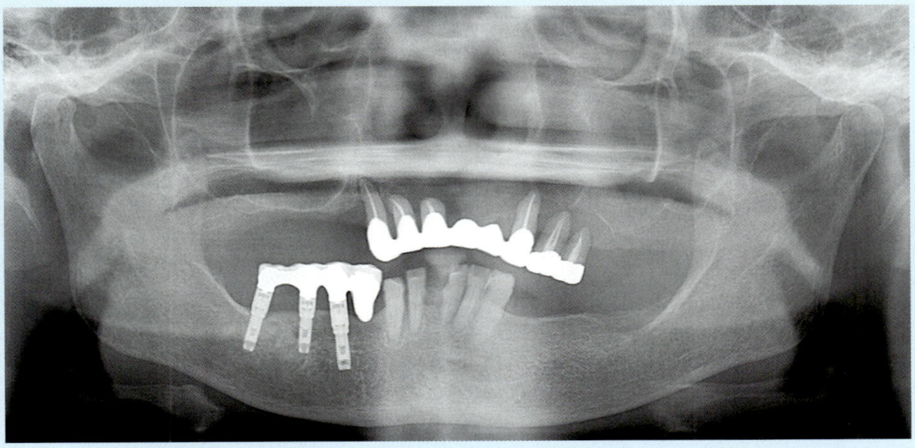

그림 8f. 초진 시의 파노라마 방사선 사진. 모든 상악 잔존치는 지지조직을 상실하여 발치하였다. 악관절의 흡수, 변형은 미미했고 악관절 증상도 없었다.

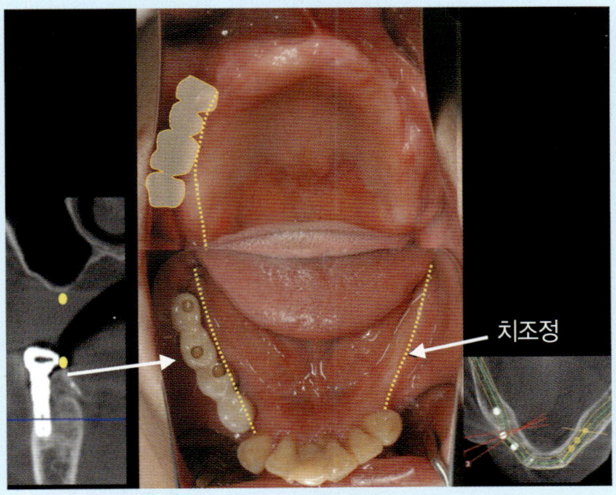

그림 8g. 기존에 식립하였던 임플란트. Cone beam CT로 보면 식립되어 있던 임플란트는 치조정보다 협측으로 상당히 벗어나 있는 것을 알게 된다. 그에 따라 상부구조물도 협측에 위치하고 이에 대합되는 상악 의치의 인공치는 치조정보다 상당히 협측으로 배열될 수밖에 없게 된다.

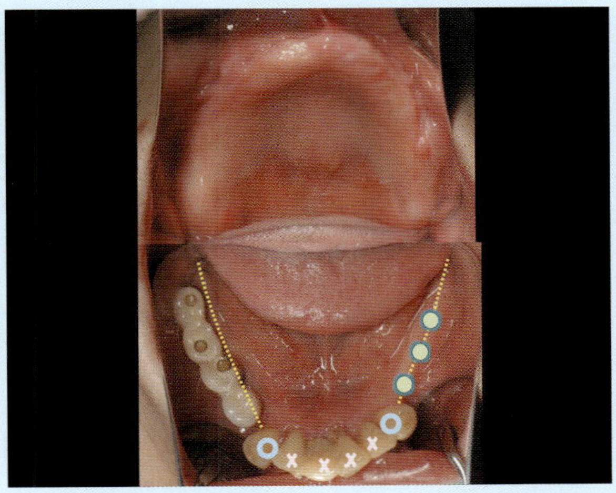

그림 8h. 치료계획. 환자의 희망사항을 고려하여 상악은 총의치를 제작하고, 하악은 왼쪽 아래에 임플란트를 식립하여 고정성 브리지 제작을 계획하였다. 전치는 좌우의 견치를 지대치로 하는 6-unit 브리지, 오른쪽 아래는 이전의 임플란트를 그대로 이용하여 수복할 계획을 세웠다.

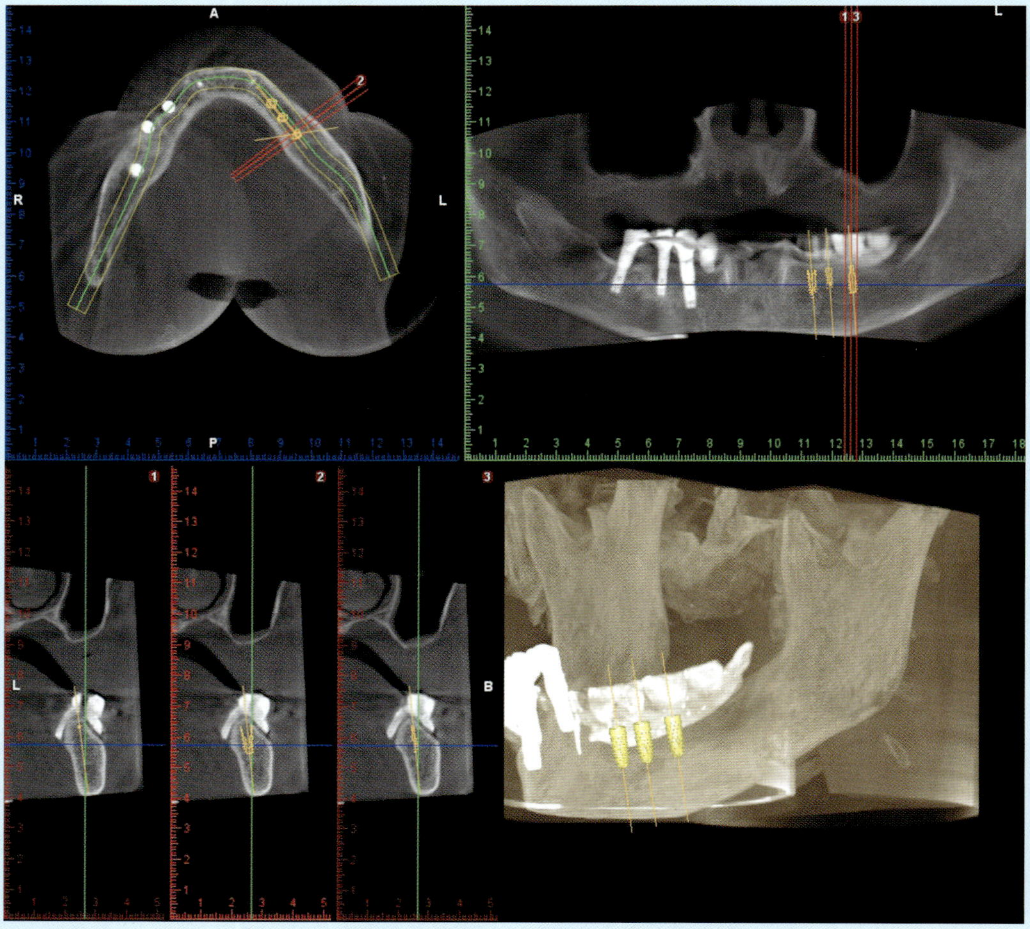

그림 8i. Cone beam CT 촬영. 왼쪽 아래에 3개의 임플란트 식립을 계획하였다.

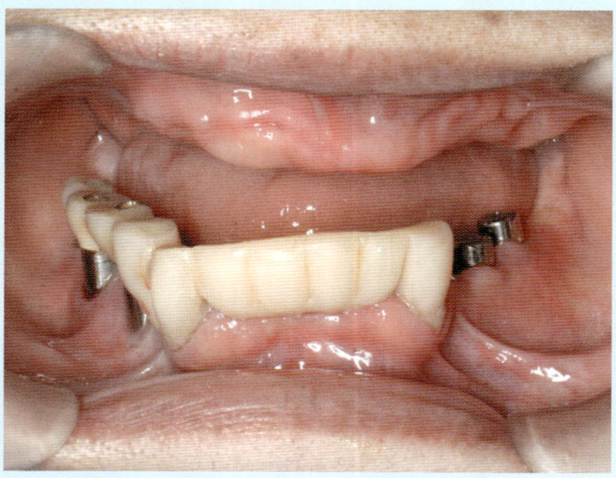

그림 8j. 이미 장착되어 있던 오른쪽 아래의 임플란트 브리지. 상당히 협측으로 식립되어 있는 것이 관찰된다.

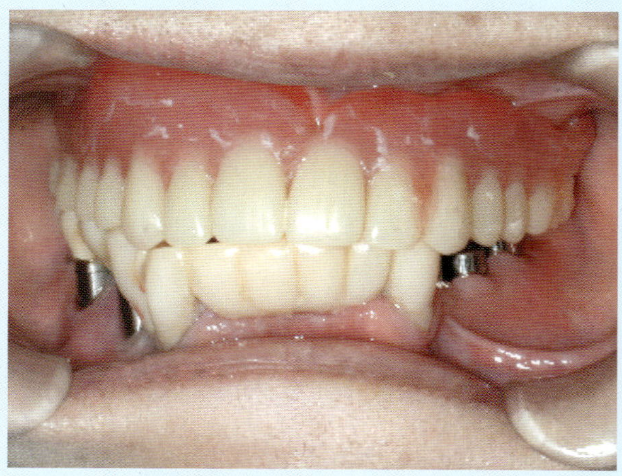

그림 8k. 상악의 치료용 의치. 상악의 총의치는 안정성이 좋지 못해 끼우면 쉽게 빠져버린다.

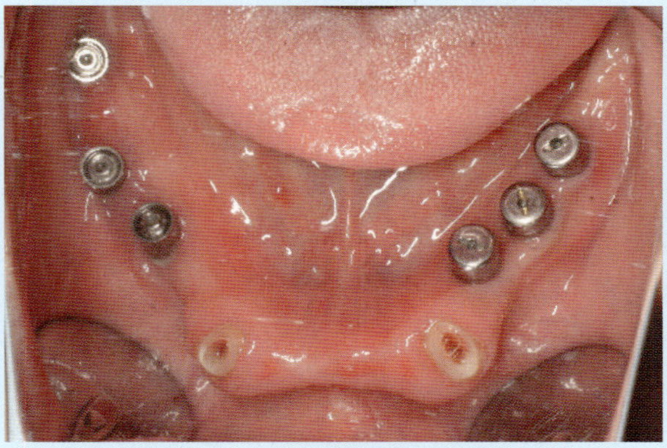

그림 8l. 하악의 악궁. 치료 도중에 오른쪽 아래 임플란트의 상부 구조가 탈락하였다.

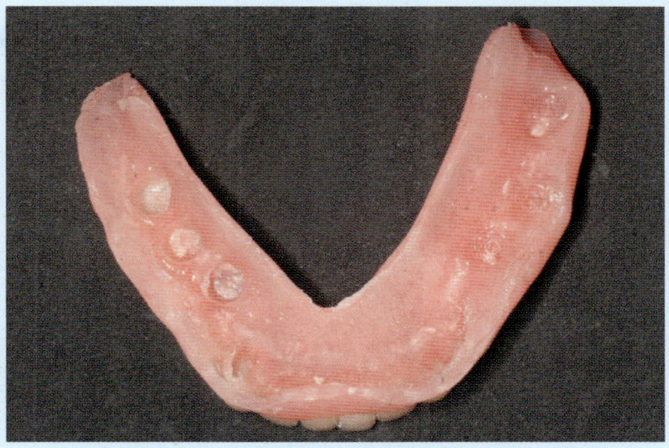

그림 8m. 하악은 IOD로 치료계획을 변경하였다. 고정성 브리지로 수복할 예정이었지만, 가철성 임시의치를 사용하여 경과 관찰을 시행하였다. 이후 환자는 가철성 보철물로의 수복을 희망하였다.

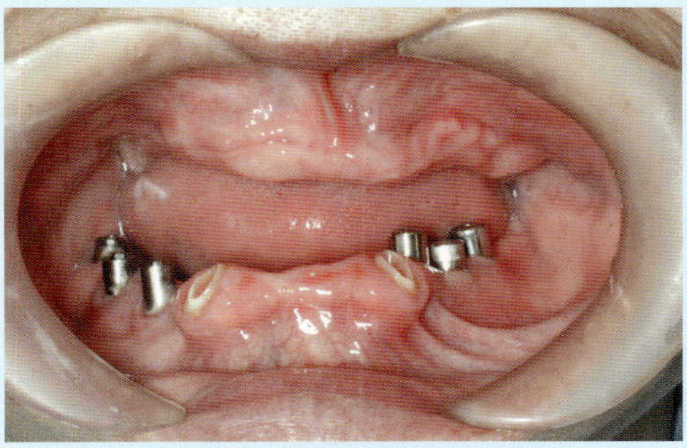

그림 8n. 상·하악의 악궁 관계. 오른쪽 아래 임플란트는 상당히 협측으로 식립되어 있어, 오른쪽으로 저작 시 상악 총의치의 유지력 감소로 쉽게 탈락되는 현상이 발생했을 것으로 예상된다.

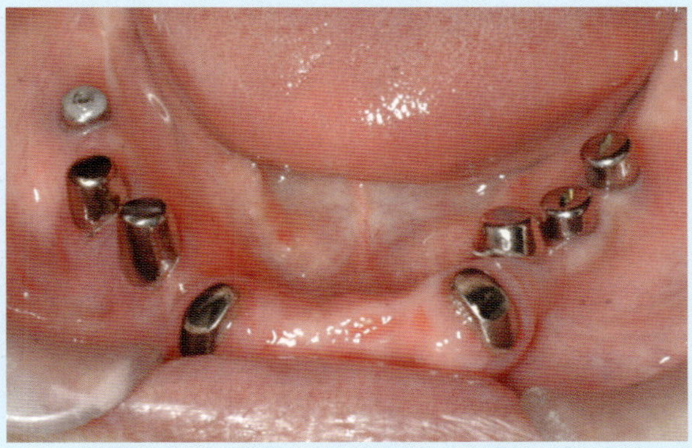

그림 8o. 지지를 목적으로 한 내관 형태의 어태치먼트 장착. 유지력 부족에 대응할 수 있도록 내관 상부에 마그넷의 키퍼를 장착하고 있다.

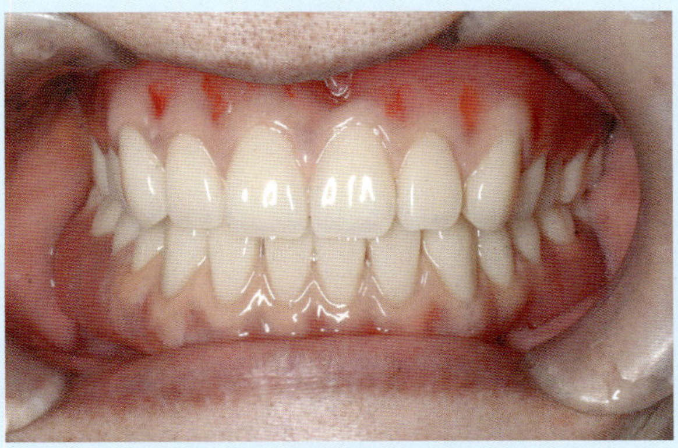

그림 8p. 상악은 총의치, 하악은 IOD를 제작하여 장착하였다. 하악을 고정성이 아닌 가철성 IOD로 제작함으로써 인공치 배열 위치의 자유도가 증가되어 심미적이고 안정적인 위치로 인공치를 배열할 수 있었다.

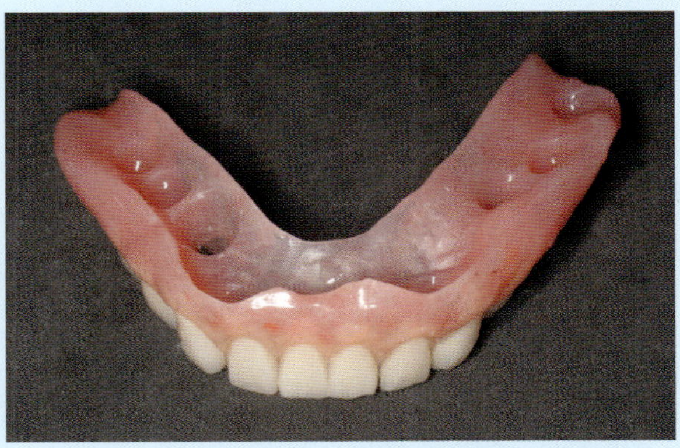

그림 8q. 다수 임플란트 지지의 IOD. 임플란트의 역할은 대부분 지지이며, 의치상 변연 형태는 총의치의 형태보다는 작고 얇아 가철성 브리지의 형태에 가깝다(p.102 참조).

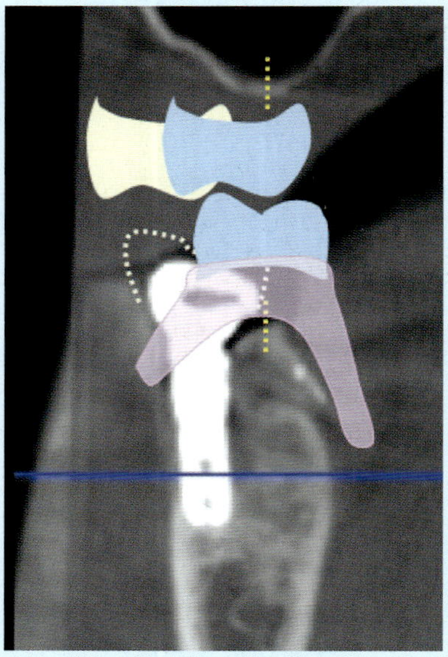

그림 8r. 인공치 배열의 자유도. 상당히 협측으로 식립된 임플란트에서도 상부 보철물이 IOD인 경우에서는 인공치 배열 위치가 자유롭다.

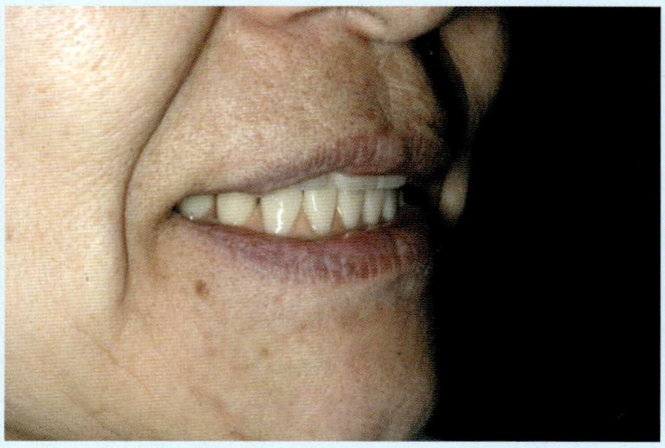

그림 8s. IOD가 장착된 안모 사진. 환자는 고정성 보철물 대신 가철성 IOD를 장착함으로써 입가 주름이 개선되는 등 심미적인 만족을 얻을 수 있었다

고정성 보철물에서 가철성 보철물로 전환한 환자의 의견

- 협측에 음식물 찌꺼기가 잔류하지 않게 되었다.
- 입가 주름이 개선되었다.
- 탈착이 가능해서 위생적이다.
- 치료비가 감소하였다.

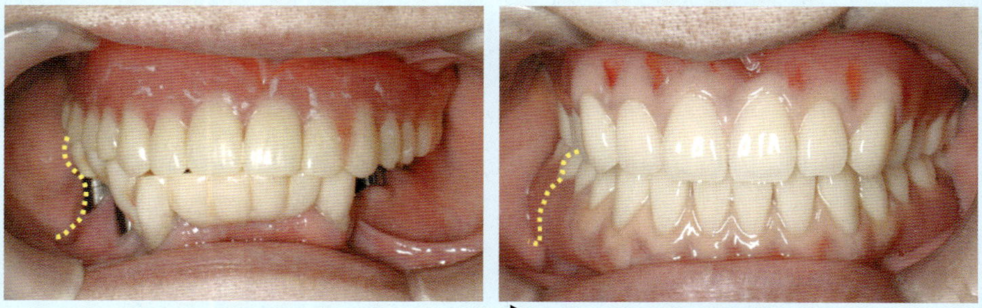

그림 8t. 고정성 보철물에서 가철성 보철물로 전환.

가철성 보철물로 치료한 술자의 의견

- 인공치 배열 시 위치의 수정이 용이(상악 의치 안정에 기여)
- 교합평면의 수정이 용이
- Lip Support의 부여가 용이
  (심미적인 회복이 가능)
- 향후 일어나기 쉬운 문제점에 대해 수리나 수정이 용이

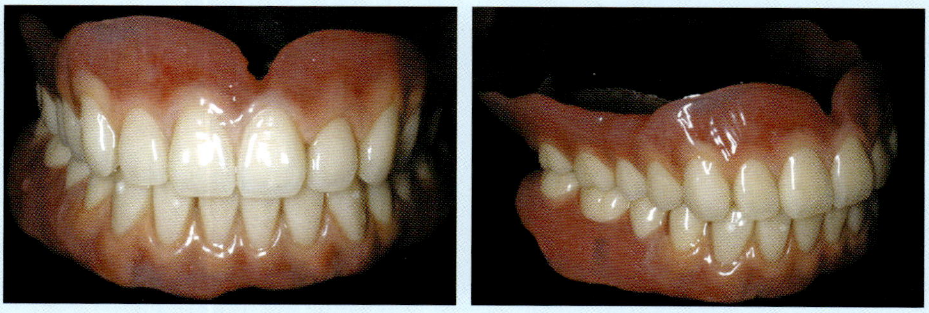

그림 8u. 가철성 보철물로 심미성 회복 가능.

제 5 장

2-IOD의 새로운 컨센서스

1. 하악 2-IOD에 대한 JDA 컨센서스
2. 컨센서스 ①: 의치치료를 기본적으로 잘할 것
   IOD 의치제작법: 무치악 환자에게 상악 총의치, 하악 2-IOD
3. 컨센서스 ②: 안전한 외과수술을 할 것
4. 컨센서스 ③: 철저한 유지관리를 할 것

1. 하악 2-IOD에 대한 JDA 컨센서스

저자가 소속된 Japan Denture Association(이하 JDA)에서는 상·하악 완전 무치악 환자에게 IOD를 적용할 경우에 상악은 총의치를 제작, 하악은 2-IOD를 제작하는 것을 기준으로 한다. 그리고 치료를 할 때는 아래 3가지 항목을 준수하는 것이 중요하다고 생각하고 있다.

컨센서스 ①: 의치치료를 기본적으로 잘할 것
컨센서스 ②: 안전한 외과수술을 할 것
컨센서스 ③: 철저한 유지관리를 할 것

2. 컨센서스 ① : 의치치료를 기본적으로 잘할 것

1) 지표

- 임플란트는 주로 유지의 역할을 갖게 하고, 의치 자체에서 지지를 얻는다.
- 기능 시에 움직임이 작은 의치를 제작하기 위해 흡착의치 기술을 바탕으로 제작한다.
- 인상법은 BPS와 같은 폐구위를 중심으로 한 기능인상법을 사용한다.
- 항상 양측 대구치부의 저작을 확립하는 교합을 형성한다.
- 교합양식은 일반적으로 양측성 균형교합을 부여한다.
- 의치의 회전이 쉽게 발생되지 않도록 임플란트는 전치부에 식립하고, 어태치먼트는 회전 허용성을 갖는 것을 선택한다.

2) 의치치료를 기본으로 잘 시행한 IOD 의치 제작의 실제

이 책에서의 증례는 BPS를 이용한 IOD 의치제작법을 이용하고 있다. 하지만 BPS를 반드시 이용하지 않아도 폐구기능인상법을 사용함으로써 IOD에 적합한 의치를 제작할 수 있다.

◉ 폐구기능인상법

총의치로 조금 큰 의치를 제작한 것만으로도 쉽게 의치가 탈락하게 되고, 환자는 이러한 현상을 바로 인지한다. 즉 인상채득의 사소한 실수로 인한 오차를 환자는 의치 사용 시 곧바로 알아차린다. 그런데 IOD에서는 그런 실수의 유무를 환자도 술자도 알아차리지 못하는 경우가 있다. IOD는 임플란트에 장착된 어태치먼트로 인해 의치가 쉽게 빠지지 않고 움직임도 작아서, 의치상이 조금 긴 정도로는 환자나 술자가 인지할 정도의 유지력 감소가 나타나지 않는다. 하지만 지속적인 사용 시 점막에 의한 약간의 의치 움직임이 장시간 임플란트에 유해한 외력을 줄 가능성이 있다. 술자가 그런 차이를 확인하고 기능적인 의치를 제작할 수 있는 능력을 갖고 있다면 어떤 인상법을 이용하여도 문제없다. 하지만 환자의 기능과 조화를 이룰 수 있는 인상채득은 쉽지 않아 IOD 제작 시에는 임상적으로 폐구기능인상법이 안정적이고 정확하다고 생각한다.

◉ 개인 트레이 제작을 위한 예비인상

폐구기능인상법은 인상을 채득하는 동안 환자가 '우-이-' 등의 기능 운동을 함으로써, 자동적으로 기능인상을 채득할 수 있는 환자 주도 인상법이다. 어찌 보면 간단한 것처럼 보이지만, 사전에 적절한 개인 트레이를 준비해야 한다. 특히 하악의 인상에서 개구위와 폐구위에서는 retromolar pad의 형태도 다르기 때문에 폐구기능 인상을 정확히 채득하기 위해서는 예비인상을 폐구위에서 채득하는 것이 중요하다.

◉ 개인 트레이의 외형선

- 소대 부위를 충분히 피한다.
- Retromolar pad는 모두 덮는다. 하지만 너무 두꺼우면 상악 트레이와 닿아서 폐구가 안 될 수 있으니 트레이의 두께를 최소화한다.
- 협측의 외형선은 외사선까지 늘리지 않고, 점막의 반전부(가동점막의 경계부위)까지로 한다. 절대로 너무 길어지지 않도록 주의한다.
- 전치 순측부는 이근 부착부(전방 frenum)를 절반 정도 덮는다.
- 하악 구치부 설측은 악설골근선 하방 2~3mm 정도까지 연장하여 진행하다가 Passamonti의 절흔부(역주: p.77의 그림 2d 참조)에서 악설골근선과 교차하도록 한다.
- 전치 설측 부위는 최대풍융부까지로 하고, 설소대를 충분히 피한다.

◉ 점막의 운동을 방해하지 않는 개인 트레이의 외형

제작된 각 트레이에는 기능적인 점막 형태를 적절히 채득할 수 있도록 중요한 요소들을 고려해야 한다. IOD에서는 의치가 약간만 커도 발생하는 의치의 움직임이 임플란트에는 유해한 외력으로 작용한다. 개인 트레이의 외형선은 너무 길어지지 않도록 주의하고, 개인 트레이의 시적 시 구강 내에서 트레이가 움직이지 않는지 확인한다.

① Retromolar pad를 얇게 덮는다.
② 소메야 주름은 피한다.
③ 협점막이 접근하도록 협측 후방부는 두껍게 하지 않는다.
④ 설측 후방은 혀의 움직임을 방해하지 않도록 약간 오목하게 한다.
⑤ 왁스로 만들어진 교합제(occlusal rim)는 치은의 중앙부에 위치하고 retromolar pad까지는 연장하지 않는다.

이 책의 사진은 BPS를 이용한 교합제의 개인 트레이이지만, 일반 왁스로 형성된 교합제의 폐구인상용 개인 트레이에서도 마찬가지이다.

◉ 과도한 운동으로 기능 운동을 시행

총의치를 장착하고 있을 때 혀나 입술을 크게 움직이면 의치가 빠져버린다. 그것을 경험한 환자는 그런 운동은 거의 하지 않게 된다. 하지만 총의치를 IOD로 하면 혀나 입술을 움직여도 의치의 유지력이 감소하지 않아서 환자가 의치를 사용함에 있어서 안정감을 준다. 이로 인해 혀나 입술의 활동은 점점 활발해지게 된다.

전통적인 총의치 사용 시 기능 운동을 고려하여 의치상 변연 형태를 결정하면, IOD로 제작 후 기능적인 점막의 움직임에 완전히 적응할 수 없어 점막에 의치성 궤양이 형성되는 것을 경험한다. 이것은 향후 의치에 가해진 힘이 임플란트에는 유해한 외력이 될 가능성이 있어 주의해야 한다.

기능인상 시에는 환자에게 과도한 운동을 하는 기분으로 혀나 입술, 협점막을 충분히 움직이도록 하여 IOD의 기능에 맞는 의치상 변연 형태가 되도록 한다.

IOD 의치제작법

무치악 환자에게 상악 총의치, 하악 2-IOD

환자: 57세 여성
주소: 하악의 총의치가 맞지 않는다.

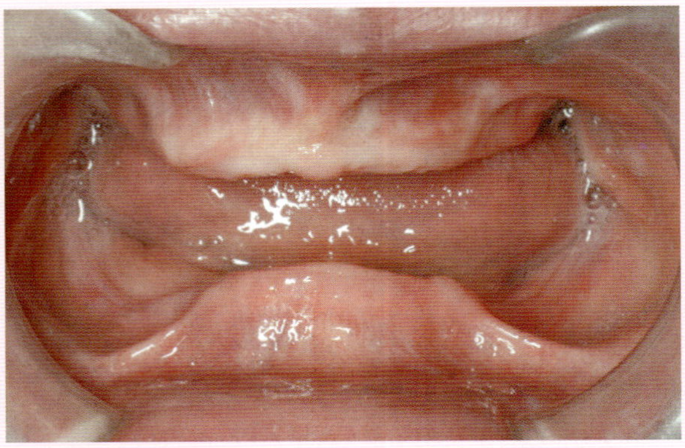

그림 1a. 상·하악 무치악 환자의 정면 사진.

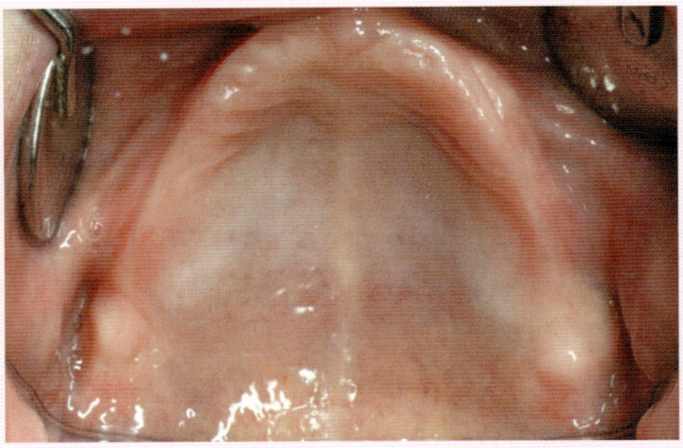

그림 1b. 상악의 치은.

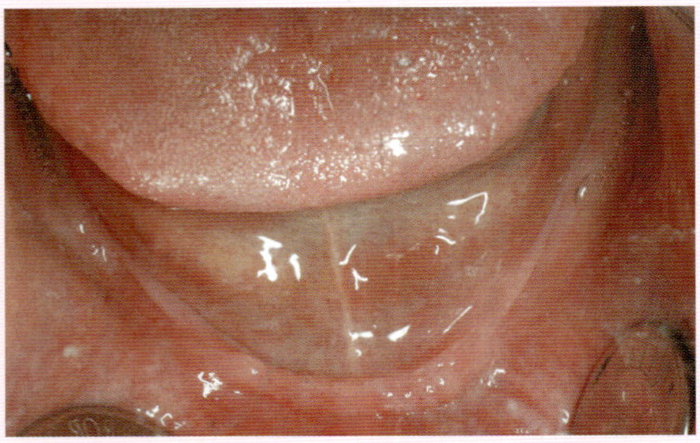

그림 1c. 하악의 치은. 치조골 흡수로 거의 가동점막이 되어 있다.

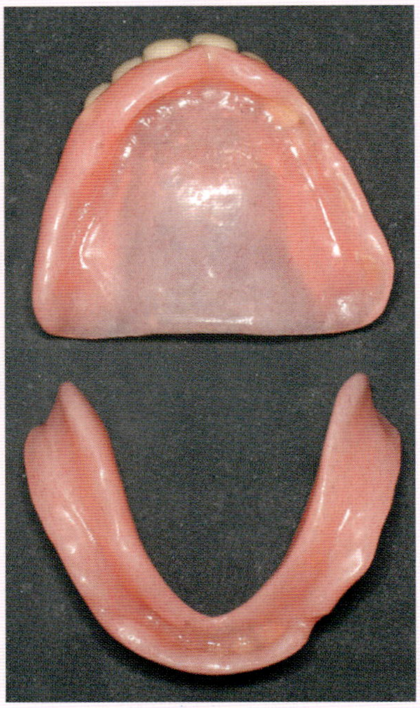

그림 1d. 사용하고 있던 총의치.

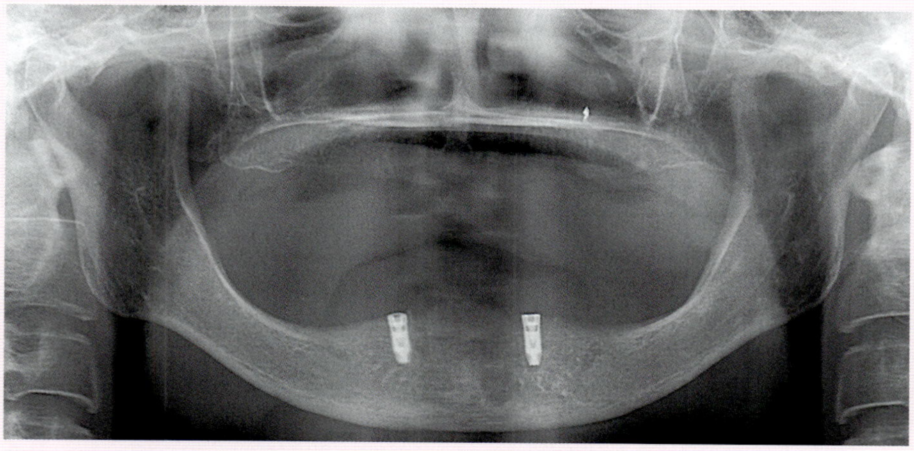

그림 1e. 임플란트 2개를 식립한 후의 파노라마 방사선 사진.

어태치먼트 제작

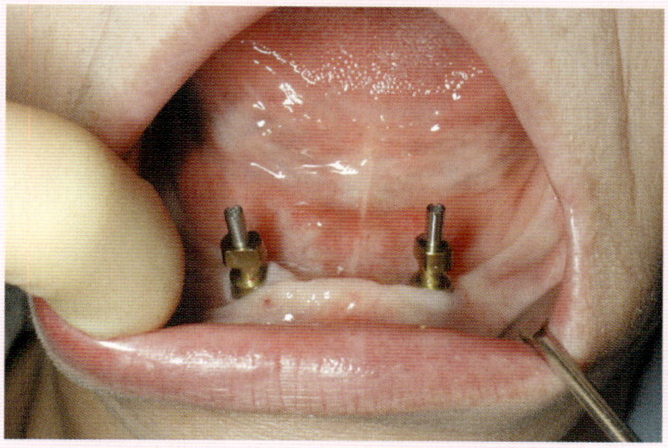

그림 1f. 픽업 임프레션 코핑을 장착. 2개의 임플란트가 평행하지 않아 바 어태치먼트를 제작한다.

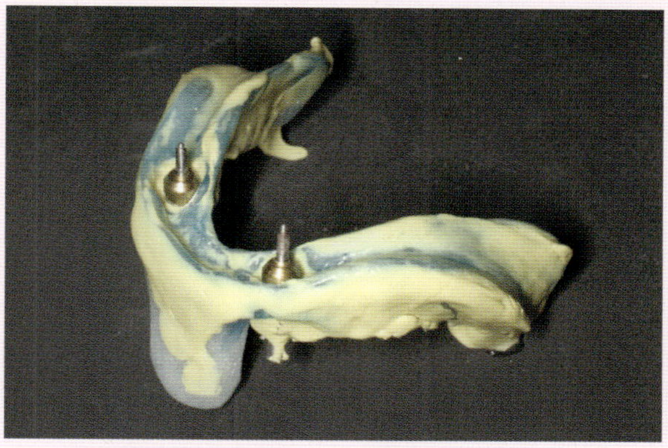

그림 1g. 오픈 트레이법으로 픽업 인상채득.

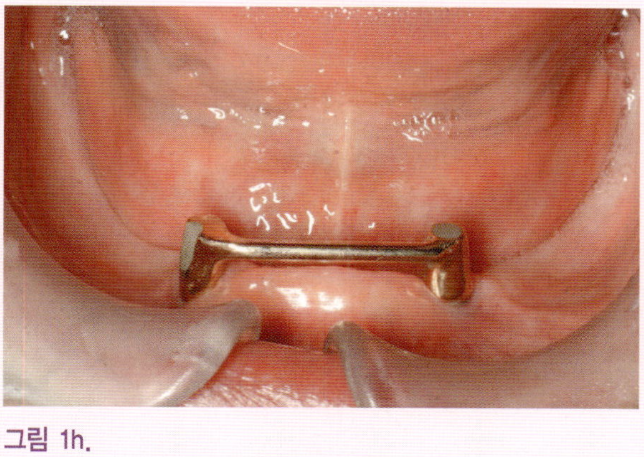

그림 1h.

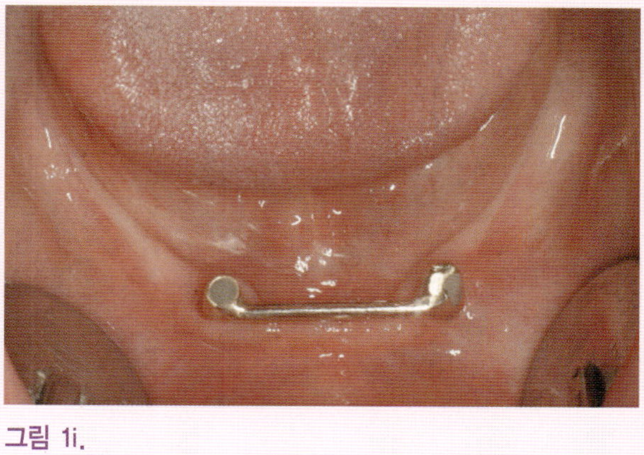

그림 1i.

그림 1h, i. 바 어태치먼트. 바가 전치부 치은 위에 있도록 2개의 임플란트는 측절치와 견치 사이에 식립하도록 한다.

2-IOD의 의치 제작 포인트

1. 폐구위에서 하악의 인상을 채득할 것
2. 의치상 주위점막의 움직임을 방해하지 않는 개인 트레이의 외형으로 할 것
3. 정밀인상은 폐구위를 중심으로 한 기능인상법을 사용할 것

예비인상

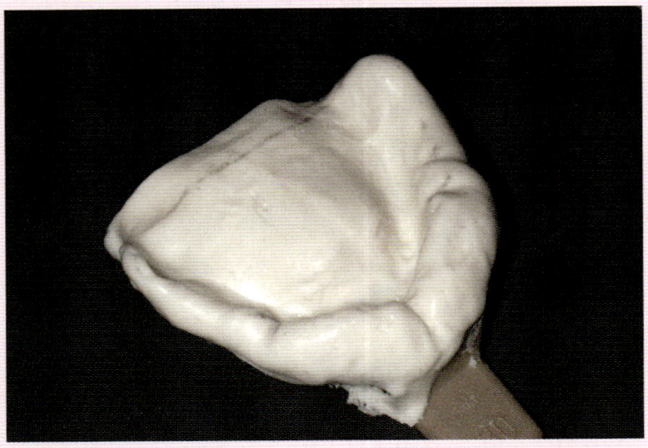

그림 1j. 상악의 예비인상.

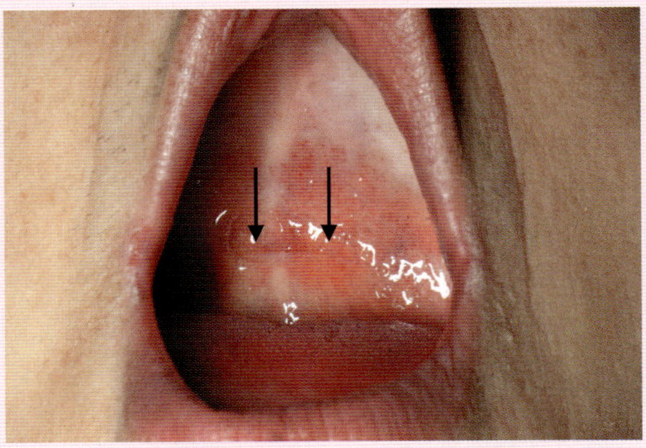

그림 1k. 상악 총의치 후연의 기준은 일반 환자에게 '아-' 하고 발음을 시켜 진동하는 경계를 확인한다. 또한 환자의 코에 숨을 불어넣고 코를 막은 상태에서 코로 숨을 내쉬도록 하면 연구개가 팽창하여(화살표), 경구개와의 경계가 명료해진다.

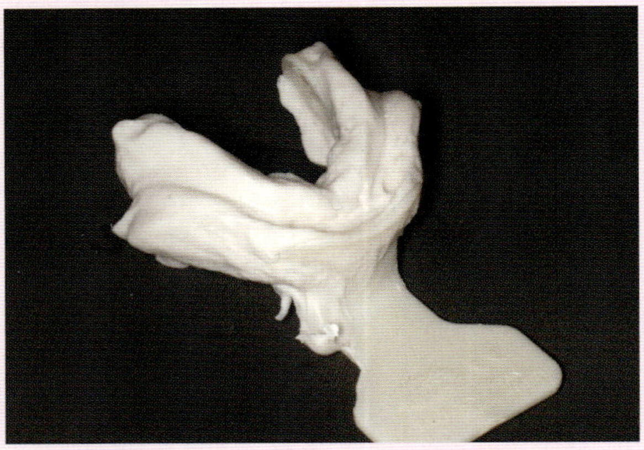

그림 1l. 하악의 알지네이트 예비인상. 정밀인상은 폐구기능인상을 채득하지만, 정확히 채득하기 위해서는 폐구위에서의 구강 내 형태를 예비인상으로 충실히 채득해야 한다.

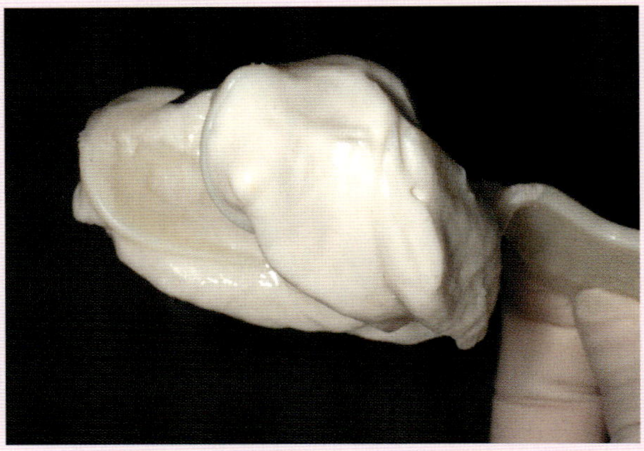

그림 1m. 하악 의치의 후방한계. 폐구위로 예비인상을 채득할 때, 기성 트레이가 retromolar pad를 눌러 변형되어 인상채득이 된 경우가 있다. 이 증례에서는 frame cut back 트레이(모리타)를 이용하였다. 패드의 후연 점막이 뒤집히는 현상이 인상으로 채득된다.

개인 트레이의 외형선

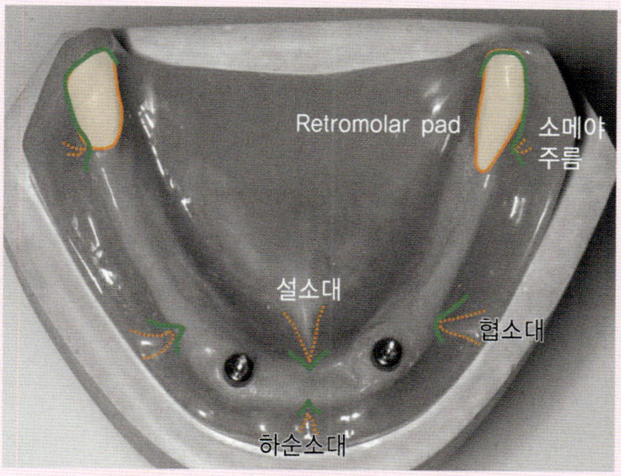

그림 2a. Retromolar pad를 덮는다.

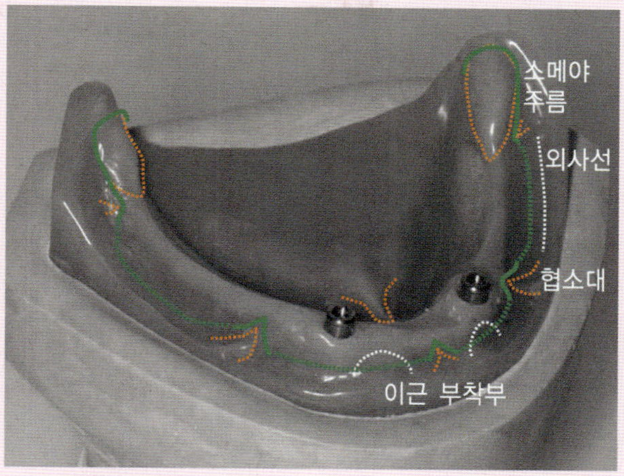

그림 2b. 협측은 '소메야 주름', 협소대, 하순소대를 충분한 거리를 둔다.

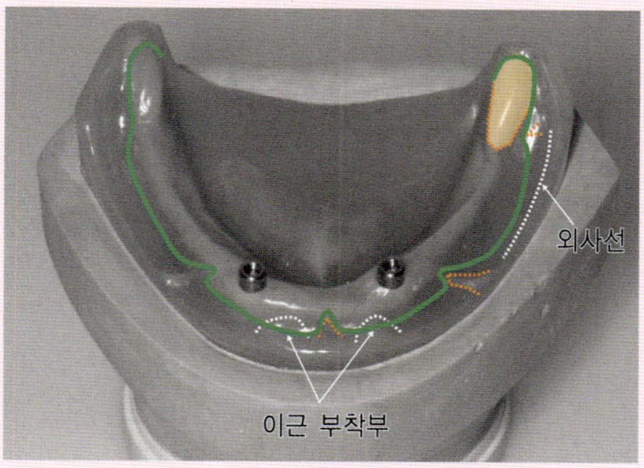

그림 2c. 협측 경계는 전정의 가장 깊은 부위를 따라가다가 외사선이 시작되는 부위에서는 외사선보다 더 안쪽으로 위치시킨다. 이근 부착부는 절반을 덮는다.

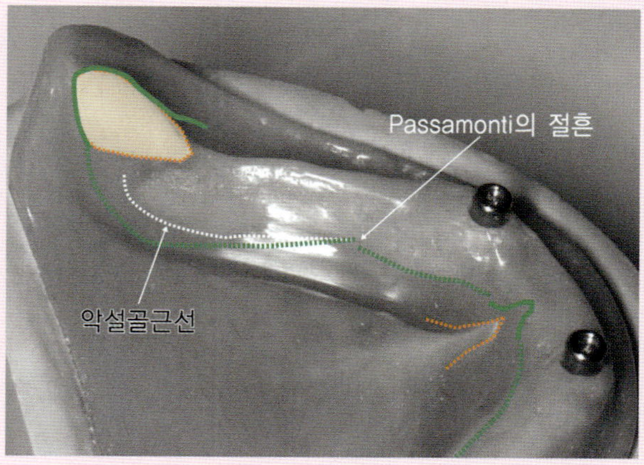

그림 2d. 설측은 악설골근선부터 2~3mm 하방을 통과, Passamonti의 절흔에서 교차한다. 전치 설측부는 최대풍융부까지로 하고, 설소대는 충분한 거리를 둔다.

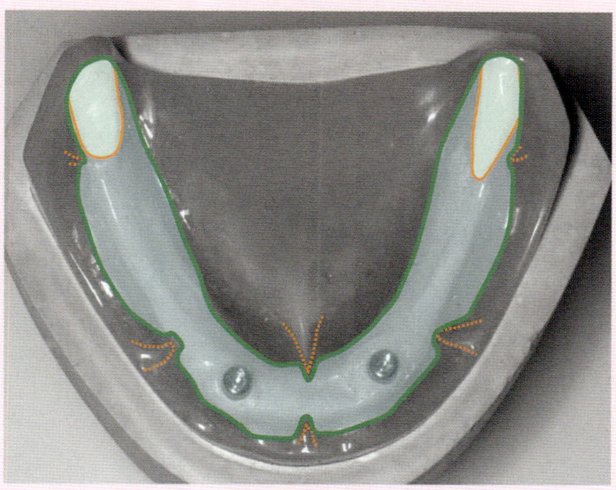

그림 2e. 총의치와 달리 IOD에서는 장착 후에 주위점막의 움직임이 활발해지므로 소대 등의 가동부는 충분한 거리를 둔다.

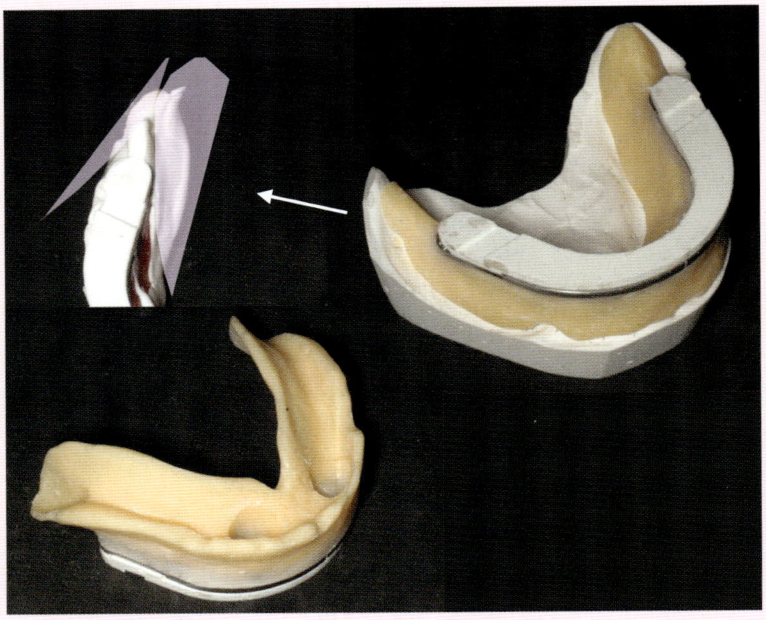

그림 2f. 개인 트레이에 필요한 필수 사항. 폐구 기능 인상에 방해가 되지 않는 왁스 림을 가지는 개인 트레이의 형태가 중요하다. 후방의 봉쇄가 중요하며, Retromolar pad의 상방은 얇게 하여 볼과 혀가 서로 닿기 쉬운 형태로 한다.

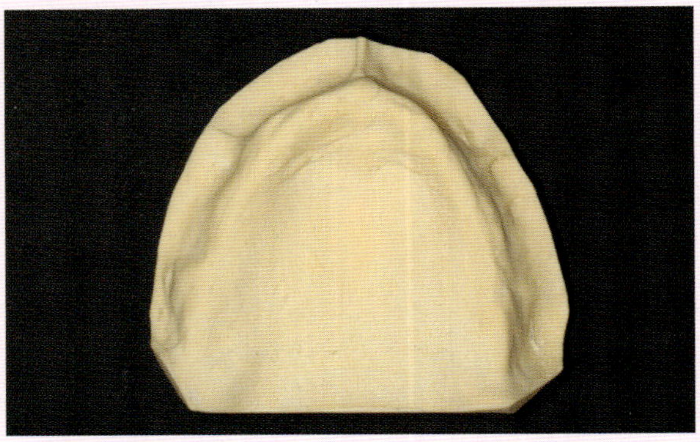

그림 3a. 상악의 연구 모형(study model). 상악결절과 진동선까지 모형으로 재현되어 있어야 한다. 상악의 의치 협측의 의치상 변연 부근 점막은 기능 시에 움직임이 작다. 그래서 인상채득이 쉽다.

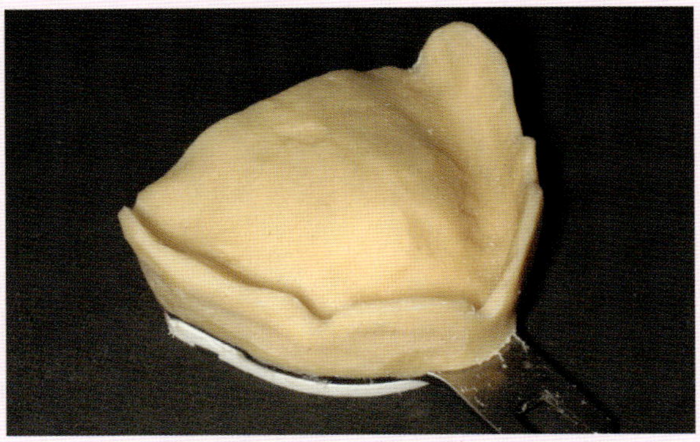

그림 3b. 상악의 개인 트레이 내면. 개인 트레이의 외형은 상악결절, 진동선이 덮여 있는지 확인한다. 또한 협소대, 상순소대는 충분한 거리를 둔다.

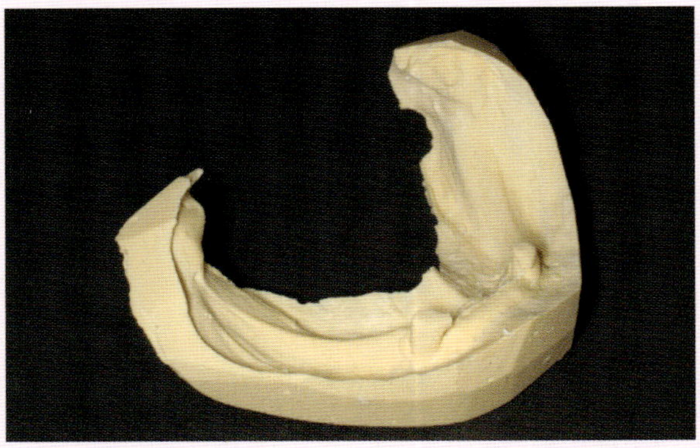

그림 3c. 하악의 연구 모형. Retromolar pad, 악설골근선이 모형으로 재현되어 있어야 한다. 임플란트의 어태치먼트가 있는 부분은 공간을 형성하기 위해 블록아웃을 한다.

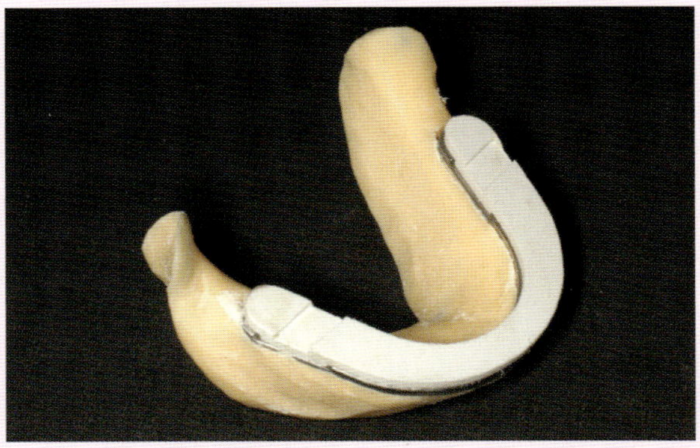

그림 3d. 하악의 개인 트레이 교합면 부위. 개인 트레이의 외형은 retromolar pad를 모두 덮고, 악설골근선의 2~3mm 하방으로 위치를 설정한다. 협소대, 설소대, 하순소대는 충분한 거리를 두고, 협측 외형선도 너무 길지 않도록 주의한다.

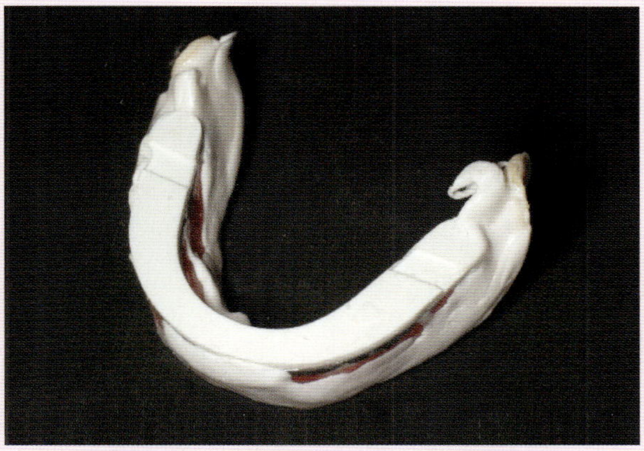

그림 3e. 개인 트레이 시적. 트레이의 변연이 과연장된 경우에는 구강 내에 트레이를 시적 시 가만히 유지되지 않고 떠오르게 된다. 이 경우 과연장된 변연을 조정해야 한다. 또한 Fit Checker를 적용한 후 적합하고, 기능 운동을 시킨 후 가동점막의 경계를 확인한다.

정밀인상(폐구기능인상법)

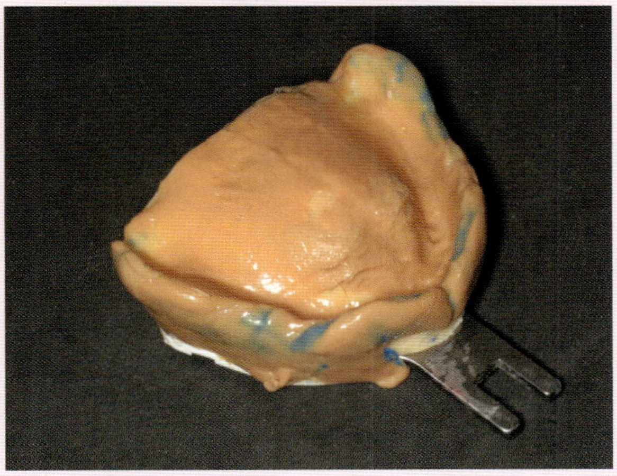

그림 3f. 상악의 정밀인상. 상악의 기능인상은 '우-이-우-이' 하는 입술운동과 '아-' 하는 개구운동을 실시한다. 또한 하악을 좌우로 움직여 근돌기의 압흔을 만들어 상악결절의 협측 변연 두께를 채득한다.

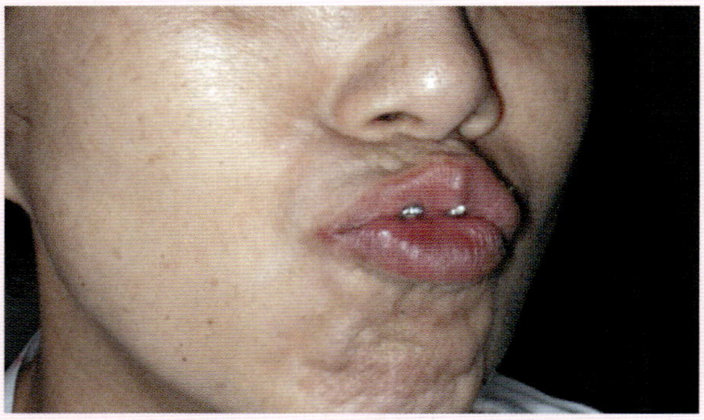

그림 3g. 하악의 정밀인상. 인상재의 경화 전에 '우-'.

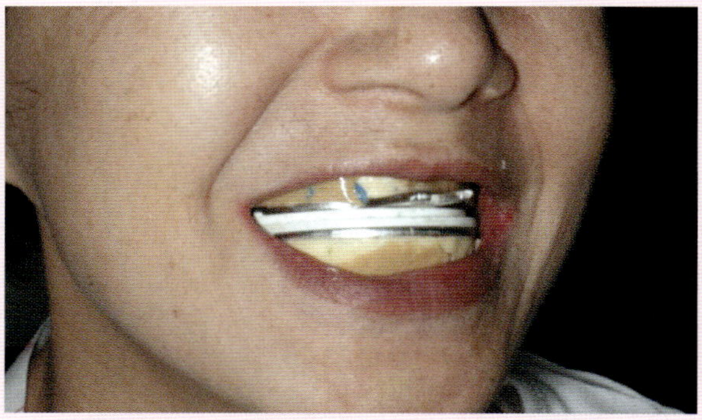

그림 3h. '이-'.

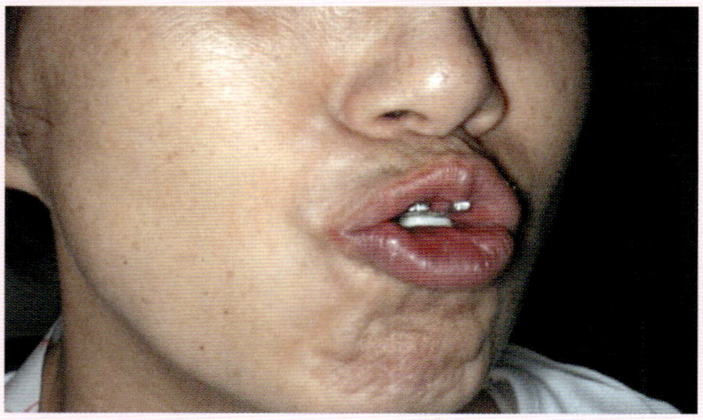

그림 3i. '우-'.

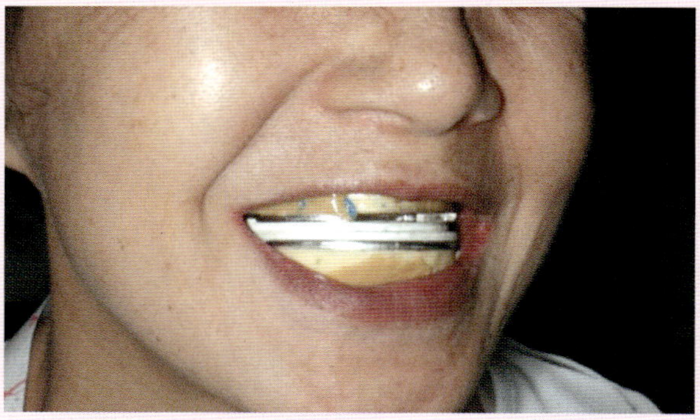

그림 3j. '이-'와 입술운동.

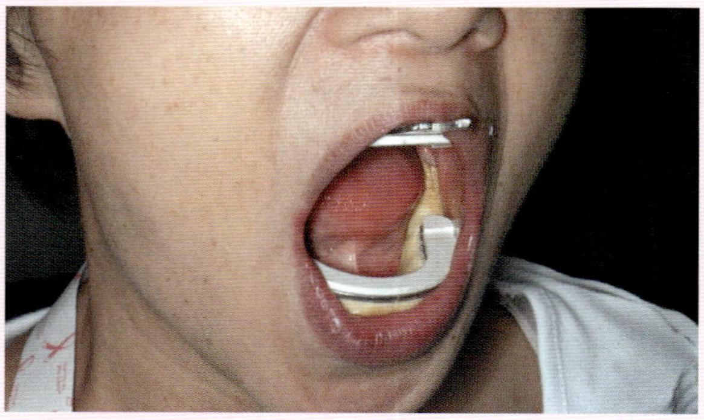

그림 3k. '아-' 하고 개구운동.

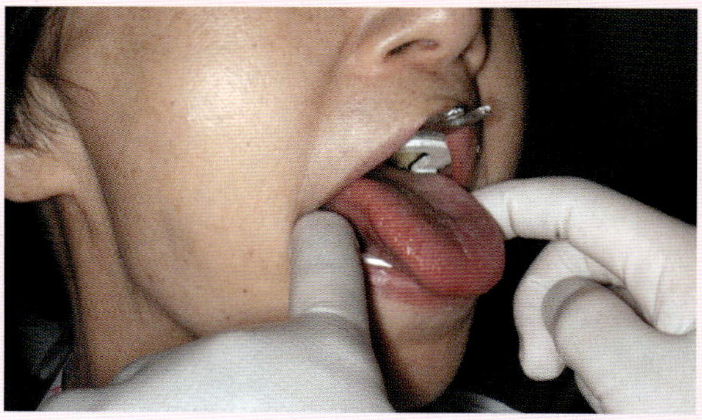

그림 3l. '베-' 하고 혀를 내밂.

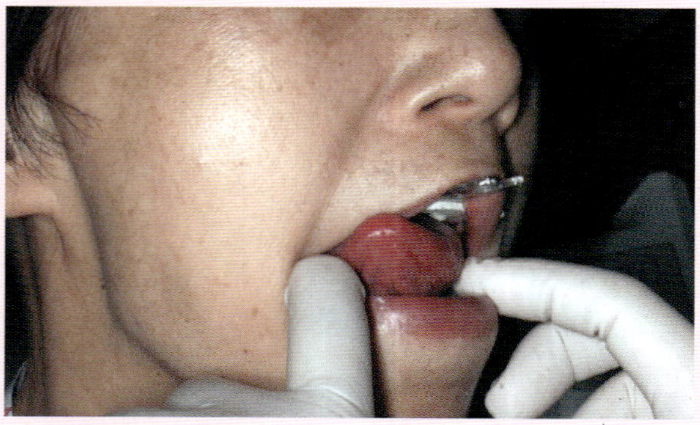

그림 3m. 낼름낼름하고 윗입술을 좌우로 핥는다.

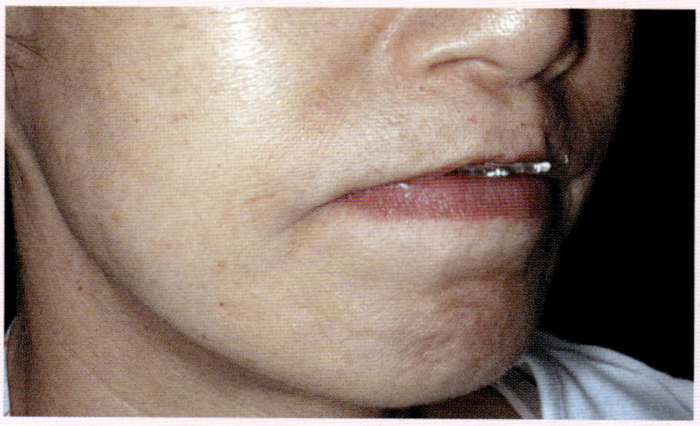

그림 3n. 꿀꺽하고 연하동작.

그림 3g~n. 폐구기능 인상. 하악의 인상 시, 상악의 교합상을 가지는 개인 트레이도 구강 내에 들어간 상태에서 기능 운동을 한다. 이 일련의 운동을 2~3회 실시. 총의치의 인상 시와 비교하여 동작을 크게, 오버액션으로 움직이는 것이 포인트. 이것은 IOD에 의한 기능향상을 미리 감안한 의치상 변연 형태로 하고, 너무 큰 의치를 만들지 않기 위해서이다.

IOD 의치제작법

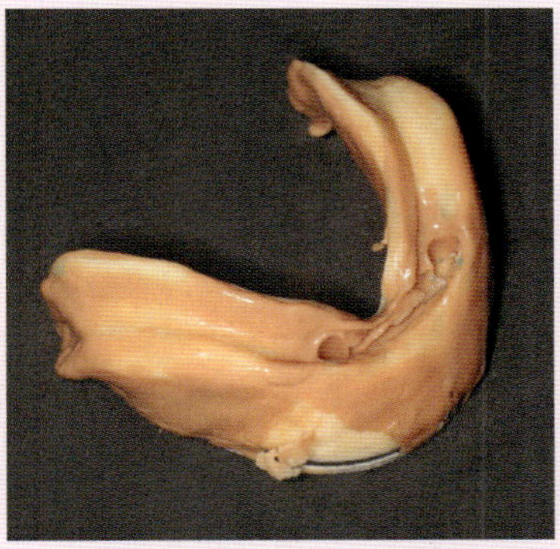

그림 3o. 하악의 정밀인상. 오버액션으로 기능 운동을 한 인상의 변연 형태는 총의치일 때와 비교해서 얇고 날렵하다.

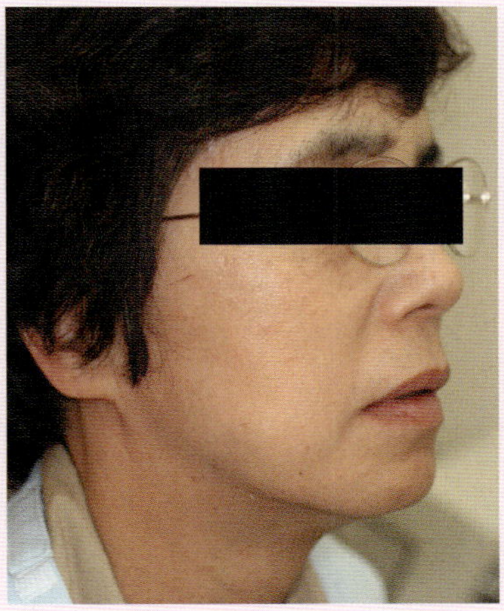

그림. 3p. 교합고경의 평가에는 안정위 공간을 참고로 한다. 환자에게 서서히 개·폐구를 하게 하고, 폐구 시에 상하 입술이 가볍게 닿는 위치를 안정위로 결정한다.

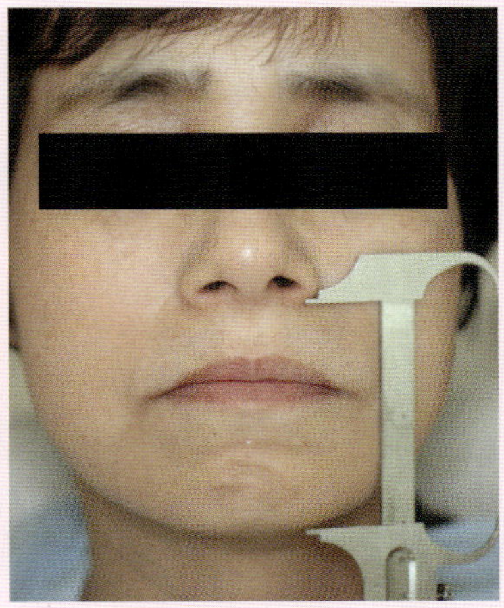

그림. 3q. 또한 가볍게 '후-' 하고 숨을 내뿜고(에어 블로우), 이때의 고경이 안정위와 일치하는지 확인한다. 안정위에서 3mm 줄어든 고경을 교합고경으로 한다. 동시에 안모 형태나 환자의 느낌, 이전 의치의 고경 등 다양한 기준들을 종합적으로 판단한다.

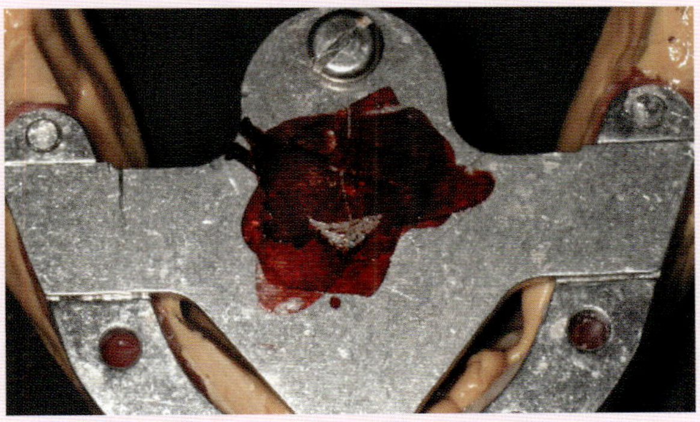

그림 3r. 고딕 아치 묘기법. 수평적인 하악위의 결정에는 고딕 아치 묘기법이 객관적으로 파악하기 쉽다. 그려진 화살표 형태의 apex와 태핑 포인트가 일치하면 그 위치를 하악위로 한다. 일치하지 않아 거리가 떨어져 안정되지 않을 때는 치료용 의치로 하악위가 안정될 때까지 경과를 보는 게 낫다. 거리가 1~2mm의 범위에 있으면 태핑 포인트를 습관성 하악위로 한다.

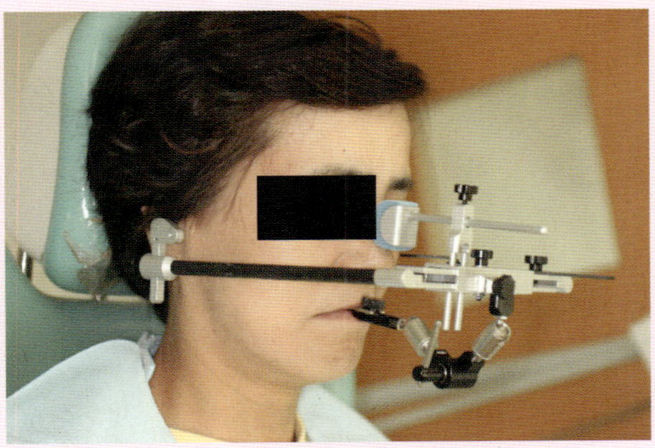

그림 3s.

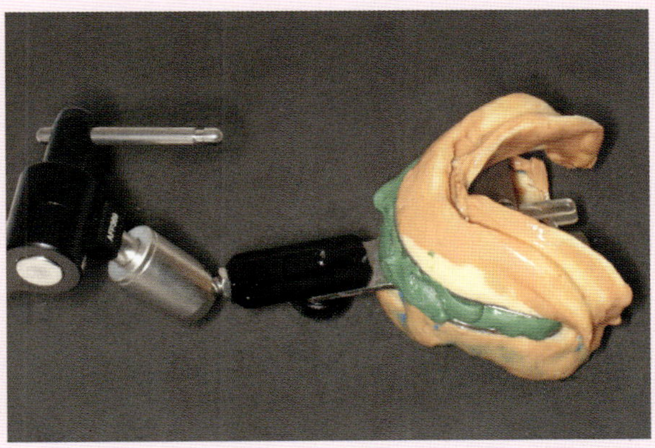

그림 3t.

그림 3s, t. 안궁이전(face-bow transfer)으로 두개에 대한 상악의 위치를 재현한 편이 과로각 등 평균치를 적용하는 경우에 오차가 줄어든다. 양측성 균형교합을 교합기상에서 부여하는 데에도 유리하다.

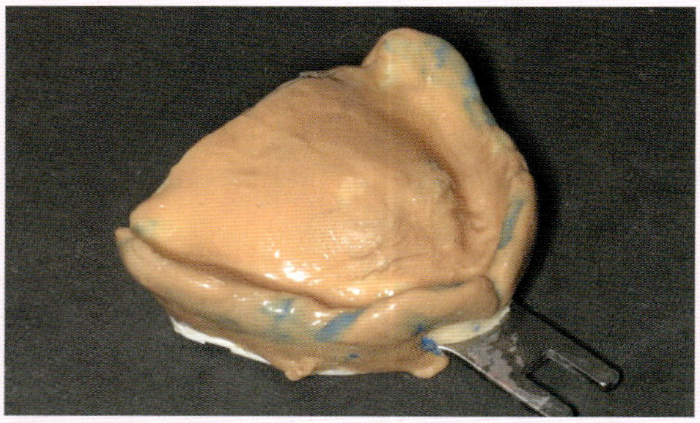

그림 3u.

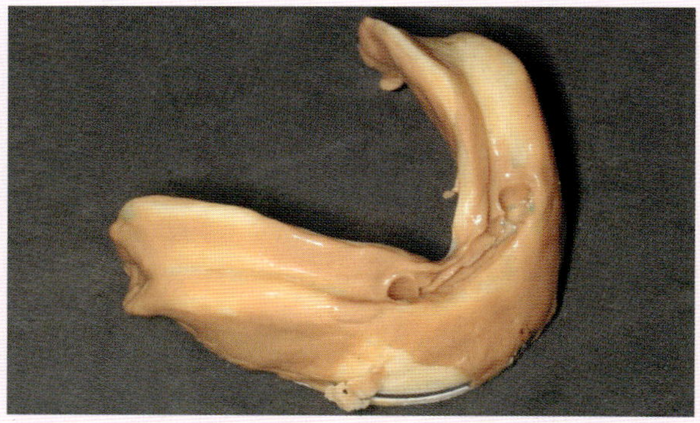

그림 3v.

그림 3u, v. BPS를 이용한 폐구기능 인상.

IOD 의치 제작

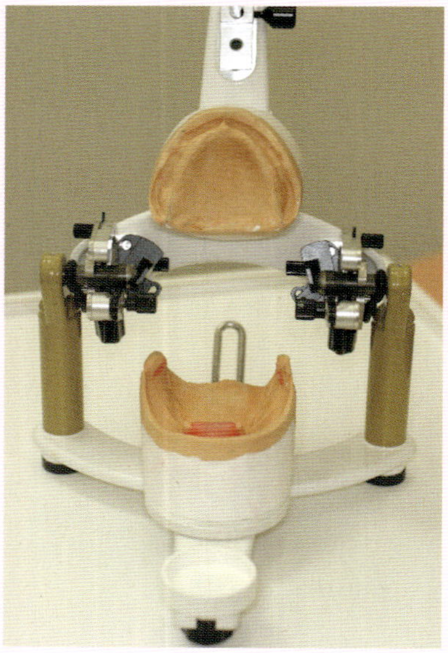

그림 4a.

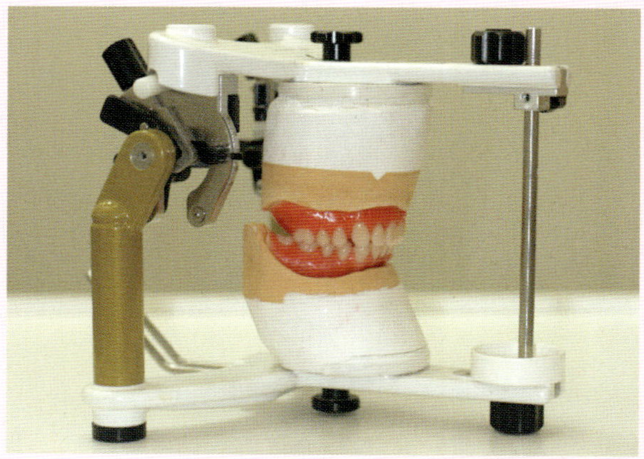

그림 4b.

그림 4a, b. 인공치 배열. 양측성 균형교합을 얻을 수 있도록 full balanced 또는 lingualized occlusion으로 인공치를 배열한다.

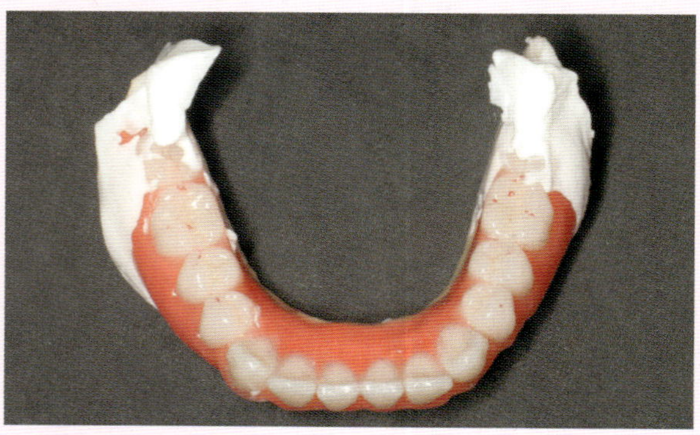

그림 4c.

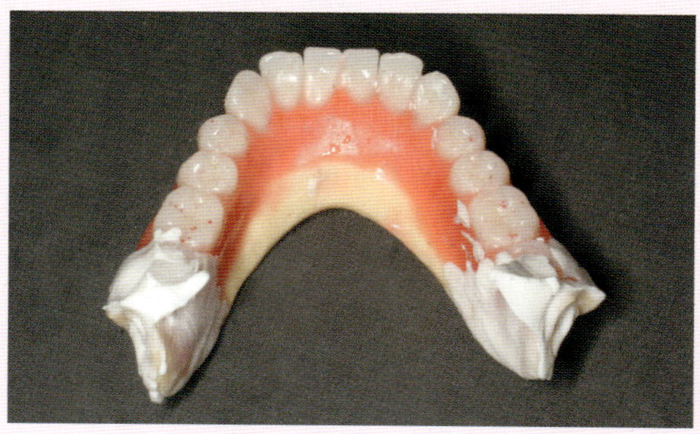

그림 4d.

그림 4c, d. 연마면의 형태. Retromolar pad의 위를 의치상이 얇게 덮고, 협점막과 혀가 의치상 후방에 위치하여 의치 후방의 봉쇄가 이루어졌는지 Fit Checker로 확인한다. 또한 인공치의 배열 위치나 최후방 인공치가 협점막, 혀의 움직임을 방해하지 않는지 확인한다.

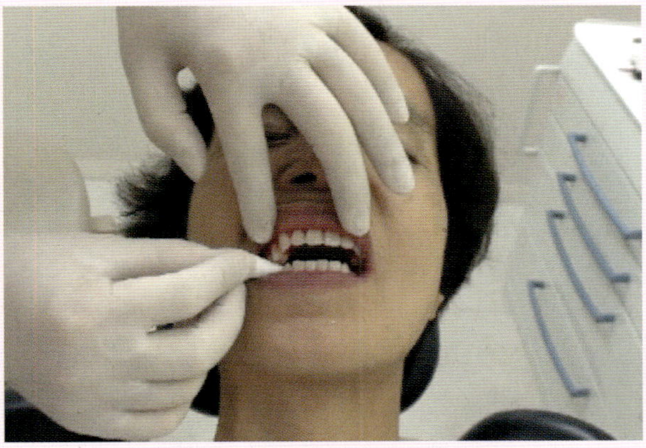

그림 4e. 전복시험. Roll Watte를 한쪽으로 씹고 의치의 반대편이 떨어지는지 확인한다. 균형측 접촉을 얻을 수 있도록 인공치 배열 위치를 수정한다.

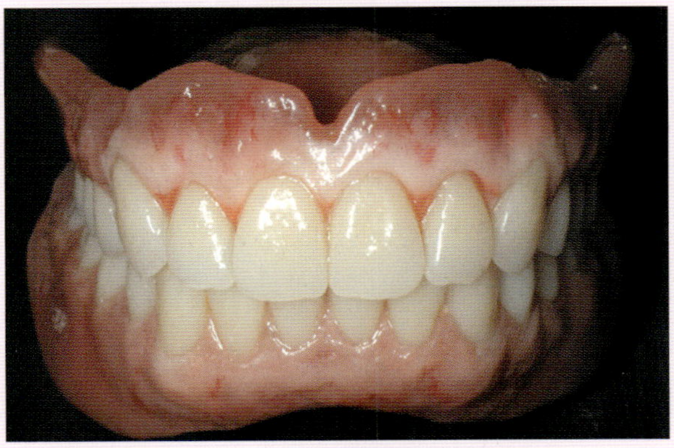

그림 4f.

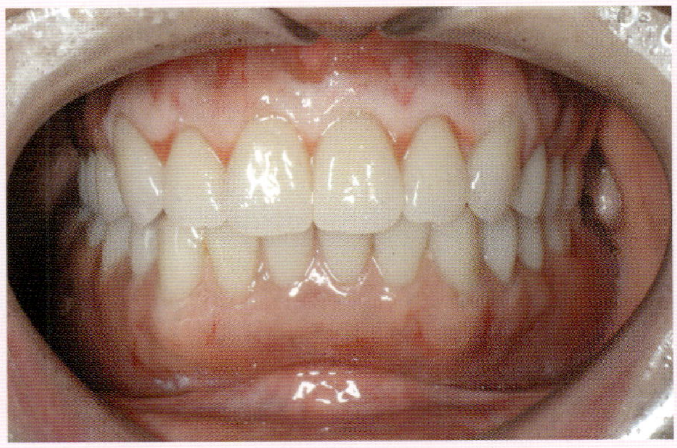

그림 4g.

그림 4f, g. 상악은 총의치. 하악은 2-IOD. 환자의 나이나 얼굴 등을 고려하여 인공치의 선택이나 배열을 신경 쓰고, 치은의 특징을 살려준다.

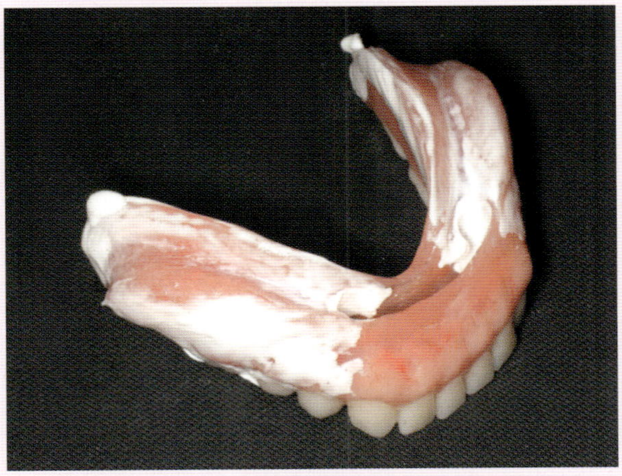

그림 4h. 적합 후 하악의 의치적합 상태. 의치 완성 시에는 어태치먼트의 유지장치를 바로 장착하지 않고, 의치만으로 1~2주간 사용한다. 의치상의 적합과 교합을 조정하여 충분히 적합(settling)시키고, 의치가 완전히 밀착된 상태에서 유지장치를 의치에 장착한다.

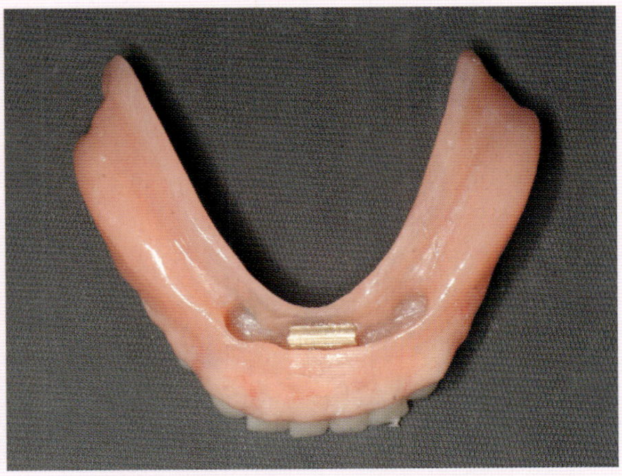

그림 4i. 유지장치(클립) 장착. 바 어태치먼트에서는 기성 제품의 클립이 의치의 유지장치가 되며, 의치가 충분히 가라앉은 상태에서 클립을 즉시 중합레진에 장착한다. 바(bar) 주위의 의치상은 충분히 완화하여 약간의 침하에서 의치상이 바 어태치먼트에 부딪히지 않도록 한다.

3. 컨센서스 ②: 안전한 외과수술을 할 것

1) 지표

- CT를 촬영하고 외과용 스텐트를 이용하여 안전한 외과수술을 한다.
- 임플란트의 식립 위치는 하악의 측절치와 견치 사이를 기준으로 좌우대칭으로 2개 식립한다.

2) 외과적 위험

임플란트 식립 수술에 관한 다수의 사망사고가 해외에서 보고되고 있다(그림 5). 사망에 이르게 되는 원인은 대부분 드릴링을 할 때 나타난다. 드릴링을 할 때 설측에 있는 설하동맥, 하악동맥을 손상하여 출혈이 내부 공간에 저류됨으로써 구강저나 혀가 기도를 압박하여 질식으로 사망하게 된다. 해외에서의 보고를 보면, 무치악에서의 사망사고가 많다는 것을 알게 된다. 무치악에서는 드릴링 시에 방향의 지표가 되는 치아가 없어서 3차원적인 위치관계를 파악하기 어려워, 실수로 설측으로 천공시킬 수 있다. 안전하게 외과수술을 하기 위해서는 CT를 촬영하고 악골의 형태를 충분히 파악한 다음, 외과용 스텐트를 이용하여 수술해야 한다.

또한 출혈을 시작한 시간을 보면 대부분은 수술 중이지만, 일부는 4~6시간 후라고 기재되어 있다.

문헌(년)	성별/나이	임플란트 수술 상세	출혈		임상증상
			개시	이유	
1986	여/59	1개/부분결손	4시간 후	설측으로 천공	구강저 거상, 혈종
1990	여/54	5개/무치악 Fix	4~5시간 후	설측으로 천공	구강저 거상, 혈종, 호흡곤란
1990	남/67	2개/무치악 IOD	봉합 시	—	구강저 거상, 혈종, 혀거상
1993	여/58	3개/무치악 IOD	6시간 후	—	혈종, 혀거상, 호흡곤란
1993	여/42	4개/무치악 IOD	골정형	설측으로 천공	구강저 거상, 혈종
1994	여/80	4개/무치악	골정형	설측으로 천공	구강저 거상, 혈종, 호흡곤란
1997	여/69	5개/무치악 Fix	식립 시	설측으로 천공	구강저 거상, 혈종, 혀거상
1997	남/72	4개/무치악	식립 시	잘못된 외과조작	구강저 거상, 출혈, 혈종, 질식
1999	남/42	2개/부분결손	30분 후	설측골막의 손상	구강저 거상, 혈종, 호흡부전
2000	여/63	즉시식립/부분결손	봉합 시	설측으로 천공	구강저 거상, 혈종, 호흡곤란
2001	여/64	2개/무치악	골정형	설측으로 천공	구강저 거상, 혈종, 호흡곤란
2002	남/50	1개	30분 후	설측으로 천공	구강저 거상, 혈종, 호흡곤란
Point	원인은 설측으로 천공 구강저나 혀가 거상하여 호흡곤란 수술 중 또는 조금 늦게(4~6시간 후) 출혈				

그림 5. 해외에서 보고된 임플란트 수술의 사망사고. 대부분의 사고가 드릴링 시에 설측으로 천공된 것이 원인이다. 동맥이 손상되어 내출혈로 구강저나 혀가 거상하여 기도를 압박, 질식에 의해 사망에 이른다. 대부분이 수술 중 출혈이지만 4~6시간 후에 일어나는 경우도 있다. (KalpidisCD, Setayesh RM: Hemorrhaging associated with endosseous implant placement in the anterior mandible: areview of the literature. J Periodontol, 75(5): 631–645, 2004.에서 인용하여 수정)

수술 후 6시간 정도는 출혈 위험이 있다고 생각하고, 환자가 집에 돌아간 후에도 이상이 있다면 병원에 연락하게 하거나 또는 병원에서도 환자에게 이상이 없는지 확인전화를 하는 것이 추천된다.

3) 안전한 외과수술을 위해 필요한 해부학적 지식

◉ 설하동맥과 하악동맥

하악골 안쪽에는 두꺼운 동맥이 있으므로 주의해야 한다. 악설골근의 위쪽에 설하동맥, 아래에 하악동맥이 연결되어 전방으로 주행한다. 이 동맥을 손상하면 상당한 출혈량을 동반, 또한 임플란트 수술에서는 개방창이 아니라 산소가 닿지 않는 틈에서 출혈이 발생해 혈액이 응고하기 어려운 환경이 된다. 설하동맥, 하악동맥을 손상하여 출혈이 생기면, 그 혈액은 내부 공간에 저류하고 혀나 구강저를 거상하여 기도를 압박한다. 그 결과, 질식으로 사망에 이르는 것이 과거 임플란트 수술에 따른 사망사고에서 다수 보고되었다(그림 6~9).

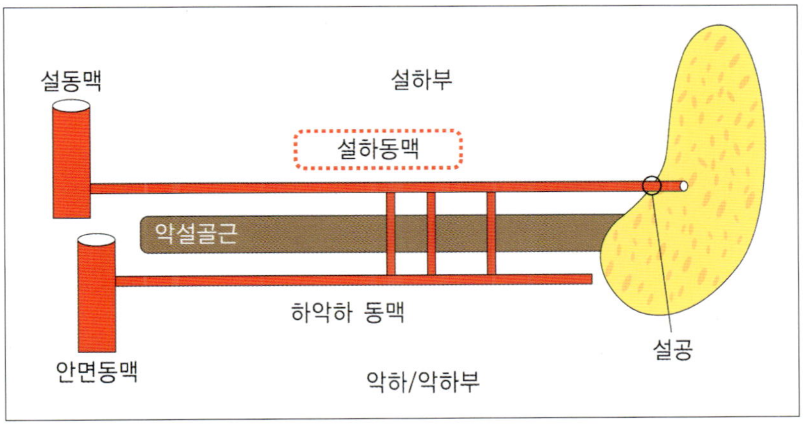

그림 6a. 악설골근의 위에 설하동맥, 아래에 하악동맥이 지난다. 설하동맥은 전방으로 하악골 내에 들어가며, 이 부분을 설공이라고 한다.

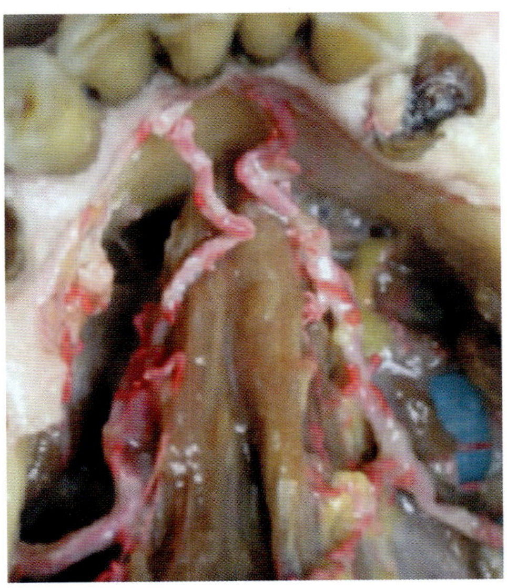

그림 6b. 설하동맥의 주행. 설하동맥은 소구치에서 악골 전방으로 주행하고, 전치부 악골의 정중부근에서 골내에 들어간다. (Rosano G,Taschieri S, Gaudy JF, Testori T, Del FabbroM: Anatomic assessment of the anterior mandible and relative hemorrhage risk in implant dentistry: a cadaveric study. Clin Oral Impl Res, 20: 793, 2009.에서 인용)

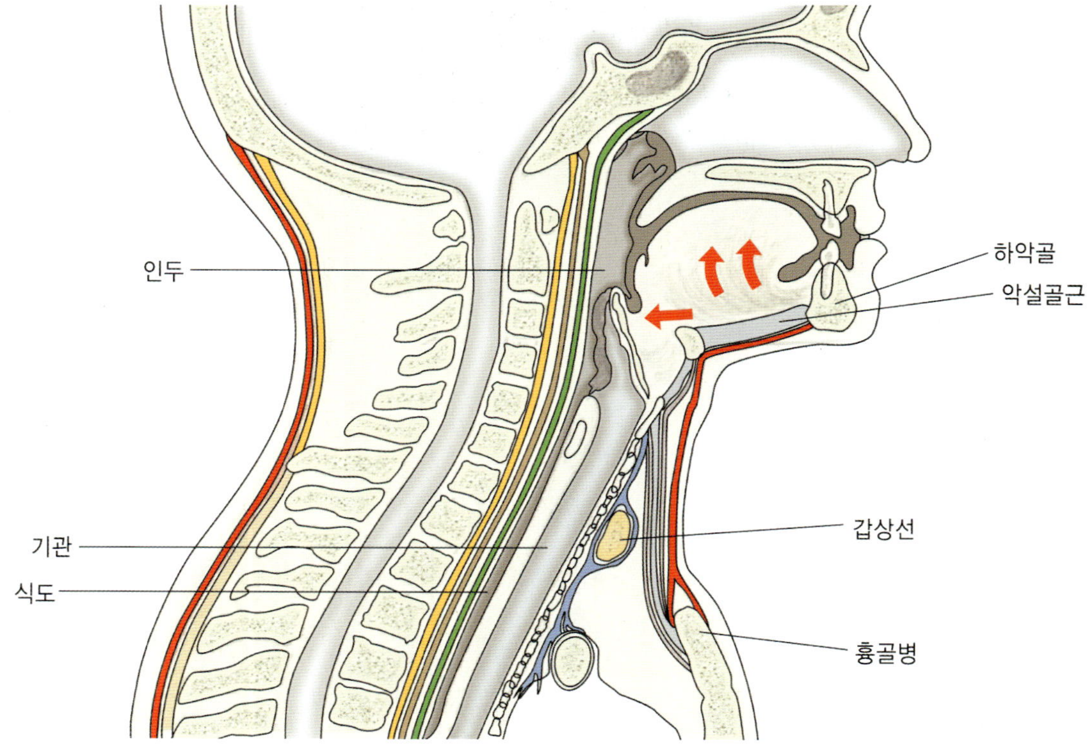

그림 7. 출혈에 의한 질식. 틈으로의 출혈은 구강저와 혀 및 기도를 압박한다.

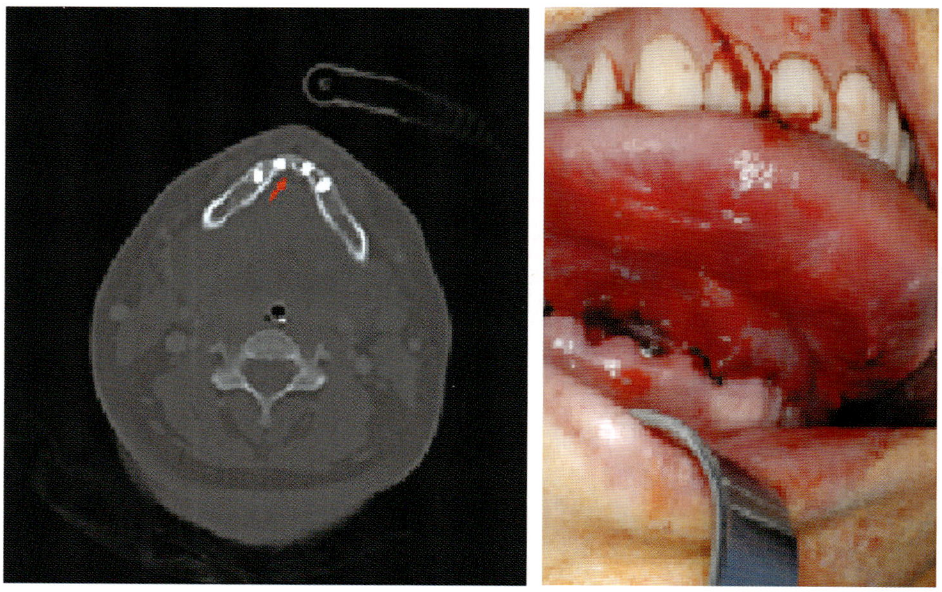

그림 8a. 해외 논문에서 보고된 사망사고. (B M Woo, S Al-Bustani, B A Ueeck: Floor of mouth haemorrhage and lifethreatening airway obstruction during immediate implant placement in the anterior mandible. Int J Oral Maxillofac Surg, 35: 962, 2006.에서 인용)

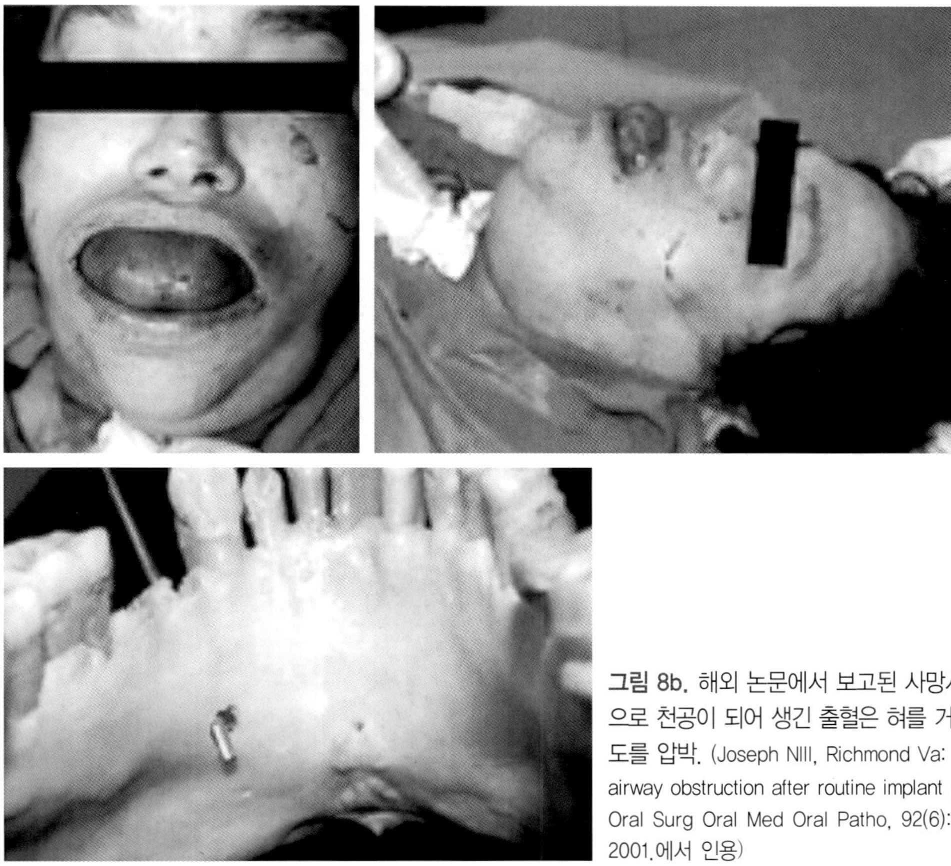

그림 8b. 해외 논문에서 보고된 사망사고. 설측으로 천공이 되어 생긴 출혈은 혀를 거상시켜 기도를 압박. (Joseph NIII, Richmond Va: Near-fatal airway obstruction after routine implant placement. Oral Surg Oral Med Oral Patho, 92(6): 598-599, 2001.에서 인용)

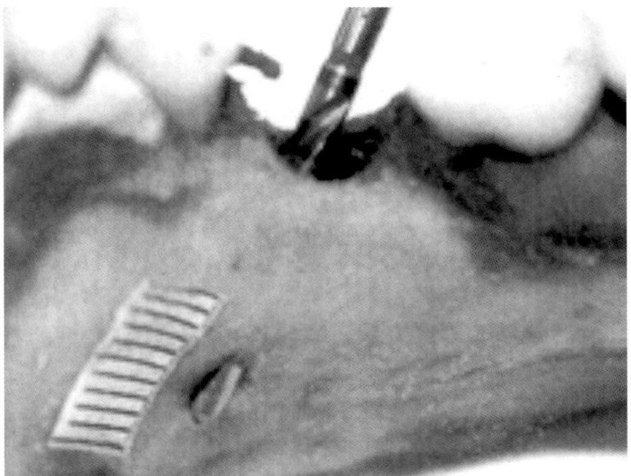

그림 9. 일본에서 보고된 사망사고. 유감스럽게 일본(도쿄도)에서도 임플란트 수술에 의한 사망사고가 보고되었다. 소구치부에 드릴링을 했을 때, 설측으로 천공이 일어났다. 출혈부위가 후방이기 때문에 버가 하악동맥을 말려들게 하고 후방에서 파열되었다고 추측할 수 있다. 후방에서는 지혈이 곤란하여 질식으로 사망하게 된다. 이 논문에서는 치과의사의 깊은 연구와 사전 CT 진단의 필요성을 강조한다. [사토 게이타(佐藤慶太), 나카무라 미호코(中村美穗子), 카츠무라 세이코(勝村聖子), 나카지마 신(中島 信), 요시다 켄이치(吉田謙一): 임플란트 수술 중 사망사고에서 고찰된 치과진료 관련 사망에 관한 모든 문제. 일본 법치의회지, 2(1): 2009.에서 인용]

◉ 하악골 설측의 함몰

하악골의 내측에는 설하선, 악하선이 존재하며 악골의 형태에도 설하선와, 악하선와라는 함몰(concave)로 나타난다(그림 10). 하악골의 단면에서 그림 11의 TYPE Ⅰ이나 TYPE Ⅱ와 같이 설측에 언더컷이 있는 경우, 임플란트 식립 시 설측으로 천공될 위험이 있다. 이런 함몰은 파노라마 방사선 사진으로는 판별하기 어려우므로 CT로 확인해야 한다.

◉ 하악골 전치부에서의 골흡수 방향

치아를 지지해 온 치조골은 발치 후 차례로 흡수되어 마지막에는 하악저부에만 남게 된다. 하악 전치

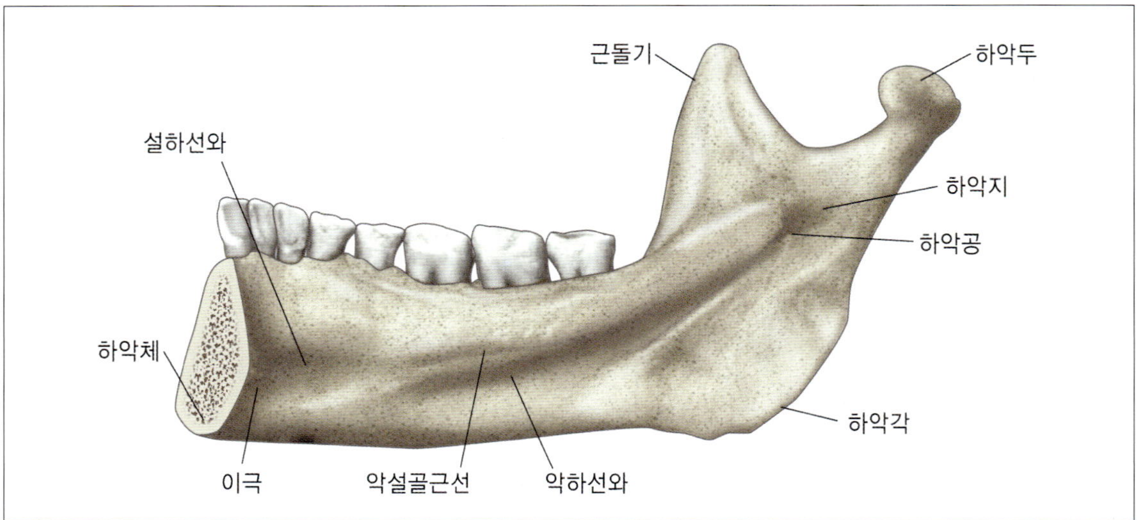

그림 10. 하악골 설측의 함몰. 설하선이나 악하선이 위치하는 부위는 악골에 움푹 파이게 보인다. 임플란트 수술에서는 CT 진단으로 악골의 3차원적인 형태를 파악해야 한다.

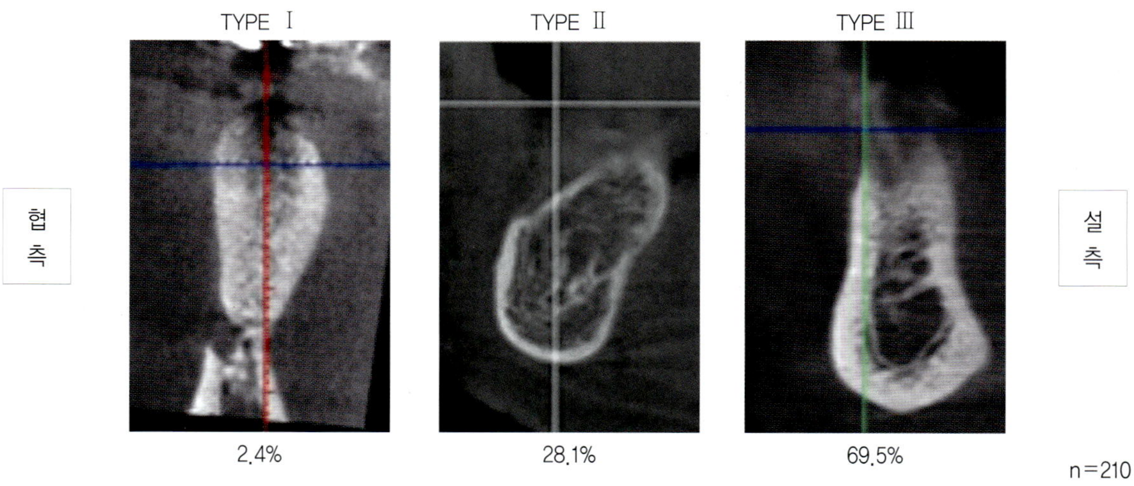

그림 11. 설측의 함몰 빈도. 하악골의 단면이 아래가 넓은 TYPE Ⅲ에서는 임플란트 수술에서의 트러블이 적다. 하지만 TYPE Ⅰ의 조롱박 모양으로 함몰이 있는 경우나 TYPE Ⅱ처럼 기울어진 모양에서는 설측으로 천공될 위험이 높다. 사진은 마찬가지 증례로 수정하여 인용. (Quirynen M, Mraiwa N, van Steenberghe D, Jacobs R: Morphology and dimensions of the mandibular jaw bone in the interforaminal region in patients requiring implants in the distal areas. Clin Oral Implants Res, 14(3): 280-285, 2003.에서 인용하여 수정)

부에서는 치조골이 잔존하고 있을 때에 전방순측으로 기울어진 단면을 보이지만, 치조골이 흡수되면 설측으로 기울어진 형태가 된다.

악골 흡수 증례에서 인공치는 순측으로 기울어진 배열이 되는 경우가 많고, 악골은 설측으로 기울어진 형태가 된다. 보철 공간 면에서 유리한 인공치의 방향으로 임플란트를 식립하려고 하면 악골의 경사와 다르므로 설측으로 천공될 위험이 높아지므로 주의가 필요하다(그림 12~14).

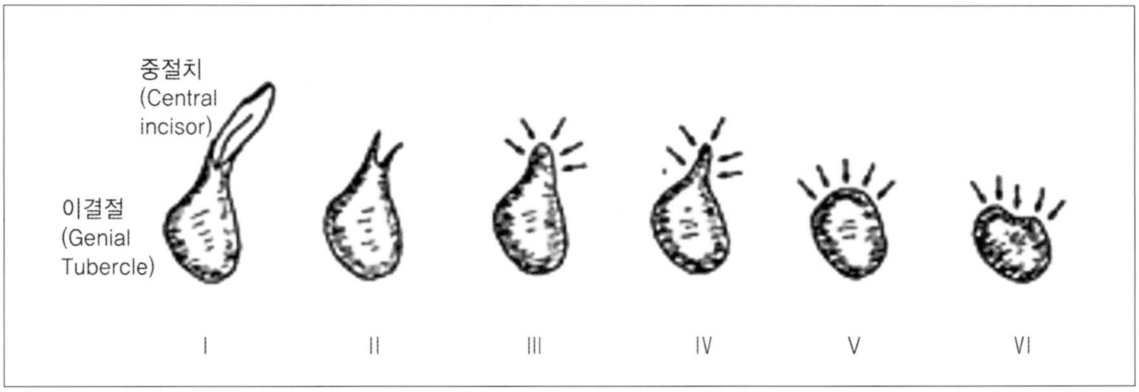

그림 12. Atwood의 잔존치조제 분류. Atwood는 하악골의 형태를 분류하였다. 전치부에서는 치아를 지지하고 있던 치조골이 흡수되어 기저골만 남게 되면 설측으로 기울어진 형태가 된다. (Atwood DA: Post-extraction changes in the adult mandible as illustrated by micro radiographs of mid-sagittal section and serial cephalometric roentgenograms. J Prosthet Dent, 13: 810–825, 1963.에서 인용)

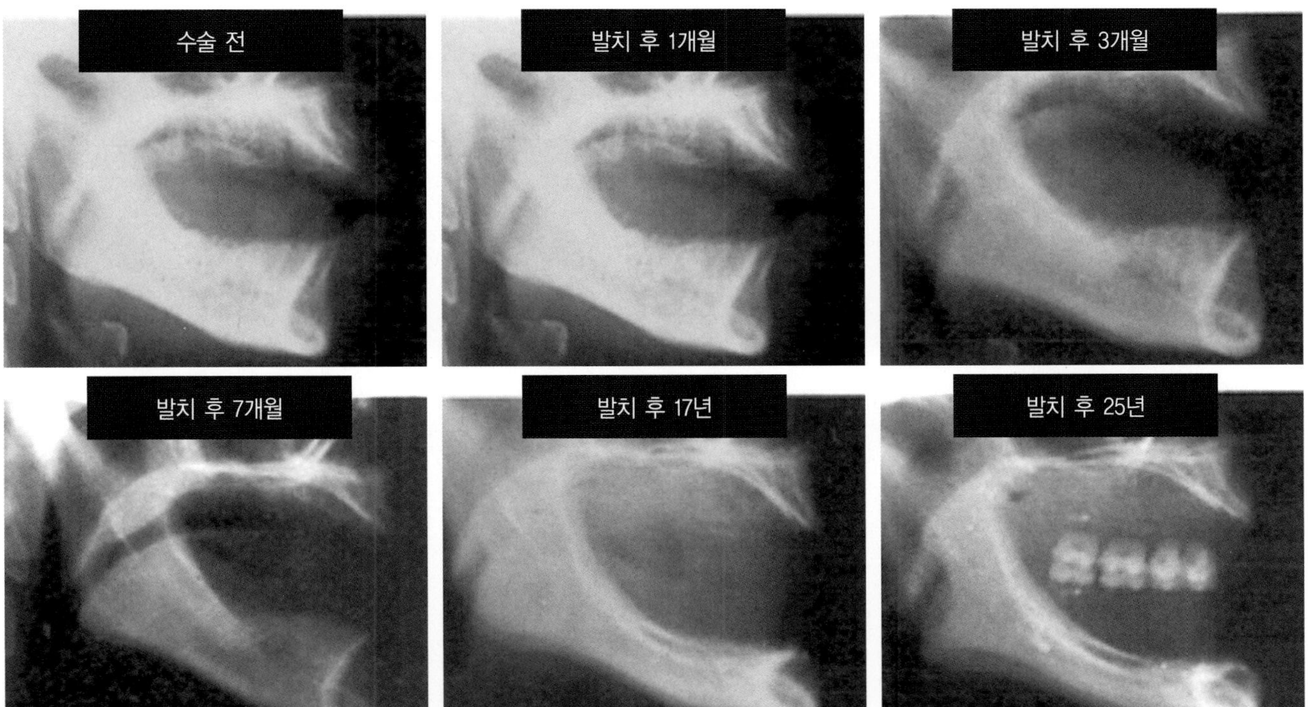

그림 13. 동일 환자에게서 악골 흡수. 현재는 윤리적으로 불가능하지만, 동일 환자에게서 전악 발치 후를 비교한 귀중한 자료. 흥미롭게도 흡수에 따라 하악골이 설측으로 기울어진 형태가 되어 있다. [니시무라 이치로(西村一郎): 생긴 조직, 치조제의 생물학. 일본 치과의사회지, 45(6): 26, 1992.에서 인용하여 수정]

CT 촬영, 임플란트 시뮬레이션

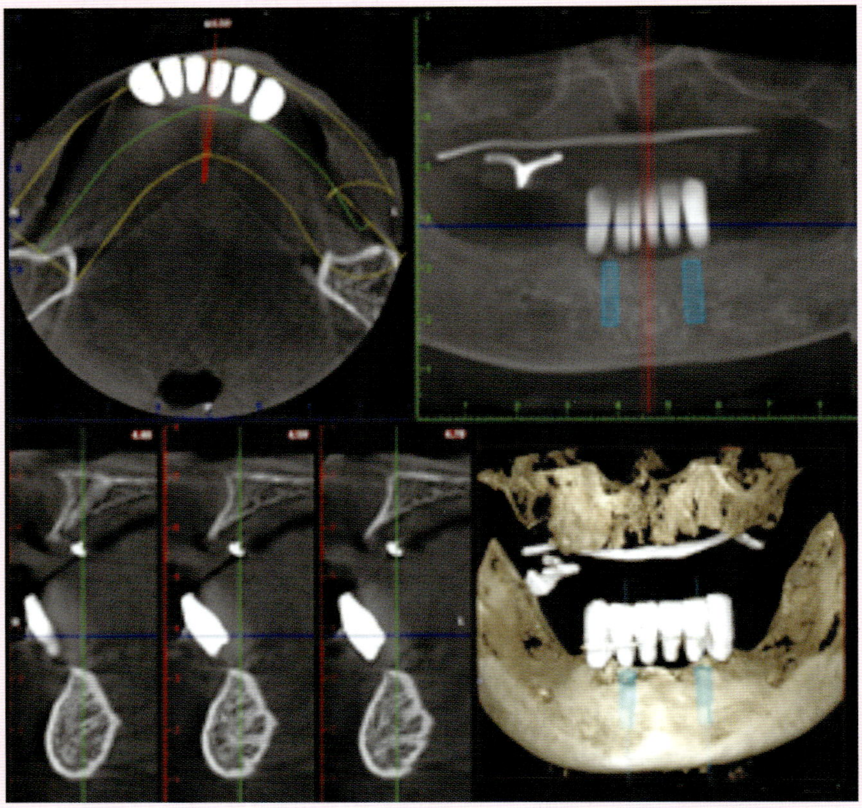

임플란트의 식립 위치
임플란트의 크기(직경·길이)의 결정
어태치먼트의 공간 확인

외과의 포인트

설측으로 구멍이 나지 않는다.

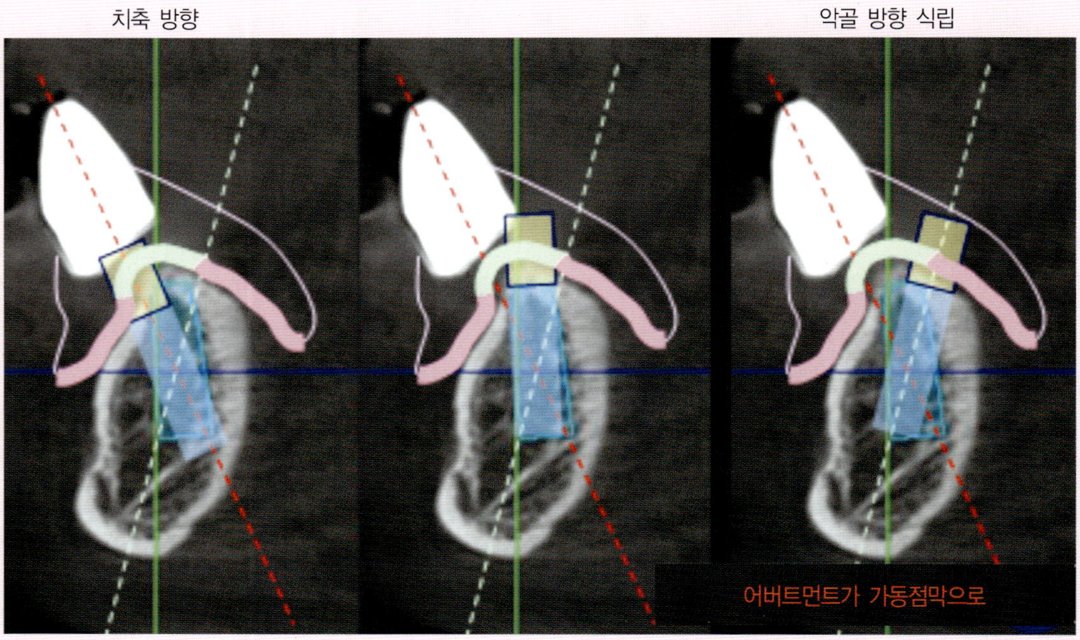

그림 14. 임플란트 식립 방향. 악골이 흡수되어 전치부에서 설측으로 기울어진 형태가 되어 있다. 이런 증례에서는 인공치의 치축 방향으로 드릴링하면 설측으로 천공이 일어나기 쉽다.

◉ 설공(Lingual foramen)

설하동맥은 하악골의 설측을 주행하여 악골 내로 들어간다. 하악골에 들어가는 부분을 설공이라고 한다. 그 대부분이 하악골의 정중부에 있고, 여러 개 존재하는 경우가 많다. 점막과 골막을 박리할 때, 설하동맥을 절단하지 않도록 주의해야 한다. 또한 임플란트 수술 시 드릴링을 할 때 악골 내의 동맥을 손상시킬 위험이 있어 사전에 설공의 위치와 악골 내 동맥의 주행을 확인해야 한다(그림 15~17).

4) IOD의 안전한 외과수술을 위해

① CT로 촬영하고 외과용 스텐트를 이용하여 안전한 외과수술을 할 것

② 2-IOD의 경우에 임플란트의 식립 위치는 하악의 측절치와 견치 사이를 기준으로 좌우대칭 부위이다.

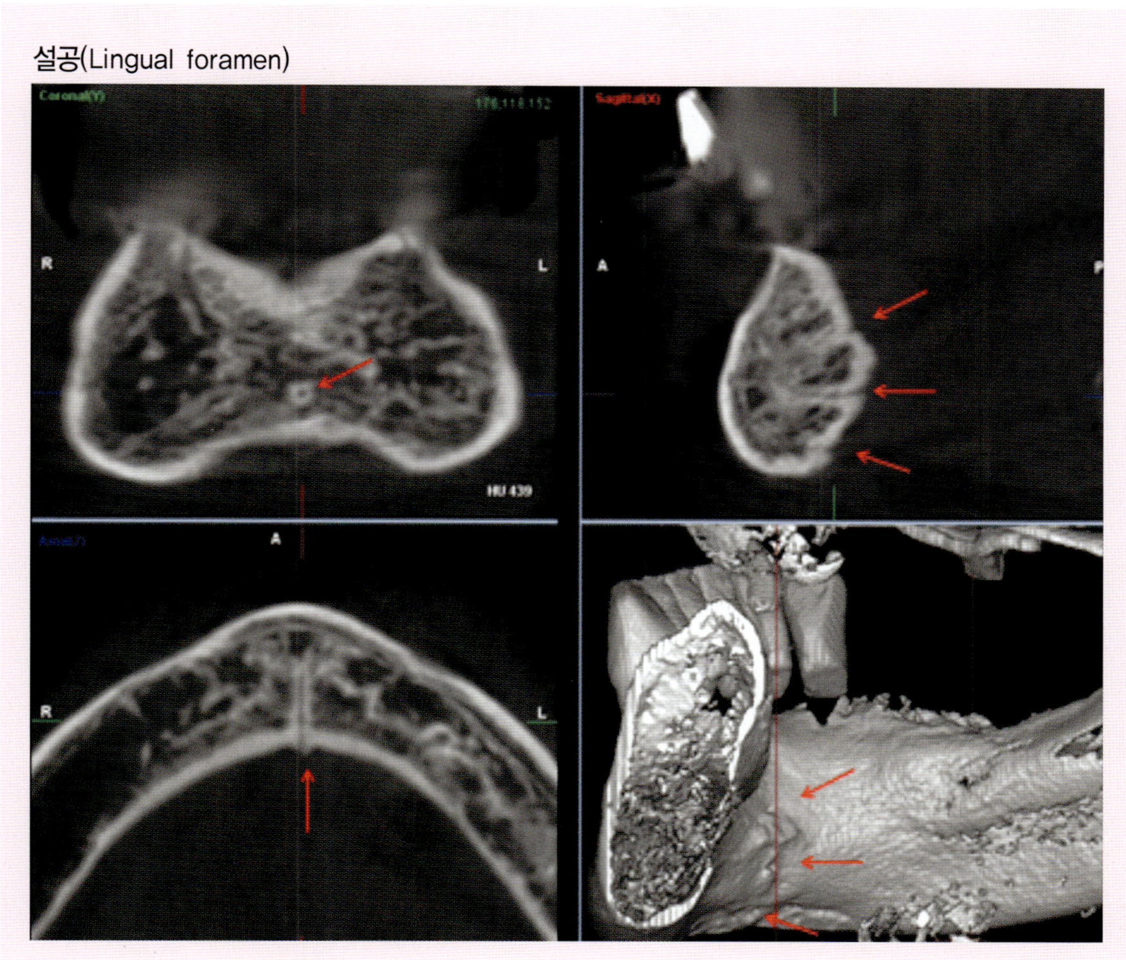

그림 15. 하악골의 설공. 무치악 환자에게 Cone beam CT를 촬영하면 정중부에 설하동맥이 악골로 들어가는 구멍이 확인된다. 이 증례에서도 정중부에 높이가 다른 3곳의 설공이 있다는 것을 확인할 수 있다.

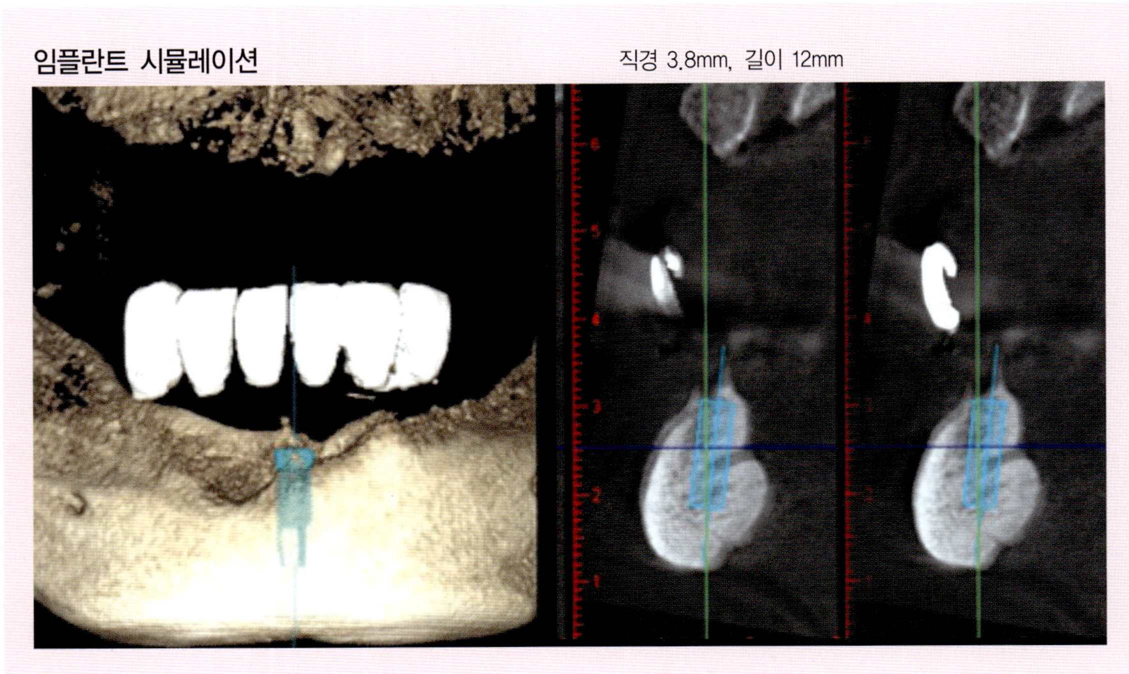

그림 16. 정중부의 임플란트. 정중부에 임플란트를 식립할 때는 수술 전 CT 촬영이 필수. 이 증례에서 정중부에 드릴링하면 악골 내부에서 동맥을 절단할 위험성이 높다.

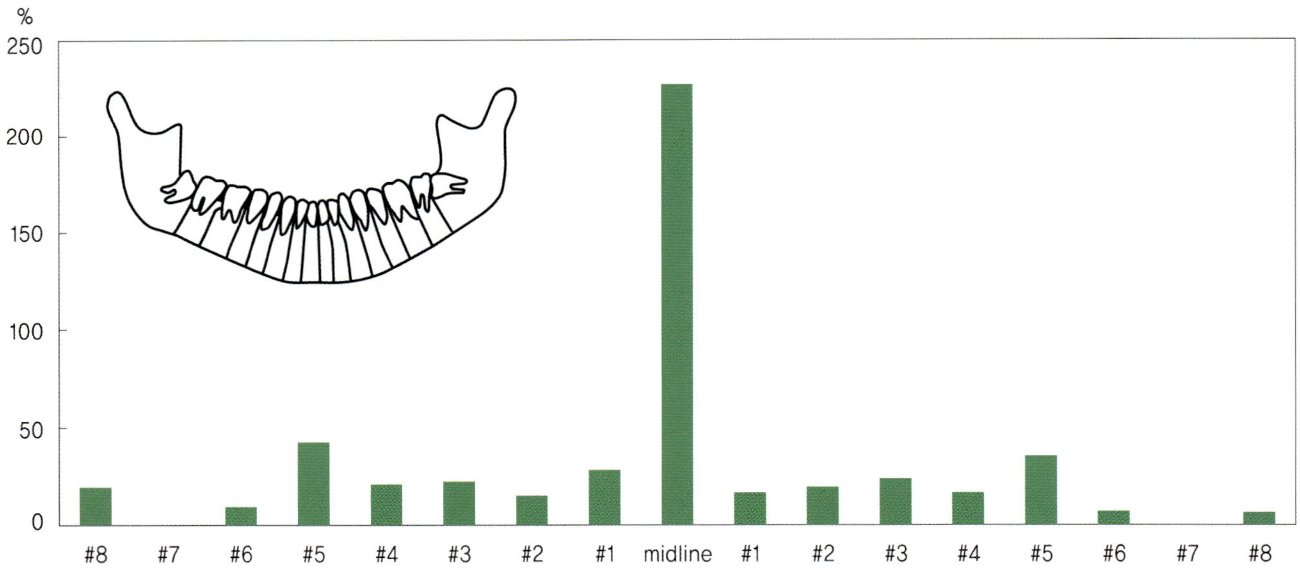

그림 17. 설공의 위치. 설공은 대부분이 하악골 정중에 존재한다. 일부는 소구치부에도 존재한다. 이는 그림 6b의 설하동맥의 주행을 보면 알 수 있다. 2-IOD에서 저자가 권장하는 측절치-견치 사이는 해부학적으로도 안전한 식립 위치라는 것을 알 수 있다. (Katakami K, Mishima A, Kuribayashi A, Shimoda S, Hamada Y, Kobayashi K: Anatomical characteristics of the mandibular lingual foramina observed on limited cone-beam CT images. Clin Oral Implants Res, 20(4): 386-390, 2009.에서 인용하여 수정)

4. 컨센서스 ③: 철저한 유지관리를 할 것

1) 지표

- 구강 내나 의치의 치태 관리를 철저히 한다.
- 치과위생사에 의한 정기적인 유지관리를 한다.

2) 오버덴처의 온고지신(자연치 오버덴처에서 배우는 IOD)

자연치 오버덴처가 치료의 첫 번째 선택이 아니라는 것을 충분히 고려해야 한다. 자연치 오버덴처는 의치의 유지·안정에 도움이 되며, 악골의 흡수를 막고 의치를 통해 치근막의 고유감각을 전달해 주는 등의 장점이 많다. 하지만 임상에서는 소수의 잔존치 증례가 있어도, 치료의 첫 번째 선택이 되지 않았다. 그 이유는 과거에서 찾을 수 있다.

일본에서도 1980년 전후로 자연치 오버덴처가 주목을 받아 임상에서 많이 이용되었다. 하지만 그 증례의 대부분이 '2차 우식→치주질환→발치'로 이어지고, 당시 치과의사는 환자와 많은 갈등을 겪었다. 그 원인은 위생관리 문제이다. 오버덴처는 지대치의 주위를 의치상이 덮고 있어서 자정작용이 낮고, 지대치도 치관이 삭제되는 경우가 많아서 높이가 낮아 닦기 어렵다는 문제가 있다. 닦기 쉬운 코핑의 높이는 1.5mm 이상이 필요하다는 보고도 있다. 코핑의 높이가 낮고, 지대치가 의치상으로 덮여 자정작용이 낮은 자연치 오버덴처는 첫 번째 선택이 되지 못하였다.

IOD에서도 같은 문제가 있다. 임플란트는 우식이 생기지 않을 뿐, 하우징 관리가 되지 않으면 임플란트 주위염이 생겨 제거해야 하는 것은 자연치와 같다.

하지만 다행히 자연치 오버덴처가 많이 사용된 시대와 결정적으로 다른 점이 있다. 그것은 병원 내 환경에서 치과위생사의 수준이 향상되었다는 점이다. 또한 사회환경적으로 환자의 의식수준이 높아졌을 뿐만 아니라, 초고령 사회로 인해 가철성 의치의 수요가 높아지고 있다는 점을 들 수 있다. IOD에서는 과거의 경험을 기초로 치과위생사에 의한 유지관리를 철저히 하고, 양호한 위생을 유지하는 것을 항상 생각해야 한다(그림 18~22).

3) 보호자에 의해 간호가 필요한 경우—분리해서 청소할 수 있다는 점이 큰 장점

치과의원에서 임플란트 치료를 받는 환자는 대부분 건강한 사람이다. 하지만 많은 환자들은 언젠가 고령이 되고 건강을 잃어 치과의원에 내원할 수 없게 된다. WHO의 세계보건 보고서에 따르면, 일본인의 평균수명은 세계에서 가장 길다(83세). 간호를 받지 않고 건강하게 지낼 수 있는 건강수명도 세계 제일(76세)이지만, 그 차이인 약 7년은 간호가 필요한 상황이다. 그 7년간 환자의 QOL을 높이는 것에 치과의료의 역할이 크다. 당연히 임플란트를 식립한 환자도 언젠가는 간호가 필요하다는 것을 염두에 두어야 한다. 고정성 임플란트 보철은 기능회복 면에서 다양한 장점이 있는 반면, 자가 돌봄을 할 수 없는 고령자에게서는 치태의 정체요인이 된다. 따라서 연령이 증가함에 따라 IOD를 포함한 가철성 의치를 선택하는 경향이 있다(그림 23, 24)

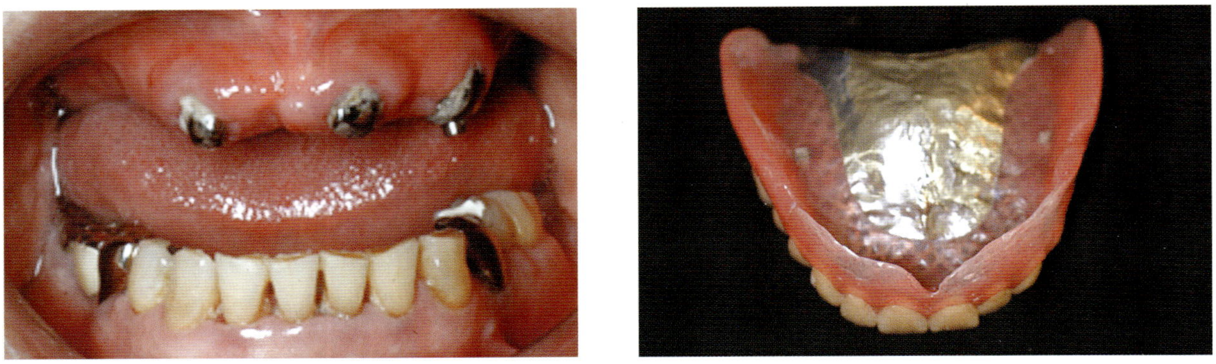

그림 18. 자연치 오버덴처의 문제점. 치질이 충분히 남아 있는 자연치의 치관을 삭제하고 오버덴처를 만드는 것은 치료법의 첫 번째 선택이라고는 말하기 어렵다. 왜냐하면 높이가 낮은 치아 코핑(근면판)은 칫솔로 닦기 어렵고, 또한 의치상으로 덮여 있어서 위생을 양호하게 관리하기 어렵기 때문이다.

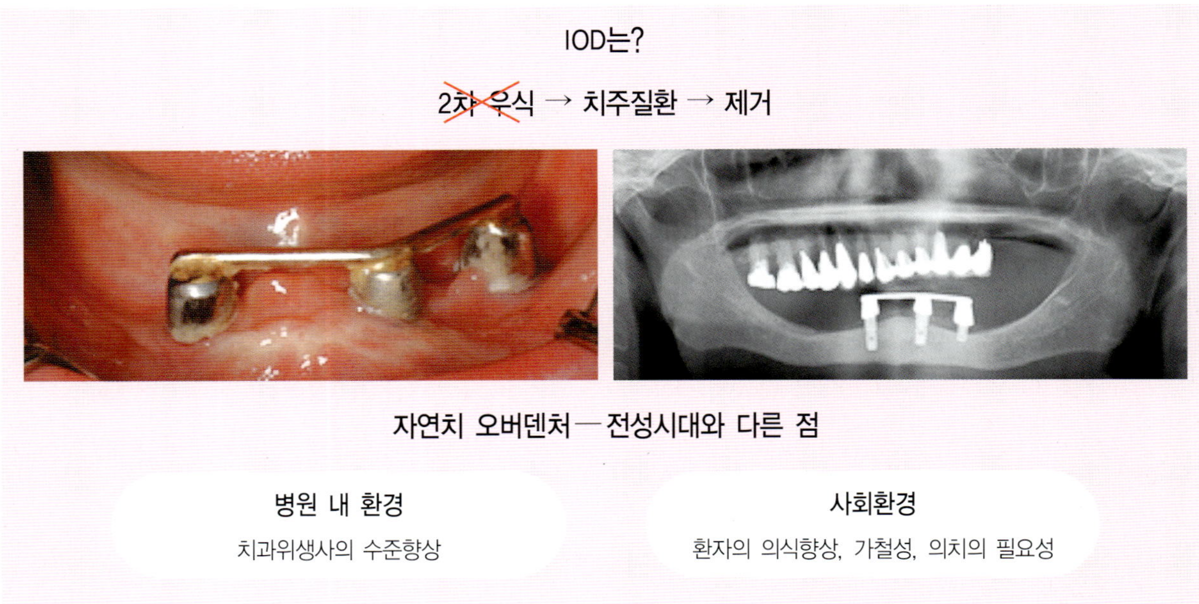

그림 19. 임플란트에 의한 오버덴처. 자연치 오버덴처의 문제점은 IOD에서도 개선되었다고 할 수 없다. 하지만 과거에 비해 치과위생사의 수준향상과 함께 치과의원의 예방치료가 확립되어 가고 있다. 또한 환자의 의식도 예방이 중요한 것으로 변화되고 있고, 가철성 의치의 수요도 많다는 점 등에서 양호한 위생을 유지하는 환경이 갖추어져 가고 있다.

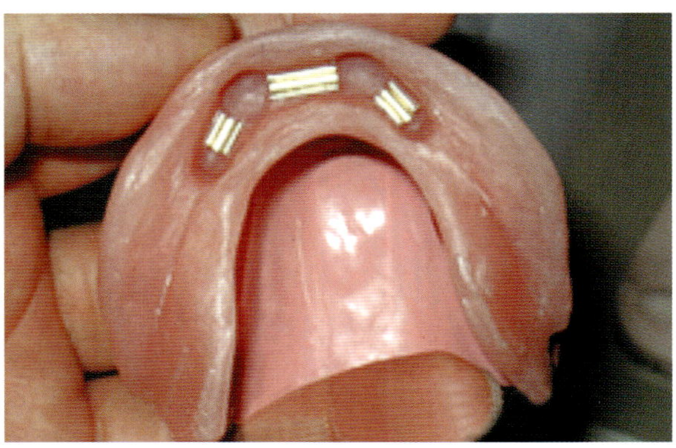

그림 20a. 네덜란드의 IOD 임상 예.

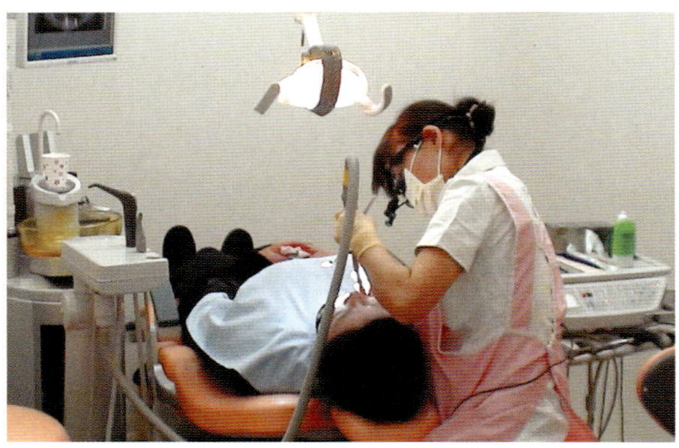

그림 20b. 일본에서 치과위생사와의 팀 의료.

그림 20a, b. 해외에 비해 일본에서는 치과의사, 치과위생사 모두 참여하여 철저히 치료를 하고 있다. 또한 치과위생사가 초진 시부터 유지관리까지 계속 환자의 옆에 있어 환자의 상황을 파악할 수 있다. 그런 멋진 의료 시스템이 일본에는 있다.

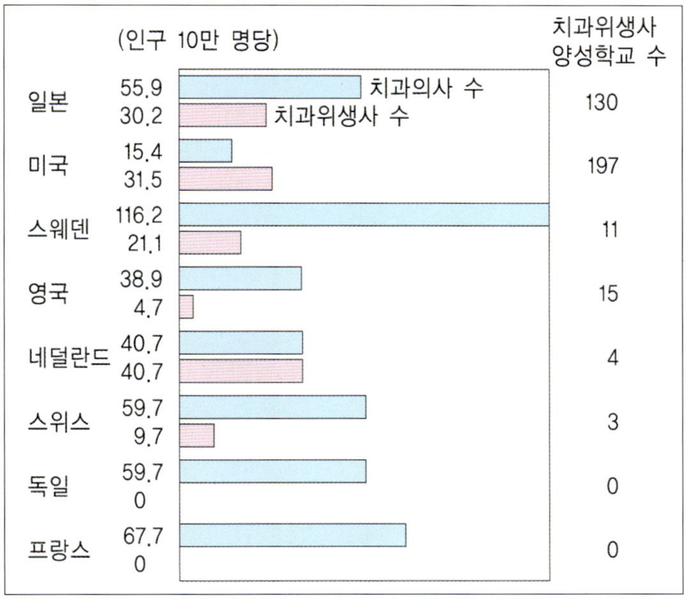

그림 21. 해외의 치과의사, 치과위생사 수와 양성학교 수. 해외의 치과위생사 수는 일본에 비해 적다. 유럽의 일부 국가에서는 치과위생사의 양성학교조차 없다. 치과위생사와 함께 위생을 철저히 하는 것이 일본에서는 가능하다. [이시키 테츠오(石木哲夫): 세계의 치과위생사 교육을 본다. 메이린 치과저널, 2(1): 1999.에서 인용하여 수정]

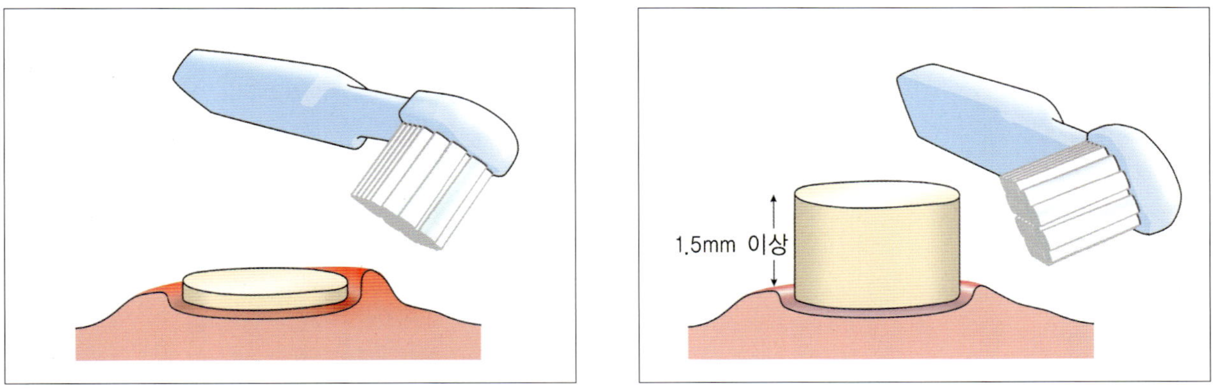

그림 22. 코핑의 높이(높이가 있는 내관형 어태치먼트의 사용 예). 높이가 낮은 코핑은 칫솔이 직접 치은에 닿아 아파서 닦을 수 없는 경우가 있다. 높이가 1.5mm 이상이면, 환자가 칫솔질하기 편하다.

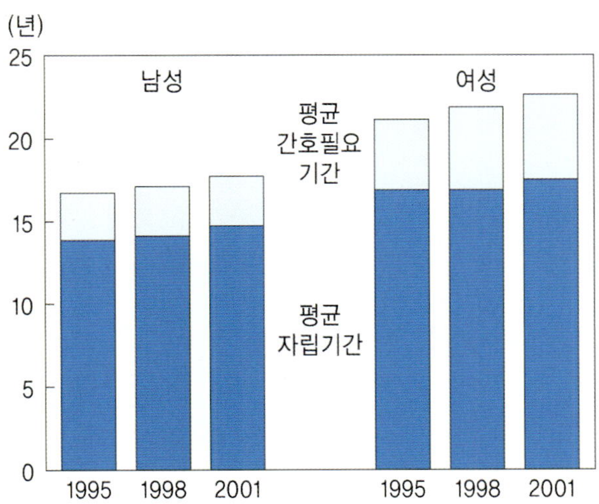

그림 23. 간호필요 기간. 초고령 사회인 일본에서는 평균수명이 세계 1위이지만, 간호필요 기간이 평균 7년이나 된다. 그 기간도 염두에 두고 치료방법을 고려해야 할 것이다. [가토 마사히로(加藤昌弘), 외: 보건의료 복지통계에 기초한 고령자의 평균 자립기간의 추이. 이추시(医中誌), 54(7): 41-46. 2007.에서 인용하여 수정]

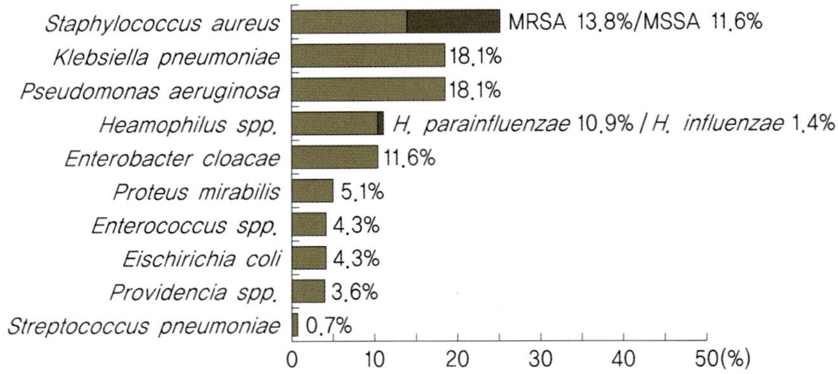

그림 24a. 치태 내의 오연성 폐렴 유발 가능 세균 검출률.

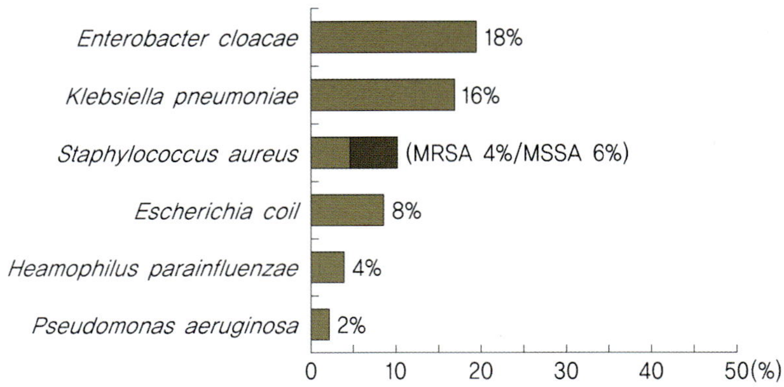

그림 24b. 의치 치태 내의 오연성 폐렴 유발 가능 세균 검출률.

그림 24a, b. 오연성(삼출물을 흡인하여 일어나는) 폐렴을 일으킨 환자의 원인균은 구강 내 세균이 많지만 의치 치태도 많다. 구강관리로 구강 내를 깨끗이 하면서 의치를 깨끗이 하는 것이 중요하다. [스미 야스노리(角保徳), 혼다 에이키(譽田英喜), 미치와키 유키히로(道脇幸博), 스나가와 미츠히로(砂川光宏), 사사키 토시아키(佐々木俊明): 간호가 필요한 고령자의 플라크 내 폐렴 원인균. 일본 노인치과학회지, 17: 337-347, 2003에서 인용개정]

COLUMN

초고령 사회에서의 임플란트 치료

초고령 사회에서 고령자에게 임플란트 치료를 하는 기회도 늘어나고 있다. 또한 과거에 임플란트 치료를 받은 환자도 나이가 들어 간호가 필요하게 될 것으로 우려된다. 환자가 치과의원에 내원할 수 없는 경우도 염두에 둔 임플란트 치료를 할 필요가 있다. 환자가 고령이 되면 청소성이 악화될 뿐 아니라 근육이나 점막의 움직임이 나빠져서 임플란트 주위의 자정성이 약화된다. 당초 교합지지에는 우수한 임플란트 보철도 고령이 되어 간호가 필요한 상태가 되면 치태가 부착하기 쉬운 보철장치가 될 수 있다. 평생 임플란트가 건강하게 기능하기 위해 고려해야 할 3가지 포인트를 제시한다.

1. 고령자에게는 IOD라는 치료방법도 적극적으로 생각할 수 있다

임플란트는 고정성 보철치료가 일반적이다. 하지만 고령자에게는 가철성 IOD도 고려해야 한다. IOD는 의치를 제거하고 청소할 수 있으며, 위생 면에서 우수하다. 특히 고령이 되면 가철성이라도 충분한 환자 만족도를 얻을 수 있다. 또한 수리 등의 간편함도 고령자에게 친화적인 치료법이라고 할 수 있다.

2. 치과에 주기적으로 내원하여 구강관리를 받도록 교육한다

구강 내의 청소 상태가 나빠지면 임플란트 주위염의 원인이 될 뿐 아니라, 오연성 폐렴 등 전신건강에도 영향을 미친다. 치과위생사가 정기적으로 구강관리를 하는 것이 중요하며, 구강 내뿐 아니라 전신의 감염증도 막는다. 또한 의치에 부착한 세균은 오연성 폐렴의 원인균이 되는 경우도 있다. 치과위생사가 주기적으로 구강관리를 할 때 입안과 함께 의치도 청소한다.

3. 홈 케어의 어드바이스를 한다

치태가 많은 고령자를 진찰할 때, 무심코 '칫솔질이 나빠서'라고 일률적으로 생각하게 된다. 그리고 "잘 닦으세요!"라고 지도하고 만다. 하지만 치태가 부착하기 쉬운 것은 칫솔질만이 원인이 아니다. 고령자의 경우에는 주위의 근육이나 구강점막, 혀의 움직임이 약해지면 식괴를 잘 운반하지 못해 협측이나 설측에 음식물 찌꺼기가 쌓이기 쉽다. 그리고 침도 꼭 필요하다. 그럴 때에는 '아이우베 체조*'나 '파타카라 체조**' 등 구륜근이나 혀의 운동을 촉진하기 위한 재활체조 또는 타액선 마사지를 함으로써 섭식·연하를 돕는다.

[역주]

* 아이우베 체조: 코호흡 체조법으로 혀 위치를 바로잡는 운동이다.
입을 크게 "아" → 강하게 "이" → 입을 쭉 내밀며 "우" → 혀를 아래턱 쪽으로 힘껏 내밀며 "베"

** 파타카라 체조: 특별히 고안된 기구를 장착하고 입을 다무는 운동이다.

제 6 장

IOD의 의치상 형태와 교합

1. IOD의 의치상 변연 형태의 개념
2. IOD 교합의 개념

1. IOD의 의치상 변연 형태의 개념

1) 의치상 변연 형태는 총의치와 IOD에서 무엇이 다른가

◉ 의치상 변연 형태의 원칙

의치상의 형태는 발치로 인해 잃어버린 연조직의 3차원적인 형태를 회복시키는 것을 목표로 한다. 즉 연조직 흡수의 정도 차이는 있어도 원래 있었던 형태를 회복시키기 위해 의치상 변연은 항상 일정한 형태가 된다(그림 1). 하지만 총의치에서는 유지·지지·안정을 위한 편의적 형태도 고려해야 한다. 예를 들어, 상악에서 구개부는 발치에 의한 흡수가 거의 없다. 하지만 상악의 총의치 제작 시에는 구개를 의치상으로 덮는다. 이는 의치에 유지를 부여하기 위해 형성한 편의적인 형태라고 할 수 있다.

◉ 유지·지지·안정을 위한 편의적 의치상 변연 형태

총의치에서 유지의 주체는 변연봉쇄다. 그러기 위해서는 의치상 주변이 부드러운 가연성 연조직으로 봉쇄되어 있어야 한다. 또한 총의치는 점막 위에서 약간의 움직임을 동반하고, 그 움직임이 일어난 후에 기능하게 된다. 그 움직임의 범위에서 변연봉쇄가 깨지지 않도록 일정 폭을 두고 점막이 감싸고 있어야 한다. 그 폭을 확보하기 위해 총의치에서는 적절한 두께에 둥근 형태의 의치상 변연을 설계하고, 접촉

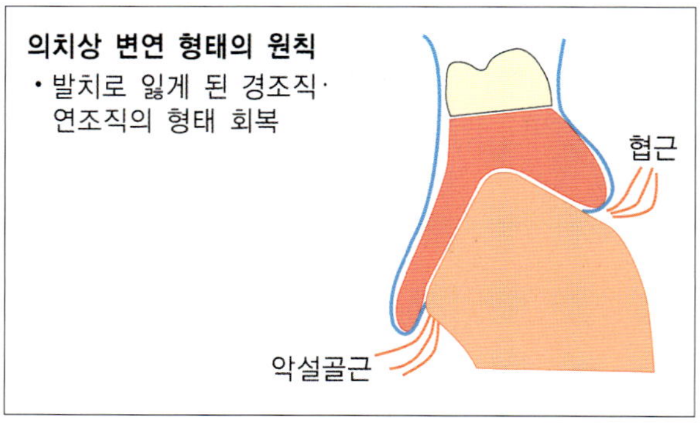

그림 1a. 치은퇴축이 적은 경우의 의치상 변연 형태.

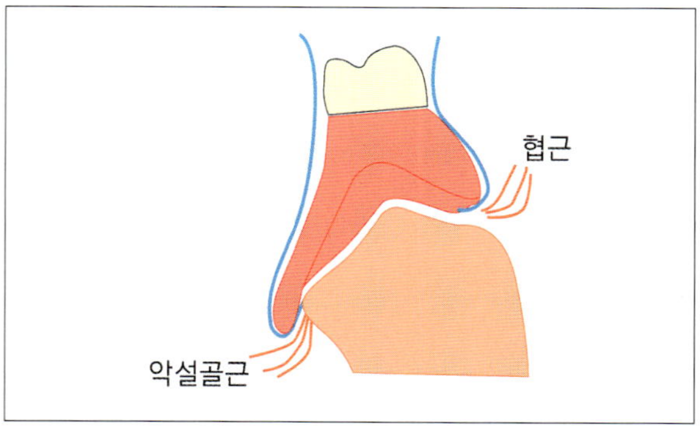

그림 1b. 치은퇴축이 중간 정도인 경우의 의치상 변연 형태.

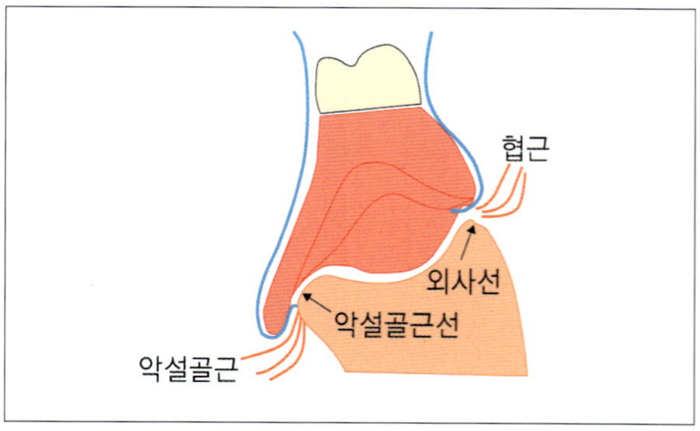

그림 1c. 치은퇴축이 많은 경우라도 거의 같은 의치상 변연 형태.

그림 1a~c. 의치상 변연 형태의 원칙은 발치 이후 흡수된 경조직과 연조직의 형태 회복이다. 즉 치은퇴축 정도에 관계없이 의치상 변연은 일정한 형태가 된다. 하지만 의치상 변연 형태는 그것만으로는 결정될 수 없고, 유지·지지·안정을 위한 편의적 형태도 부여해야 한다.

총의치의 변연봉쇄

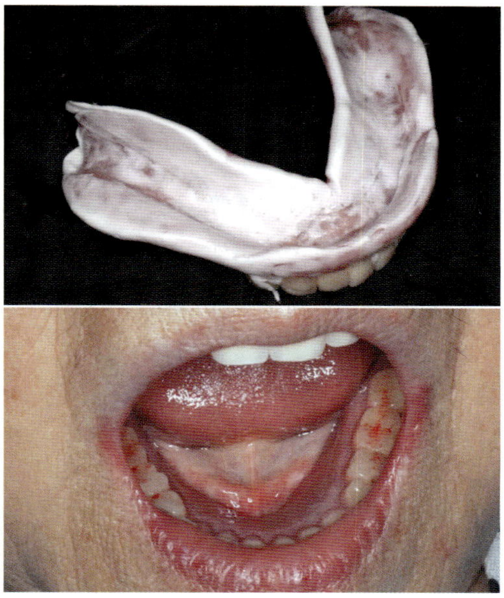

포인트 ①: 변연부 주변의 봉쇄

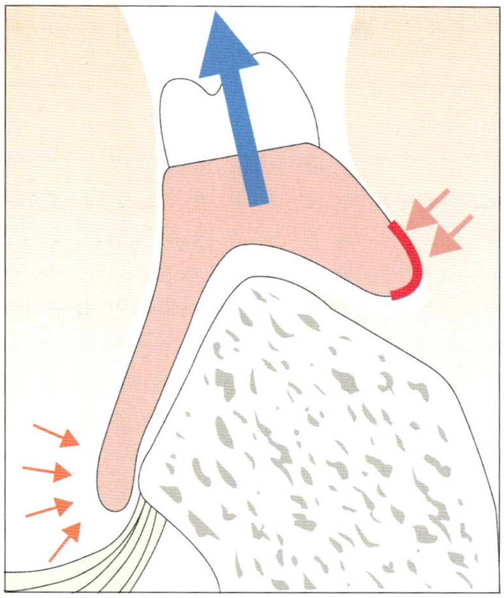

포인트 ②: 움직임이 작은 부드러운 가동점막이 접하는 폭

그림 2. 총의치에서 유지의 주체인 변연봉쇄를 확립하기 위해서는 2개의 포인트가 있다. 1개는 의치상 변연 주변을 봉쇄하는 것, 또 하나는 의치가 움직여도 봉쇄가 깨지지 않도록 의치상 변연부에 점막이 접하는 폭이 필요하다. 두께가 적절한 둥근 형태의 의치상 변연을 제작함으로써 점막이 접하는 폭이 확보된다.

면적을 늘린다(그림 2). 이는 변연봉쇄를 위한 편의적인 형태가 된다. IOD는 총의치에 비해 의치의 움직임이 작기 때문에 의치상 변연의 두께를 얇게 제작할 수 있다.

IOD와 총의치에서 의치상의 역할 차이를 이해하는 것이 보다 기능적인 IOD를 제작하기 위한 핵심이 된다. IOD에서도 의치상 하방의 임플란트 개수나 위치에 따라 의치상의 역할이 다르다(p.29 참조). 2-IOD와 같이 적은 임플란트로 유지하는 임플란트 유지 오버덴처(implant retained overdenture)와 다수 임플란트로 지지하는 임플란트 지지 오버덴처(implant supported overdenture)에서 의치상의 역할은 크게 다르며, 그 역할에 따라 적절한 의치상 변연 형태를 설계해야 한다(그림 3).

2) 하악 총의치에 필요한 의치상의 편의적 형태(그림 3a)

의치상의 본래 목적은 '발치 이후 상실된 연조직의 형태 회복'이다. 하지만 다음 4곳은 발치 후에도 형태가 바뀌지 않는 곳으로, 유지·지지·안정을 위해 편의적으로 총의치에 부여하는 형태이다.

① Retromolar pad를 덮는 부분: 유지·지지·안정을 위해 필요하다. (○)

하악 총의치에서 retromolar pad를 덮는 것은 필수다. 얇게 덮어서 협점막과 혀가 retromolar pad 위에서 닿고*, 의치 후방의 변연봉쇄가 강고해져서 의치 유지에 도움이 된다. 또한 의치의 침하에 대해

[역주]

* 그림 24c(p.17)에서 설명한 것과 같이, retromolar pad를 덮는 의치상에서 협점막과 혀가 바싹 붙어 봉쇄하도록 트레이를 수정하여 인상채득을 해야 한다. 이러한 contact point를 BTC point라고 하며, 이런 의치상 주위 근육이 retromolar pad 부위 의치상을 감싸면서 강한 유지력이 발휘된다.

약간이지만 저항함으로써 지지의 역할을 담당하고, 측방 이동에 대한 저항에 도움을 주어 안정의 역할을 일부 담당할 수 있다.

② 악설골근선을 넘는 설측 의치상 변연: 유지·안정를 위해 필요하다. (○)

설측의 의치상 변연은 악설골근의 부착부위인 악설골근선 하방으로 연장한다. 의치의 인상채득 시 보통은 근육이 부착되는 부위까지 연장하지 않지만, 이 부위에서는 악설골근의 주행 방향이 아래를 향하므로 근육 부착부위를 넘어 의치상을 연장할 수 있다. 만일 악설골근선상에 의치상 변연을 설정하면 의치가 측방으로 움직일 때 악설골근선의 첨예부가 닿아 통증이 생길 수 있다. 이 때문에 악설골근선을 넘어 변연을 설정하고 악설골근선의 첨예부에 상당하는 의치상의 내면을 완화한다. 설측 의치상 변연을 악설골근선 하방으로 연장함으로써 혀에 의한 변연봉쇄가 확실해지고, 유지에 도움이 되면서 의치가 옆으로 흔들리는 것에 대한 저항으로 안정의 역할을 부여한다.

③ 외사선을 넘는 협측 의치상 변연: 지지(내압면적 확보)를 위해 필요하다. (○)

외사선은 협근의 부착부위이다. 하지만 협근이 이 부위에서는 전후적인 주행을 하므로, 의치상 변연을 외사선을 넘어 설정하여도 협근의 수축으로 의치상이 들리는 경우가 적다. 의치상의 내압면적을 늘리고, 지지를 충분히 하기 위해 외사선을 넘어 의치상 변연을 설정할 수 있다. 하지만 협근에 인접한 점막의 움직임을 완벽하게 인상채득을 하기는 어렵고, 결과적으로 흡착을 얻기 어려운 경우가 있다.

④ 설하주름부, 협측, 순측의 플라스크 모양의 두꺼운 의치상 변연: 유지를 위해 필요하다. (○)

설하주름부는 하악 총의치의 흡착을 얻기 가장 쉬운 곳이다. 이 부위는 움직임이 작은 부드러운 점막이 존재하고, 의치상 변연을 안팎으로 감싸 안아 강한 유지를 얻을 수 있다. 또한 협측과 순측의 의치상 변연도 두께가 있는 플라스크 모양으로 제작하면, 의치가 약간 움직여도 변연봉쇄가 깨지지 않으므로 유지로서 역할을 한다.

3) 2-IOD(임플란트 유지 오버덴처)에 필요한 의치상의 편의적 형태(그림 3b)

① Retromolar pad를 덮는 부분: 유지·지지·안정을 위해 필요하다. (○)

2-IOD에서는 전치부에 식립한 임플란트에 의해 유지되기 때문에 후방의 의치상은 후방연장 국소의치와 같이 Fish-tail movement를 일으킨다. Retromolar pad를 얇게 덮고, 그 위에 협점막과 혀가 닿아 봉쇄하는 형태로 하여 유지·지지·안정의 역할을 부여한다.

② 악설골근선을 넘는 설측 의치상 변연: 유지·안정을 위해 필요하다. (○)

악설골근선을 넘어 의치상을 설정하는 것이 의치 후방부의 유지와 안정을 위해 유리하다. 하지만 총의치보다는 확실히 의치의 움직임이 작아지므로 총의치보다 길이가 짧아진다. 또한 치은이 흡수되고 있는 증례에서는 구강저의 압력이 강하고, 악설골근선을 넘는 상연의 설정이 곤란한 경우가 있다. 그런 증례에서는 국소의치와 마찬가지로 악설골근선상에 상연을 설정하는 경우가 있다. 그 경우에도 의치상의 움직임이 작아서 악설골근선의 첨예부에 통증을 주는 경우가 거의 없다.

③ 외사선을 넘는 협측 의치상 변연: 지지(내압면적 확보)를 위해 필요 없다. (×)

2-IOD에서는 협측붕(buccal shelf)의 지지가 중요하다. 하지만 외사선을 넘는 상연은 자칫 의치상

이 너무 길어지기 쉬운 경우가 있다. 적은 개수의 IOD에서는 의치상이 조금이라도 길면 기능 시에 의치가 움직여 임플란트에 측방력을 줄 수 있다. 또한 IOD로 수복함으로써 구강점막의 움직임도 활발하게 된다. 필요 이상으로 외사선을 넘어 협측 의치상 변연을 연장하는 것은 얻을 수 있는 장점보다, 의치상 변연 설정을 잘못했을 때의 단점이 훨씬 커진다.

④ 설하주름부, 협측, 입술 측 플라스크 모양의 두꺼운 의치상 변연: 유지를 위해 필요 없다. (×)

총의치의 유지 주체는 의치상 변연의 봉쇄이다. 한편 2-IOD에서 유지의 주체는 임플란트다. 총의치에 비해 의치의 움직임이 작으므로 두꺼운 플라스크 모양의 의치상 변연은 필요 없다(총의치에 비해 얇은 의치상 변연이지만, 환자 자신이 빼내도 흡착음이 날 정도로 의치의 흡착을 얻을 수 있음)(p.63의 그림 6t 참조).

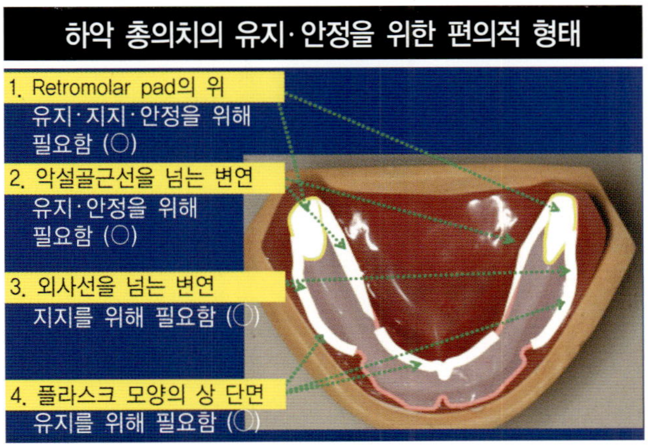

그림 3a. 총의치에서는 발치 후 흡수된 연조직의 형태 회복 외에 위의 4개의 편의적인 형태가 필요하다.

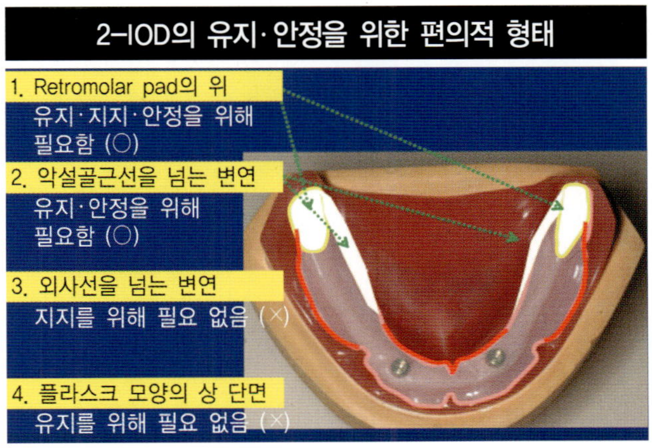

그림 3b. 2-IOD에서는 임플란트가 유지의 역할을 담당하므로 편의적 형태는 위의 2개만으로 된다.

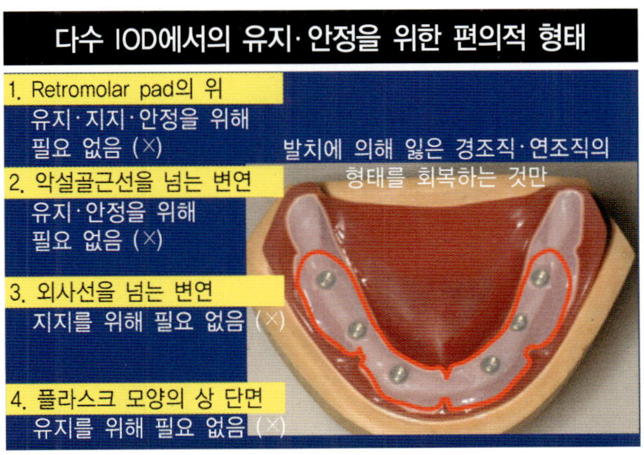

그림 3c. 다수 임플란트로 지지하는 IOD에서는 유지·지지·안정을 임플란트가 담당하므로 순수하게 발치 후 흡수된 연조직의 형태 회복을 목표로 하며, 편의적 형태는 필요 없다.

그림 3a~c. 하악 의치에 필요한 편의적 형태. 의치상 원칙은 발치 후 흡수된 연조직 형태의 회복이다. 하지만 유지·지지·안정을 위해 편의적으로 부여하는 형태가 필요하게 된다. 총의치, 2-IOD, 다수 임플란트 식립의 IOD는 각각 의치상의 역할이 다르고, 결과적으로 필요한 의치상 변연의 형태가 다르다.

4) 다수 임플란트 식립 IOD(임플란트 지지 오버덴처)에 필요한 의치상의 편의적 형태 (그림 3c)

다수 임플란트를 식립한 IOD에서는 임플란트가 유지·지지·안정의 역할의 대부분을 담당하며, 의치상은 발치 후 흡수되어 상실된 연조직의 형태 회복이 주요 역할이 된다. 이 때문에 발치 후에 형태변화가 없는 retromolar pad 위에 의치상 변연을 설정할 필요가 없고, 악설골근선이나 외사선을 넘어 형성된 의치상 변연과 플라스크 모양으로 의치상 변연을 형성하는 것은 기능 시 오히려 의치의 움직임을 만들 수 있어서 불필요하다.

① Retromolar pad를 덮는 부분: 유지·지지·안정을 위해 필요 없다. (×)
② 악설골근선을 넘는 설측 의치상 변연: 유지·안정을 위해 필요 없다. (×)
③ 외사선을 넘는 협측 의치상 변연: 지지(내압면적 확보)를 위해 필요 없다. (×)
④ 설하주름부, 협측·순측 플라스크 모양의 두꺼운 의치상 변연: 유지를 위해 필요 없다. (×)

2. IOD 교합의 개념

1) 자연치와 의치의 교합접촉 양식

자연치의 교합접촉 양식은 편심운동 시에 치아의 접촉 상태에 따라 견치유도, group function, full balanced occlusion(이하 full balance) 등으로 나누어진다. 견치유도나 group function은 편심운동 시에 전치부로 유도함으로써 구치부가 이개(disclusion)되는 교합이다. 이에 따라 악관절 가까이에 있는 구치를 측방력으로부터 지키고, 동시에 악관절의 과중부담도 경감한다고 생각할 수 있다(그림 4).

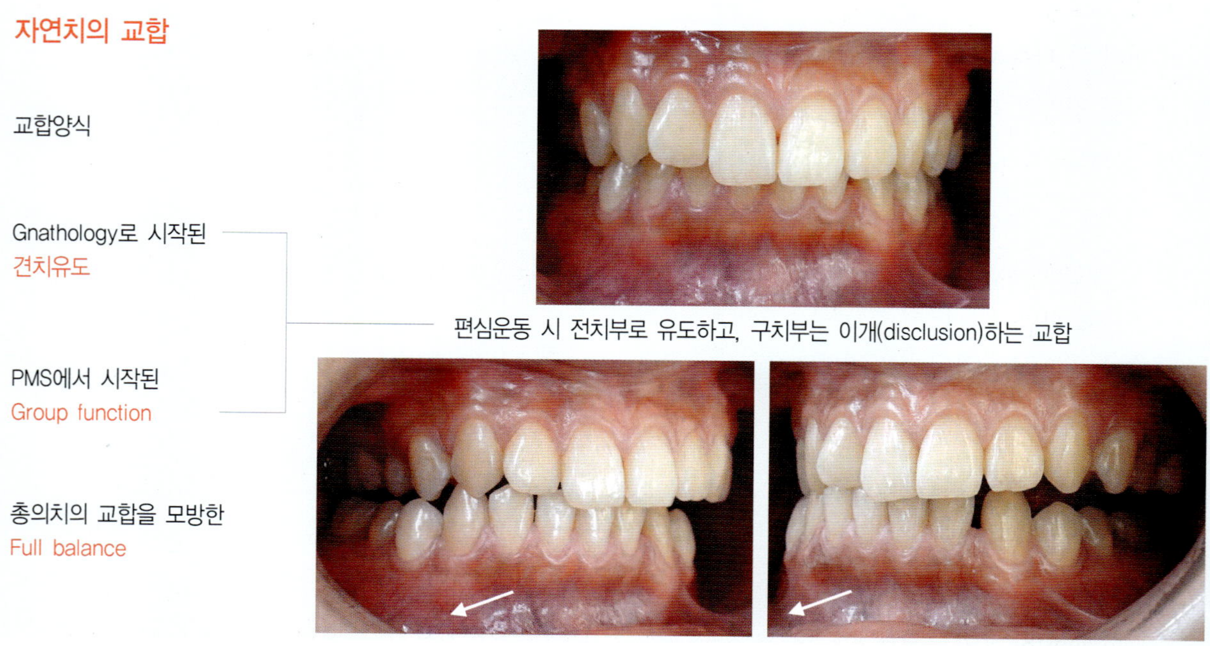

그림 4. 자연치의 교합접촉 양식의 하나인 견치유도에서는 측방운동 시에 견치로 가이드하고, 구치부는 이개한다. 평형측의 치아는 접촉하지 않는다.

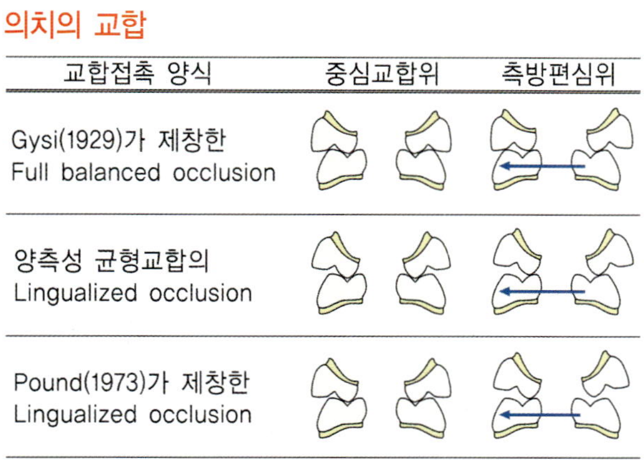

그림 5. 총의치의 교합접촉 양식은 full balanced occlusion이나 lingualized occlusion이 기본이 된다. Pound가 lingualized occlusion을 제창할 때는 측방운동 시에 평형측이 접촉하지 않는 교합양식이었다. 현재는 lingualize에서도 평형측에서 접촉하는 양측성 평형교합으로 한다.

그럼 총의치의 교합은 자연치와 같을까? 의치의 교합접촉 양식은 full balance나 lingualized occlusion(이하 lingualized)가 기본이다. Full balance는 교두감합위에서 구치부가 균일하게 접촉하고, 또한 편심운동 시에 모든 치아의 작업측, 평형측이 교합 평면으로 접촉하는 교합이다. Lingualized는 상악 구치부의 기능교두만을 교합시킴으로써 의치에 대한 측방력을 줄이고, 또한 장착 후의 교합조정을 쉽게 하는 방법이다(그림 5).

이처럼 자연치나 의치에서의 교합접촉 양식이라고 하면 상·하악의 치아가 접촉한 상태를 말한다. 하지만 의치에서는 교합접촉 양식보다도 음식물이 낀 상태에서의 편측성·양측성 균형이 우선된다고 생각된다. 자연치와 달리 의치는 저작 시에 약간 움직이므로 이렇게 음식물이 낀 상태에서의 균형을 생각해야 한다.

2) 의치의 편측성·양측성 균형

자연치에서는 식괴를 대구치부로 씹을 때에 평형측에서는 작업측에서의 분쇄와 거의 동시에 상하의 치아가 접촉한다. 치아는 치근막을 이용하여 악골과 결합하고 있어서 위치의 차이는 거의 없다. 한편 총의치 등 다수치가 결손된 의치에서 의치상은 부드러운 점막 위에서 움직이며 기능한다. 교합력이 가해지면 점막의 피압축성의 범위에서 압박하면서 의치 전체의 위치가 이동한다. 따라서 총의치에서는 유치악과는 다른 방식으로 음식물을 저작한다.

총의치로 음식을 씹을 때, 편측의 대구치부 교합면에서 음식물이 올려져 편측성 균형을 유지하면서 힘을 가한다(그림 6a). 또한 음식물이 있는 작업측의 상하 인공치 간 거리가 짧아지면 상하 총의치는 점막상에 약간 압박되어 수직적 침하가 일어나고 평형측의 대구치에서 상하 인공치가 접촉한다(그림 6b). 이것을 '양측성 균형'이라고 한다. 이 평형측의 인공치 접촉이 지점이 되고 '제2종 지렛대'의 원리로 작업측의 식괴를 씹는다(그림 6c).

이렇게 총의치로 잘 씹기 위해서는 식괴를 끼운 상태에서의 편측성 균형과 양측성 균형이 필요하며, 그러기 위해서는 기능 시에 의치가 약간 움직여야 한다. 이것이 자연치와 결정적으로 다른 점이다. 자연치는 움직임이 없는 치열이기 때문에 치아나 악관절을 보호하기 위해 측방운동 시에 구치부가 이개(disclusion)하는 견치유도나 group function 등의 교합을 부여하는 경우가 많다. 한편 총의치에서는 양측성 균형을 얻기 쉽도록 식괴를 끼운 상태에서 평형측의 상·하악 인공치 간 거리가 가까울수록 유

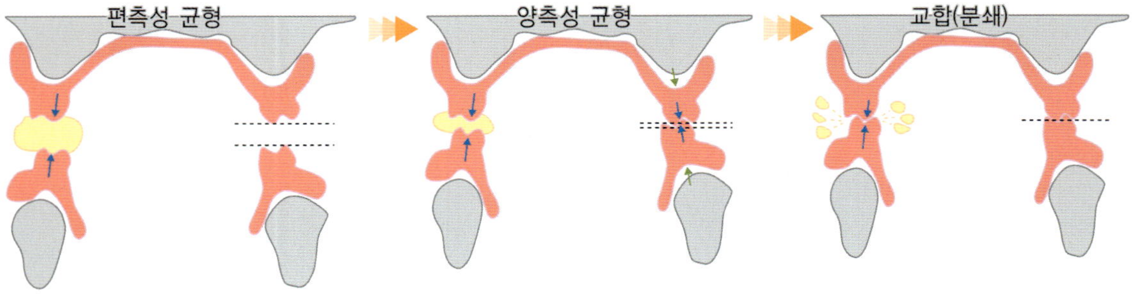

그림 6a. 그림 6b. 그림 6c.

그림 6a~c. 의치에서의 편측성·양측성 균형. 식괴를 의치로 씹어 분쇄할 때, 우선은 작업 측에서 식괴를 취하고, 의치의 평형측에는 틈이 있다. 거기서 의치가 뒤집히거나 탈락하지 않도록 편측성 균형을 얻는 인공치 배열이 필요하다. 또한 저작하여 분쇄하면 작업측의 상하 인공치가 접촉하기 전에 평형측의 인공치끼리 접촉하여 양측성 균형을 얻게 된다. 평형측의 접촉이 지점이 되어 작업측의 식괴를 분쇄한다.

상악: 총의치
하악: 2-IOD

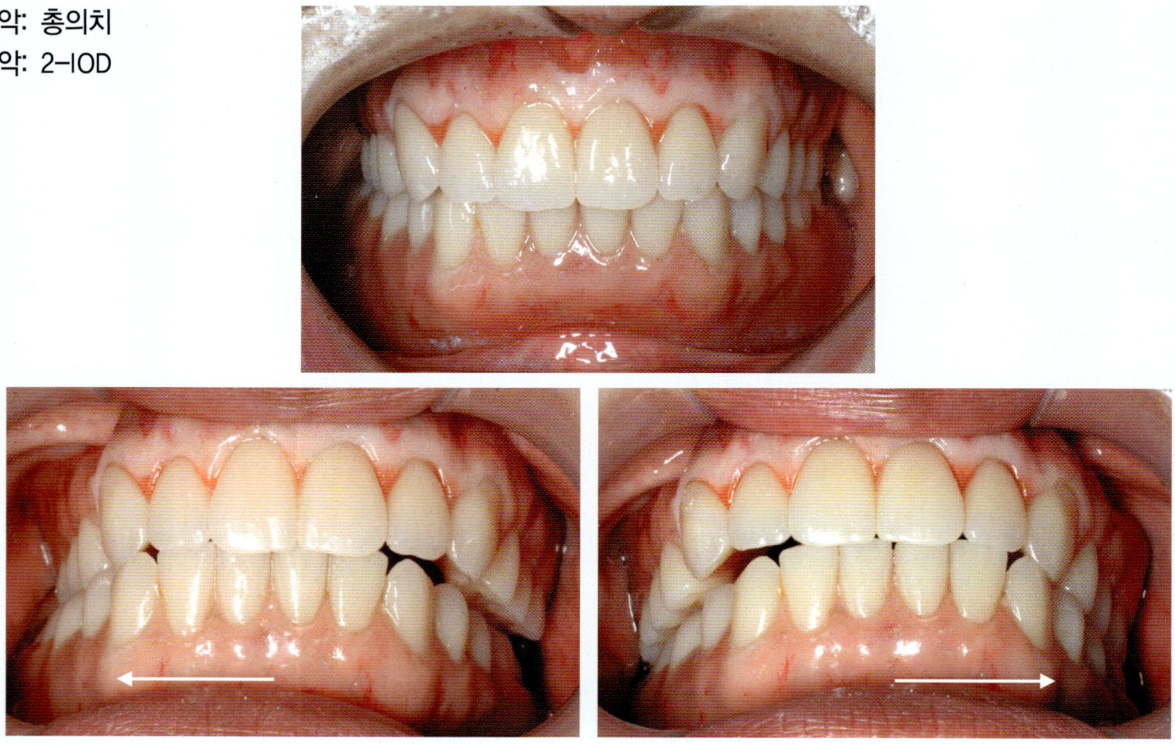

그림 7. 2-IOD에서는 의치치료를 기본으로 생각하여 총의치와 마찬가지로 양측성 평형교합을 부여한다. 측방운동 시에 평형측에서 인공치 사이의 접촉이 있다.

리해진다. 이를 위해서는 교합기상에서 인공치 배열 시 양측성 평형교합을 부여함으로써 달성할 수 있다. Full balanced occlusion이나 lingualized occlusion 등 양측성 평형교합이 의치의 안정과 함께 잘 씹는 의치에 필요한 이유이다.

3) 양측성 평형교합과 양측성 균형교합의 차이

양측성 평형교합이란 측방운동 시에 작업측의 상·하악 인공치 접촉과 함께 평형측의 상·하악 인공

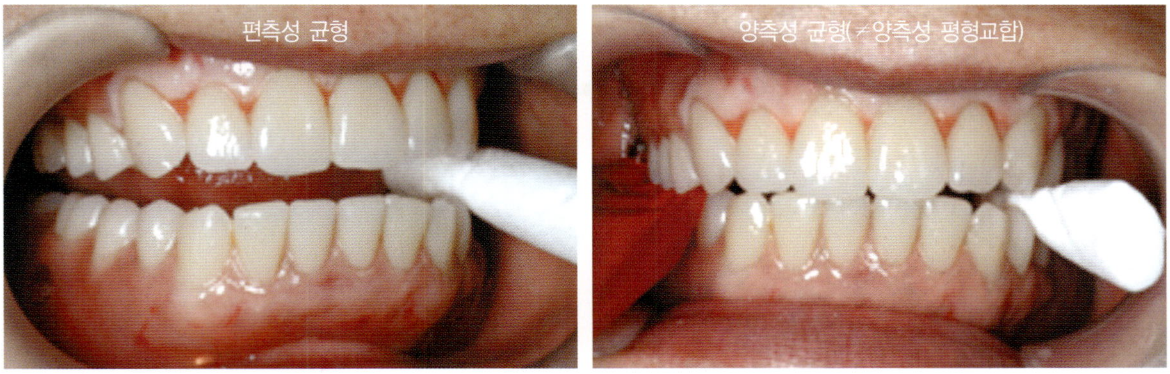

그림 8. IOD에서의 편측성·양측성 균형. IOD에서도 총의치와 마찬가지로 편측성 균형과 양측성 균형을 함께 획득하면 잘 씹히는 의치가 된다.

치 접촉이 있는 상태를 말한다. 교합이란 상·하악의 치아가 접촉되어 있는 상태를 의미하므로 식괴가 끼지 않은, 이른바 교합기상에서 상·하악의 치아 간 접촉이다(그림 7).

한편 양측성 균형이란 식괴를 끼운 의치의 작업측과 평형측의 균형상태를 말한다. 작업측에 식괴를 끼운 상태에서 평형측의 상·하악 인공치가 접촉함으로써 식괴를 분쇄하는 힘이 쉽게 발휘된다(그림 8). 양측성 균형을 쉽게 얻으려면 작업측에서 씹었을 때, 평형측의 상·하악 인공치 간 거리가 가까울수록 접촉하기 쉬워진다. 결과적으로는 양측성 평형교합을 부여함으로써 양측성 균형도 얻기 쉬워진다.

4) 양측성 평형교합을 부여하기 위하여

Hanau는 1922년에 과로조절기구와 incisal guide를 갖는 H형 교합기를 발표하였다. 그리고 교합기상에서 양측성 평형교합을 만들어 내기 위한 교합의 5요소(그림 9, 10)를 다룬다. 과로경사는 환자 고유

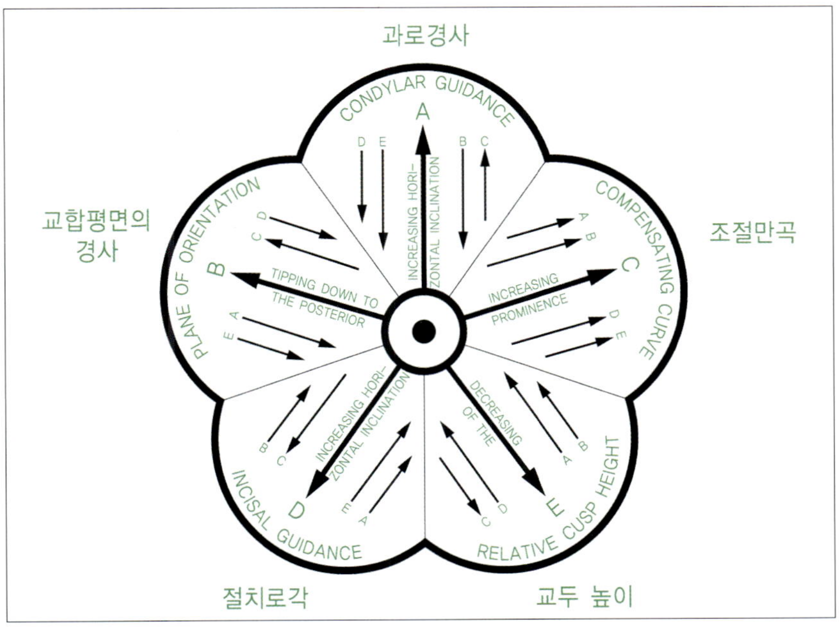

그림 9. Hanau Quint. 양측성 평형교합을 부여하려면 교합의 5요소 조절이 필요하다. 과로경사는 환자 고유의 값으로 바뀌지 않지만, 다른 4요소로 조절한다. (Hanau RL: Articulation defined, analyzed and formulated. J Am Dent Assoc. 13: 1694–1709, 1926.에서 인용하여 수정)

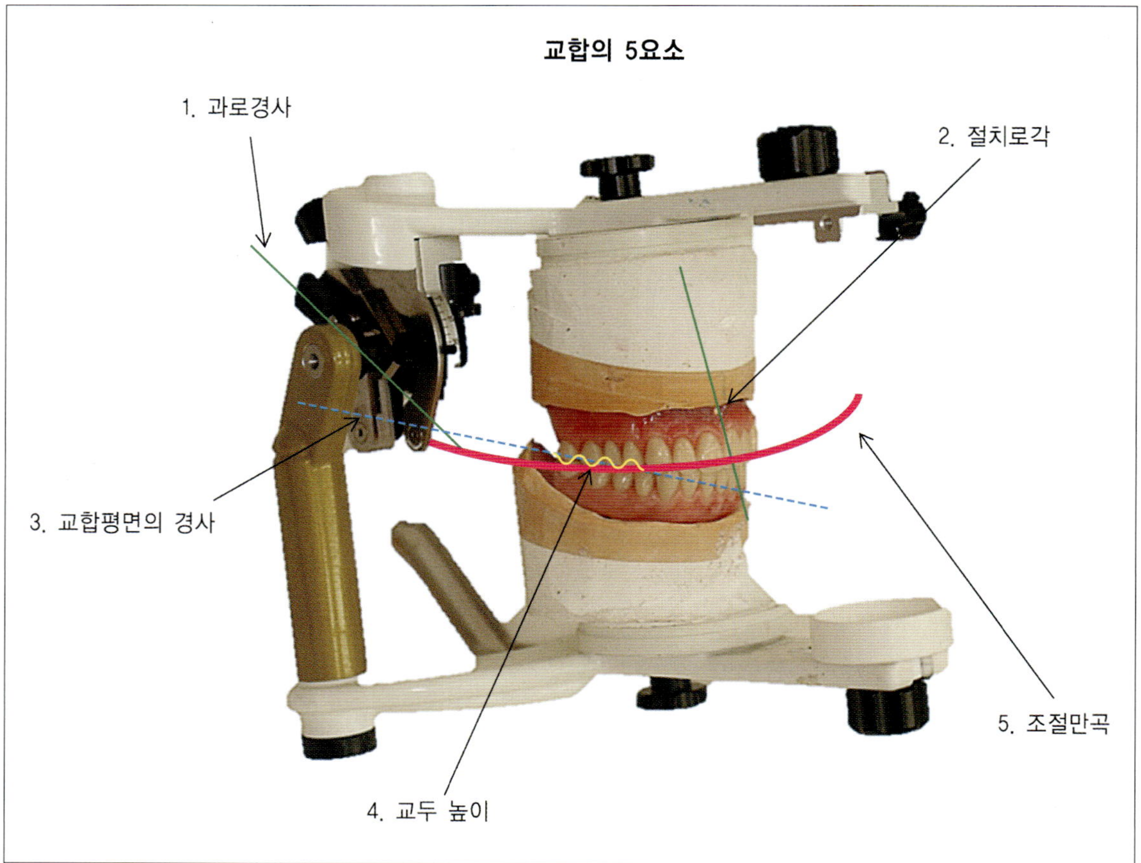

그림 10. 교합의 5요소. 임상적으로는 조절만곡을 부여해 두면 양측성 평형교합을 얻기 쉽다.

의 값으로 바꿀 수 없지만, 다른 요소를 조정함으로써 의치에 양측성 평형교합을 부여할 수 있다.

5) IOD 교합

◉ IOD의 교합접촉 양식

IOD의 교합접촉 양식을 생각하면, 우선은 임플란트를 식립한 개수나 위치에 따라 그 의치의 움직임이 어떻게 변화한 것인지를 생각해야 한다. 2-IOD와 같이 적은 개수로 유지하는 IOD에서는 기능 시에 의치의 움직임이 총의치보다 작아진다. 한편 다수의 임플란트로 지지하는 IOD에서 의치상은 대부분 움직이지 않게 된다. 이런 의치의 움직임에 따라 교합을 부여해야 한다.

① 2-IOD(적은 개수의 임플란트로 유지하는 IOD: Implant Retained Overdenture)

IOD의 의치상 변연 형태의 개념에서 기술한 바와 같이 적은 개수로 유지하는 IOD에서는 의치의 역할이 총의치와 가까워야 한다. 구치부에서 식괴를 분쇄할 때는 총의치와 마찬가지로 양측성 균형이 있으면 환자에게는 잘 씹을 수 있는 의치가 된다.

즉 의치가 약간 움직여서 평형측의 상·하악 인공치가 접촉함으로써 작업측에서 씹기 쉬워진다. 또한 의치의 움직임이 작아지는 교합접촉 양식이 요구된다. 부여하는 교합은 총의치에 따라 full balanced occlusion이나 lingualized occlusion 등의 양측성 평형교합이 바람직하다고 할 수 있다.

② 다수 임플란트 식립 IOD(다수 임플란트로 지지하는 IOD: Implant Supported Overdenture)

교합지지 역할의 주체가 임플란트가 되고, 의치는 대부분 움직이지 않으므로 고정성 보철물과 같은 교합을 부여한다.

대합치가 총의치이면 그 안정을 위한 교합(양측성 평형교합)이 필요하다. 대합치가 유치악이라면 고정성 보철물과 같이 견치유도나 group function 등의 mutualy protected occlusion를 부여한다(그림 11).

◉ 의치치료를 기본으로 한 IOD에 부여하는 교합

교합이란 상·하악의 치아(인공치)가 접촉한 상태를 말한다. 교합접촉 양식은 교두감합위나 측방운동 시의 접촉상태이다. 하지만 기능적으로 뛰어난 IOD를 제작하기 위해서는 단순히 교합접촉 상태뿐 아니라 음식물 저작 시에 의치의 움직임을 생각해야 한다. 2-IOD와 같은 적은 개수의 임플란트로 유지하는 IOD에서는 기능 시 의치가 움직이게 되며, 다음 사항이 중요하다.

① 편측성·양측성 균형을 획득할 것

② 안정적인 구치부의 저작습관을 이루기 위해 전치부 교합이 되지 않을 것

이들은 교합접촉 양식보다 우선된다.

즉 정확한 교합접촉 양식을 교합기상에서 부여하여도 편측성·양측성 균형이 이루어지지 않으면, 음식물을 저작하는 것만으로 의치는 전도된다. 또한 전치부 저작습관이 있으면 상악 의치가 쉽게 분리되어버린다.

안정적인 구치부 교합지지의 획득과 전치부 교합접촉을 제거한다.

총의치, IOD, Bone anchored bridge, Crown bridge의 교합

	총의치	2-IOD 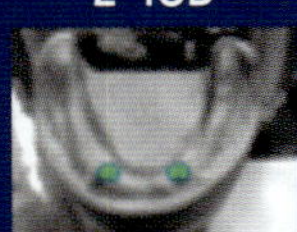	다수 임플란트 IOD 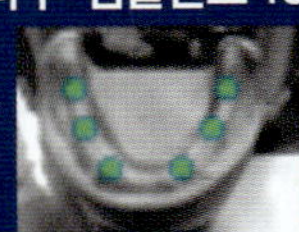	Bone anchored bridge	자연치에서의 crown bridge
의치 등 보철장치의 움직임	있음	약간 있음	거의 없음	전혀 없음	전혀 없음
부여할 교합		총의치에 준함	대합치에 의함	Crown bridge에 준함	
양측성 평형교합	◎	◎	△(대합치가 총의치나 다수 치아가 상실된 partial denture)		
구치이개 교합			△(대합치의 움직임이 없는 경우)	◎	◎

양측성 평형교합: Full balanced occlusion, Lingualized occlusion 등
구치이개 교합: 견치유도 교합, Group function 등

그림 11. 의치와 자연치의 교합. 총의치나 2-IOD와 같이 의치가 움직여서 기능을 발휘할 경우, 양측성 평형교합을 부여함으로써 의치가 안정될 뿐 아니라 씹기 쉬워진다. 한편 다수 임플란트를 식립한 IOD에서는 대합치가 자연치와 같은 경우에는 IOD의 의치 움직임은 거의 없고, 부여하는 교합도 crown bridge에 준하게 된다.

국소의치에서 지대치 및 무치악부 치은의 부담경감을 위해 후방 1/3에는 인공치를 배열하지 않는다

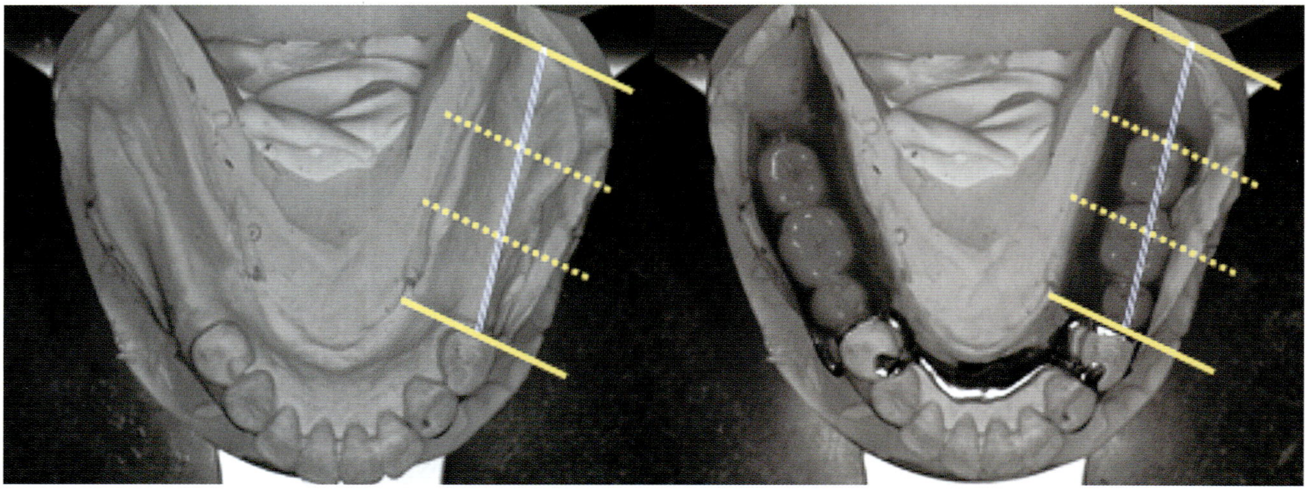

그림 12a.

2-IOD에서도 무치악부 후방 1/3에는 인공치를 배열하지 않는다(또는 교합시키지 않는다)

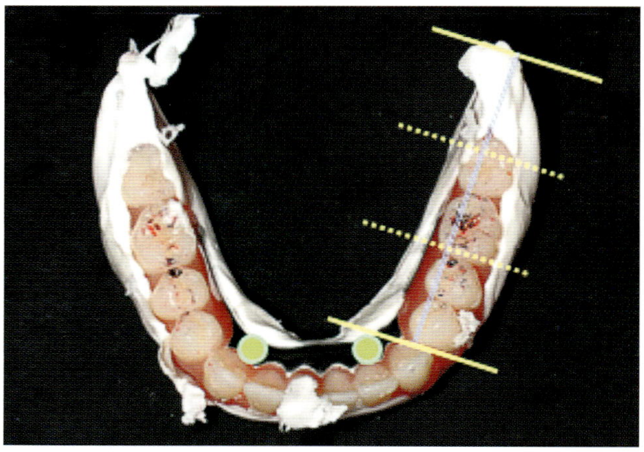

그림 12b.

그림 12a, b. 후방연장 국소의치의 교합과 IOD의 교합. 후방연장 국소의치에서 무치악부의 후방 1/3은 교합시키지 않으면 안정된다. 2-IOD의 경우 전치부에 임플란트가 있고, 후방은 후방연장 국소의치와 비슷한 움직임을 보인다. 2-IOD에서도 후방 1/3은 교합시키지 않는다.

◉ 증례로 보는 2-IOD의 교합

제4장 증례(p.59)는 무치악 환자로서 상악을 총의치, 하악을 2-IOD로 치료한 증례이다. 하악에 총의치를 제작하였으나, 움직임으로 인해 저작이 어려워 내원 시에는 상악 총의치만 장착한 상태였다. 상악의 치은은 V자형을 보이고, 하악 구치부 치은은 흡수되어 대부분 가동점막 상태였다. 전치부 치은만 비교적 많이 잔존해 있다. 그래서 환자는 상악 총의치와 하악 전치부 치은으로 식사한 것 같다. 그런 환경에서 환자는 전치부 저작습관이 형성되었고, 하악에 치료용 의치를 장착하여도 전치부 저작 경향이 지속되었다. 상악 치은은 V자형이어서 상악 총의치로 저작 시마다 탈락하는 문제가 있었던 증례이다.

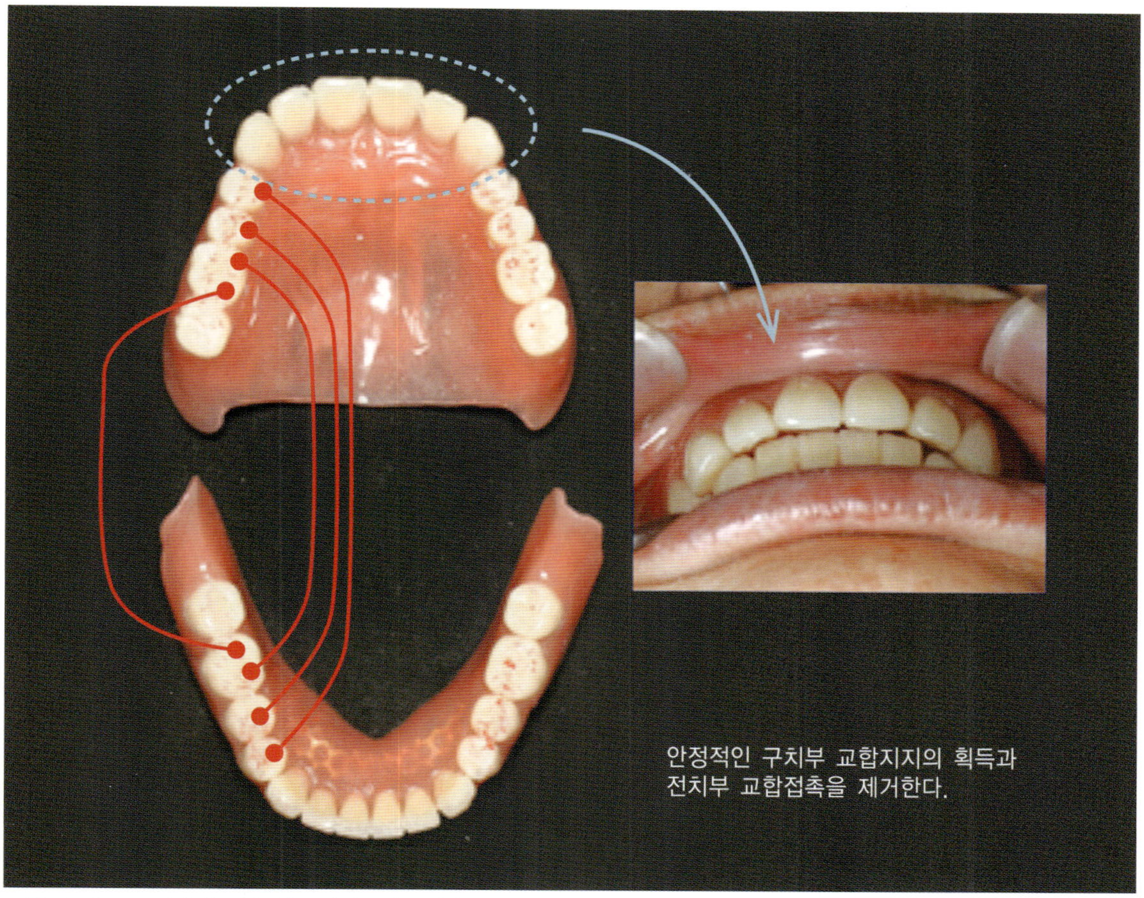

그림 13. 2-IOD에서의 교합접촉. 전치부의 교합은 교두감합위에서 접촉시키지 않는다. 이에 따라 전치부 저작으로 인한 상악 총의치의 유지력 저하를 막고, 안정적인 구치부 저작을 위한 교합을 부여한다. 교합접촉 양식은 full balanced 또는 lingualized 등 양측성 균형교합이 되도록 한다. 이 증례에서는 full balanced로 배열하고, 협측 교두의 설측 경사면 접촉을 약간 비접촉이 되도록 full balanced 같은 lingualized Occlusion으로 하였다.

대책으로 하악에 2개의 임플란트를 식립하고 2-IOD로 함으로써, 하악 의치의 움직임이 작아지도록 하였다. 또한 양측성 균형교합을 부여함으로써 편측성·양측성 균형을 얻을 수 있었다. 결과적으로는 구치부 저작을 회복하여 안정적인 구치부 저작습관을 회복할 수 있었다.

제 7 장

무치악 환자의 상악 IOD

1. 상악 무치악 환자에게 IOD는 첫 번째 선택인가
2. 상악 IOD의 디자인(설계)
3. 상악 IOD의 어려움
4. 상악 IOD의 어려움에 대한 대책
구토반사가 심한 상악 편악 총의치를 IOD로

1. 상악 무치악 환자에게 IOD는 첫 번째 선택인가

1) 총의치 vs. 상악 IOD

상악에서는 고정성 임플란트 보철물에 비해 4~6개를 바로 연결하는 IOD가 성공률이 낮은 결과(제2장 참조)를 보였다. 대체로 조건이 나쁘고, 고정성 임플란트 보철물로 할 수 없는 증례를 IOD로 한 증례도 포함되므로 상악에서의 IOD는 비적응이라고 할 수는 없지만 신중한 대응이 필요할 것이다.

상악에서는 총의치가 IOD보다도 떨어진다는 결론은 없다. 즉 치은이 좋고, 의치에 적응하고 있는 환자의 총의치를 일부러 IOD로 바꿀 이유가 없다는 것이다. 상악에서 IOD를 적용하는 증례는 구토반사 등으로 인해 의치상 후연의 단축이나 보다 강한 의치의 안정을 요구하는 경우에 국한된다.

2) 고정성 임플란트 보철물 vs. 상악 IOD

상악에서는 적은 개수의 임플란트를 이용한 IOD가 신뢰성이 낮아서 다수의 임플란트를 식립해야 한다. 다수의 임플란트를 식립한다고 하면 가철성 IOD보다도 고정성 임플란트 보철물을 환자가 더 좋아한다. 하지만 심미적으로 연조직의 형태 회복이 필요한 경우에는 의치상의 사용이 심미적으로 더욱 유리하다. 또한 고정성 임플란트 보철물의 경우에는 이후 상부구조물이 파손되면 수리가 복잡해진다. 그런 면에서 가철성 IOD는 수리가 쉬우므로 임플란트를 다수 식립하고 CAD/CAM으로 제작한 밀링 바 등으로 연결하여, 상부구조를 가철성으로 하는 fixed removable implant prosthetics(고정성에 가까운 가철성 임플란트 보철)라는 설계도 있다(p.122 참조).

2. 상악 IOD의 디자인(설계)

1) 식립 개수

하악 무치악 환자에게 적은 개수의 임플란트에 의한 IOD는 신뢰성이 높은 방법으로 평가되고 있다. 하지만 상악 무치악 환자에게 적은 개수는 신뢰성이 없다. 적어도 4개, 가능한 6개 이상의 임플란트를 식립하고 바(bar)로 연결하는 것이 기준이다.

2) 식립 위치

하악에서는 전치부 식립이 기준이지만, 상악에서는 전치부 식립은 그다지 적합하지 않다. 상악 전치부는 골질도 취약하고 전방으로 기울어져 있으며, 또한 상악 의치의 움직임은 크고 복잡해서 전치부에 식립한 임플란트에 큰 힘이 가해진다. 그래서 전치부에만 4개를 식립하는 것은 적합하지 않다. 대구치부의 식립이 가능하다면 대구치부, 소구치부, 견치부에 좌우대칭으로 6개를 식립하는 것이 원칙이다(그림 1a). 대구치부의 식립이 불가능한 경우에는 소구치의 가능한 후방부와 견치부 부근에 좌우대칭으로 4개를 식립하게 된다(그림 1b). 어디까지나 대구치, 소구치부의 식립이 필요하며, 그것들을 바로 연결할 때, 치은상에 바를 설치할 수 있도록 보조적으로 견치부 부근의 식립이 필요하게 된다.

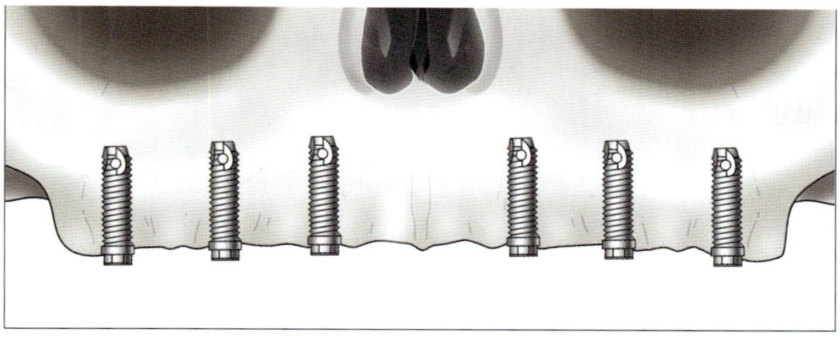

그림 1a.

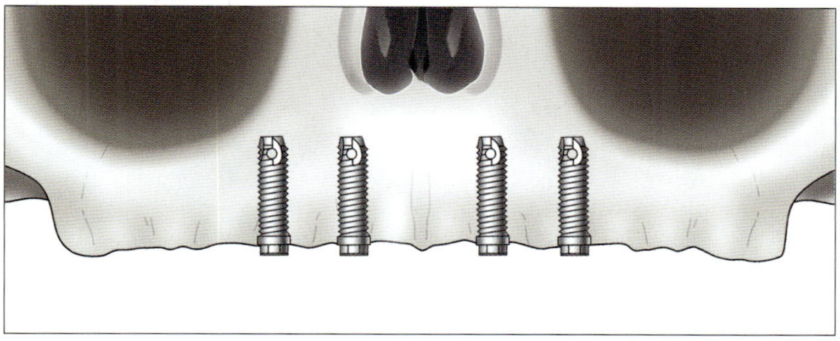

그림 1b.

그림 1a, b. 상악의 IOD 식립 위치. 상악에서는 최소 4~6개의 임플란트 식립이 필요하다. 대구치부의 식립이 불가능한 경우에는 견치부터 소구치부로 4개를 식립한다. 가능하다면 대구치부를 포함하는 6개 이상이 바람직하다.

3) 부하 시기

그림 2와 같이 하악의 IOD에서 일반하중은 매우 신뢰할 수 있는 부하 시기이다. 또한 즉시하중이라도 임상적으로 잘 실증되어 있는 방법이라고도 할 수 있다. 그런데 상악의 IOD에 관해서는 단지 일반하중만 잘 증명되어 정립된 방법이며, 조기하중은 바람직하지 않다.

보통 하중의 기간에 대해서는 하악이 3개월 이상, 상악은 6개월 이상이라고 하는데, 2008년의 ITI 컨센서스에서는 하중에 대한 프로토콜의 정의가 일반하중이 2개월을 넘는 경우로 수정되었다.

하중 프로토콜의 검증(무치악)

	가철성	
	상악 IOD	하악 IOD
일반하중	CWD	SCV
조기하중	CD	CWD
즉시하중	CID	CWD
즉시식립·즉시하중	CID	CID

평가 (고 → 저)
- SCV: Scientifically and Clinically Validated
- CWD: Clinically Well Documented
- CD: Clinically Documented
- CID: Clinically Insufficiently Documented

• SCV: 과학적이고 임상적으로 검증되었다.
• CWD: 임상적으로 잘 실증되었다.
• CD: 임상적으로 실증되었다.
• CID: 임상적으로 충분히 실증되지 않았다.

그림 2. IOD의 하중 프로토콜. 하악 IOD에서 일반하중은 신뢰성이 높은 부하 시기이며, 즉시하중도 충분히 가능하다. 하지만 상악 IOD에서는 일반하중이 필수적이다. (Gallucci GO, Morton D, Weber HP: Loading protocols for dental implants in edentulous patients. Int JOral Maxillofac Implants. 24: 132-146, 2009.에서 인용하여 수정)

4) 사용되는 어태치먼트

상악은 골질도 나쁘고 상악 의치의 움직임이 크고 복잡하므로, 임플란트를 바(bar)로 연결하는 것이 기준이다. 바는 회전을 허용하지 않는 단단한(rigid) 유지장치이다. 바를 설치할 수 없는 경우에는 각각의 임플란트에 측방력이 가해지기 어려운 마그넷 등의 어태치먼트 사용이 적절하다.

3. 상악 IOD의 어려움

1) 상악의 임플란트

상악의 임플란트는 하악에 비해 일반적으로 생존율이 낮고, 상악 IOD는 부하까지 기간이 충분히 있어야 한다. 또한 치료기간 중에 임시의치에 의해 점막을 통한 하중이 가해질 가능성이 있다. 뿐만 아니라 상악의 전치부나 소구치부에 임플란트를 식립할 경우에는 악골의 형태로 인해 교합평면에 대해 기울어져 식립되는 경우가 많으므로, 이러한 경사식립에도 주의가 필요하다. 상악의 IOD에서는 임플란트의 골융합을 방해하는 요인이 많다.

2) 상악 의치의 복잡한 움직임

상악 총의치에서는 하악과는 다른 상하운동이나 회전운동 등 복잡한 움직임을 보인다. 그래서 하악에서는 어태치먼트에 회전 허용성을 부여하고 임플란트에 대한 외상력을 제거할 수 있지만, 상악에서는 회전 허용성을 부여하지 않는 지지형 어태치먼트를 주로 사용한다. 수술 후에도 복잡한 움직임 때문에 어태치먼트에는 측방력이 가해질 수 있으므로 4~6개의 임플란트를 식립하고, 그것들을 바로 연결하기를 권장한다(그림 3).

상악 IOD가 어려운 원인

1. 치유기간의 문제
   - 하악에 비해 골질이 좋지 않아 부하하지 않는 치유기간이 필요하다.
   - 임시의치에 의한 측방력이 가해지기 쉽다.

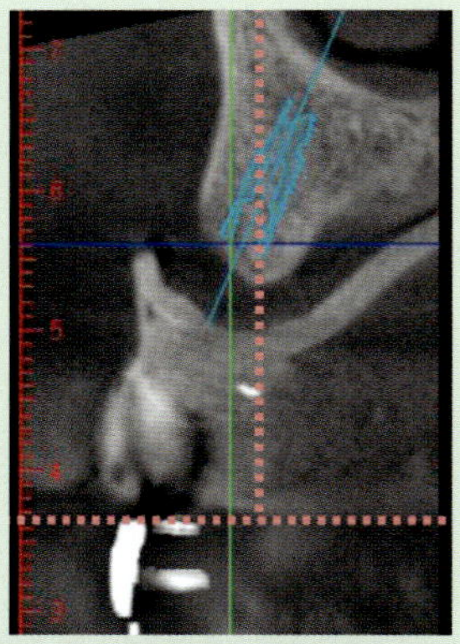

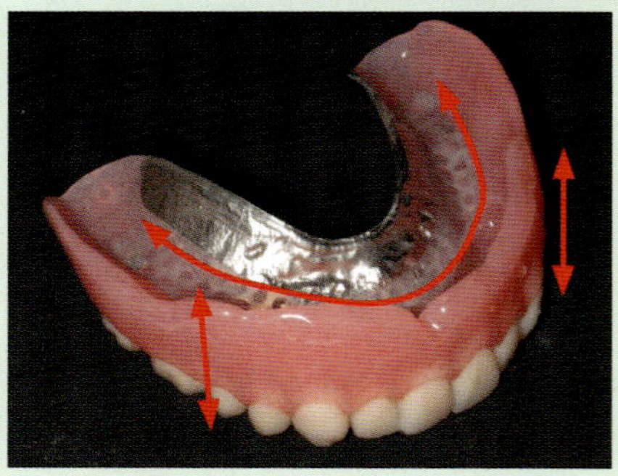

2. IOD 장착 후의 문제
   - 상악 의치 고유의 복잡한 움직임에 의한 측방력이 가해진다.
   - 임플란트를 지지하기 쉽다.
   - 경사식립이 되어 있다면 측방력이 가해진다.

그림 3. 상악 IOD의 어려움.

4. 상악 IOD의 어려움에 대한 대책

1) 임플란트 식립 시

결론부터 말하면 적은 개수의 상악 IOD는 위험을 동반한다. 최소한 직경과 길이가 충분한 4~6개의 임플란트를 식립해야 한다. 그리고 가능한 한 교합평면에 수직으로 식립하고 전치부를 피한다. 또한 임시로 미니 임플란트를 식립하여 치료기간 중에 임시의치로부터의 외상을 적게 받도록 하는 것도 하나의 방법이다.

2) 어태치먼트

전치부터 소구치부에 걸쳐 전방부에 식립한 경우나 경사 식립된 경우에는 바(bar)로 연결한다. 의치에는 회전 허용성을 부여하지 않고 단단한 어태치먼트를 사용한다.

3) 의치

기능 시에 가능한 움직임이 작은 의치를 제작한다. 교합은 고정성 임플란트 보철물과 같은 개념이며, 견치유도 또는 group function도 가능하다(그림 4).

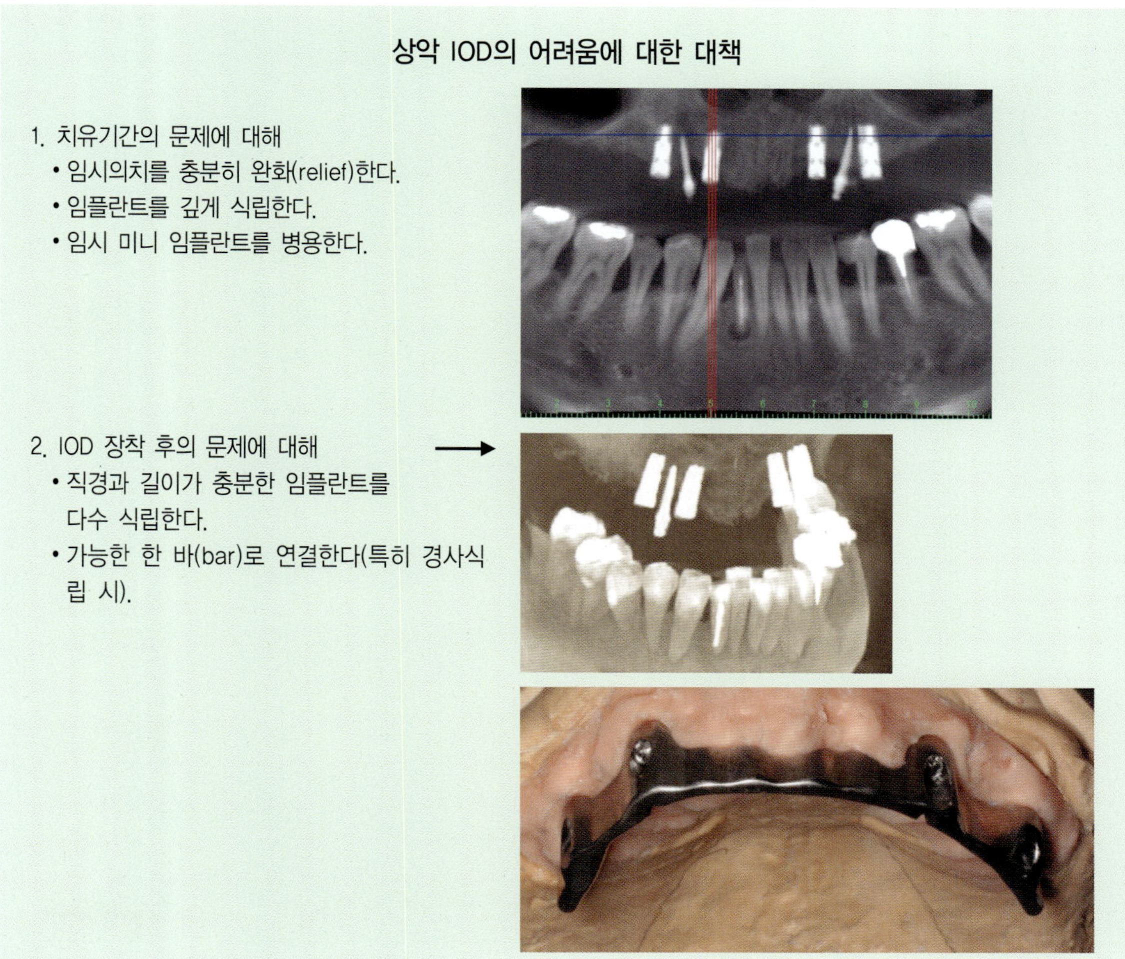

그림 4. 상악 IOD의 문제에 대한 대응 방법.

구토반사가 심한 상악 편악 총의치를 IOD로

환자: 80세 여성. 상·하악 총의치를 장착
주소: 하악 치은이 아파서 씹을 수 없다. 몇 년 동안 일반식을 먹을 수 없어 죽을 먹는다.

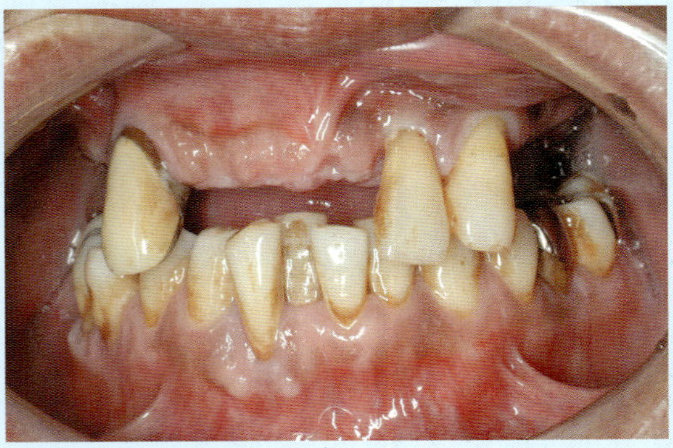

그림 5a. 초진 시 정면 사진.

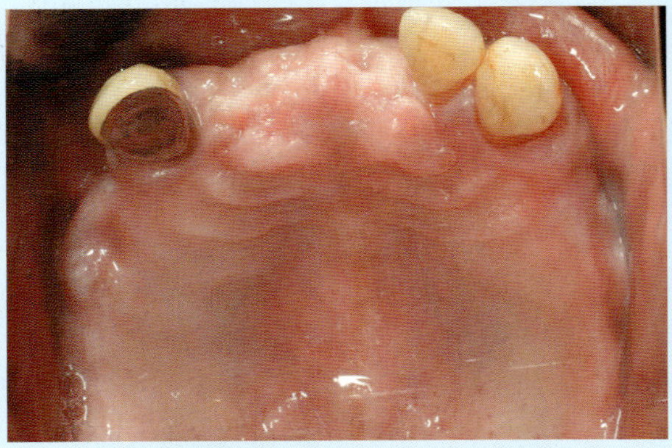

그림 5b. 상악 교합면 사진. 잔존치는 동요도 2~3°이고, 국소 의치는 위화감이 있어 대부분 사용하지 않았다.

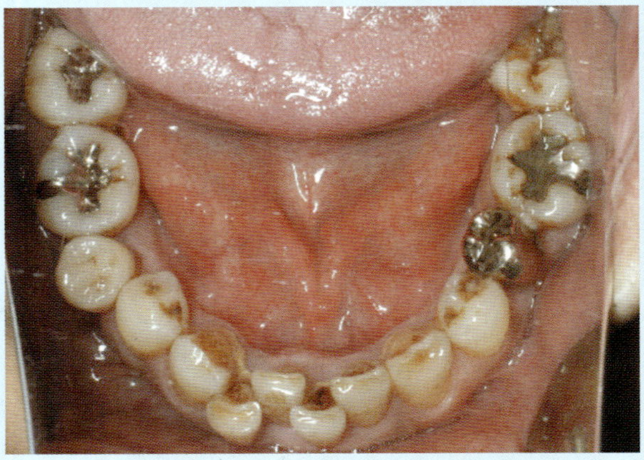

그림 5c. 하악 교합면 사진. 하악은 모두 자연치이다.

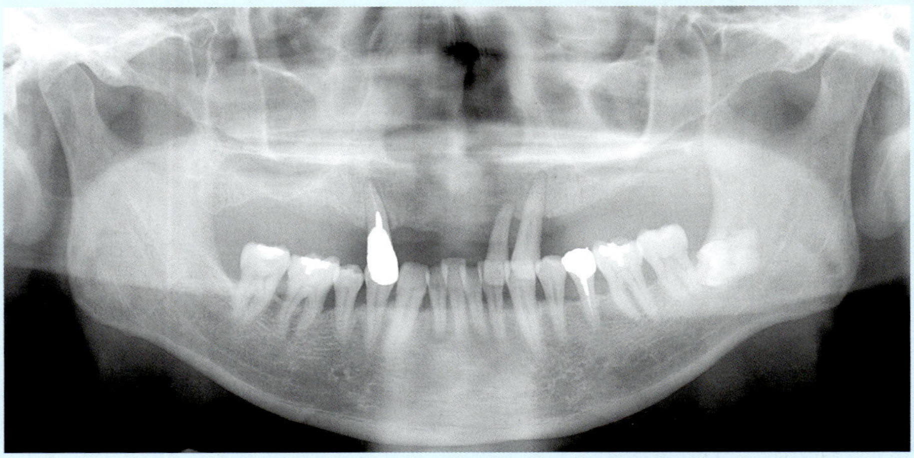

그림 5d. 초진 시 파노라마 방사선 사진. 상악 전치는 부착을 상실하여 발치하였다.

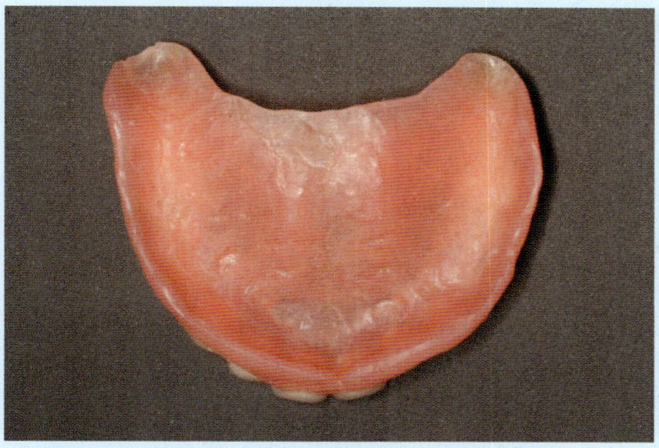

그림 5e. 상악의 치료용 의치. 상악 잔존치를 발치하고 치료용 총의치를 제작하였다. 하지만 구토반사에 의한 위화감과 의치의 움직임으로 인한 발음문제를 호소하였다. 환자의 연령도 고려하여 고정성 임플란트 보철물 또는 IOD를 검토하였다. 향후 일어날 수 있는 문제에 대한 대응이 쉽고, 비용면에서 IOD로 하기로 하였다.

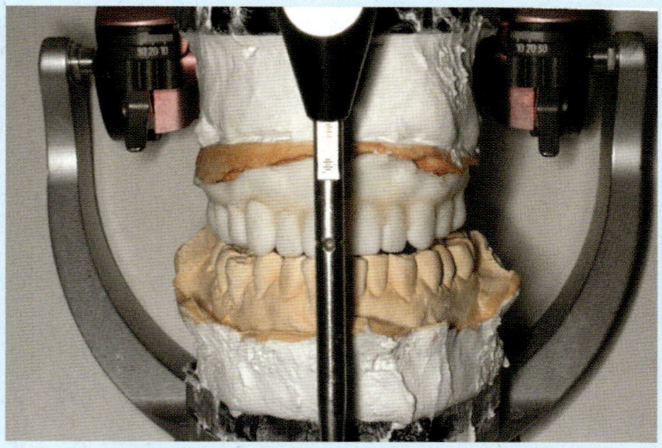

그림 5f. 진단용 스텐트. CT 촬영용 방사선 조영제를 섞은 스텐트를 제작한다.

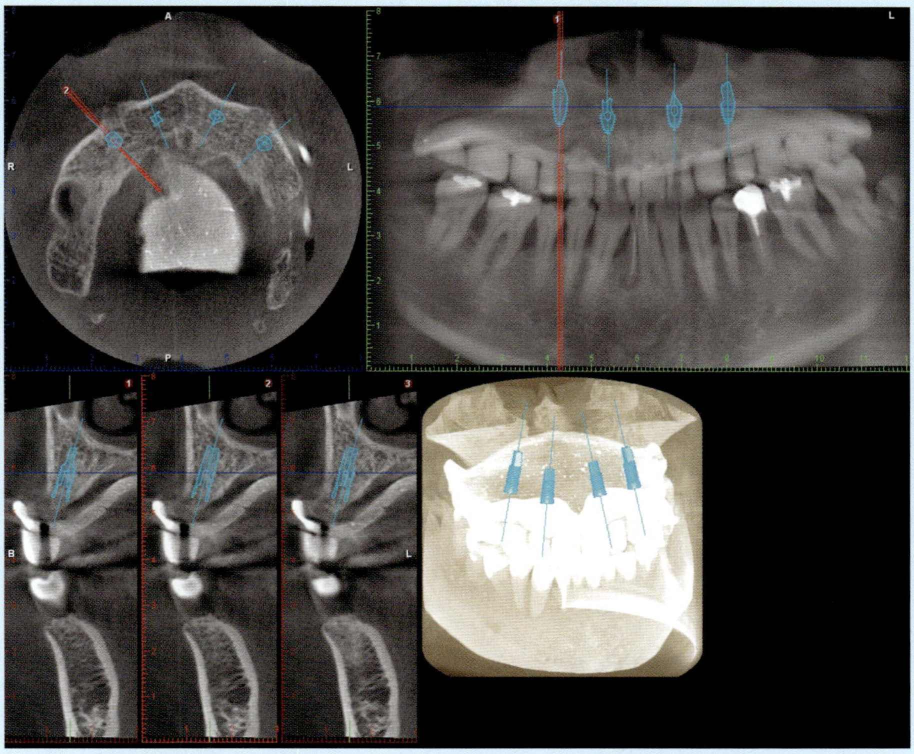

그림 5g. Cone beam CT 이미지. 구치부의 악골이 흡수되어 있어, 소구치부에서 전방으로 임플란트 4개를 식립할 계획을 세운다.

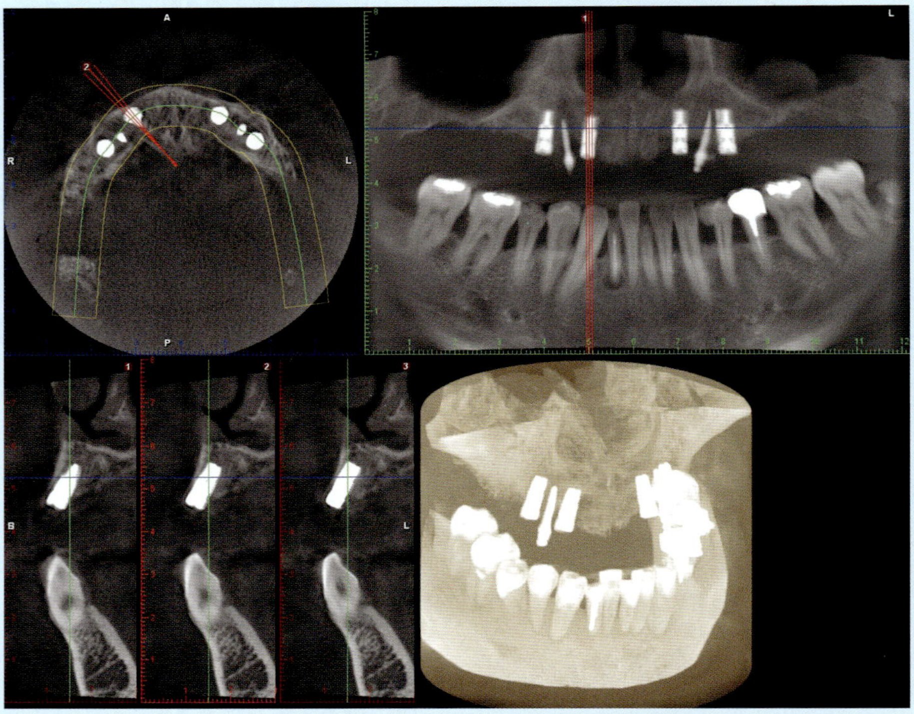

그림 5h. 식립 후의 Cone beam CT 이미지. 직경 3.8mm의 임플란트 4개를 좌우 균등하게 식립하였다. 또한 치료용 의치의 안정과 식립된 임플란트에 유해한 외력이 가해지는 것을 방지하기 위해 임시로 미니 임플란트 2개를 식립하였다.

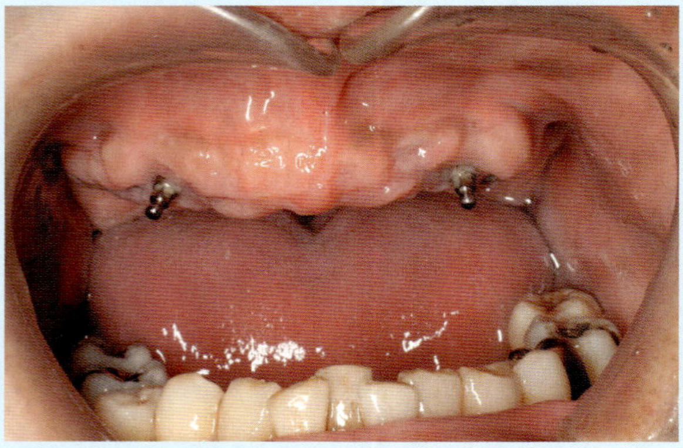

그림 5i. 임시 미니 임플란트. 미니 임플란트는 상악에는 적용하지 않는다. 어디까지나 임시로 적용하였다.

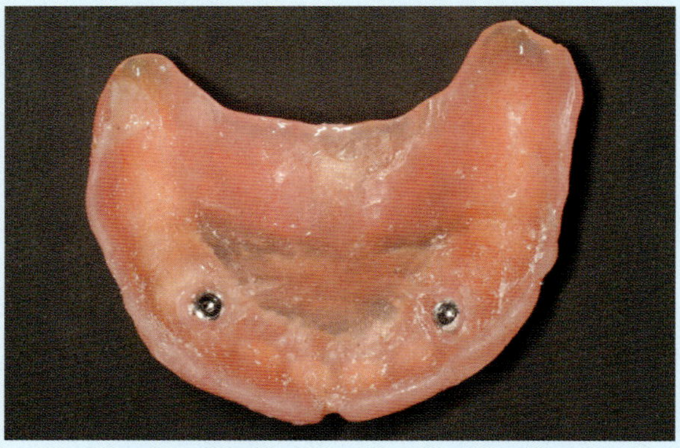

그림 5j. O-ring을 장착한 치료용 의치. 미니 임플란트를 임시로 사용함으로써 수술 후 곧바로 의치의 유지를 획득하였다.

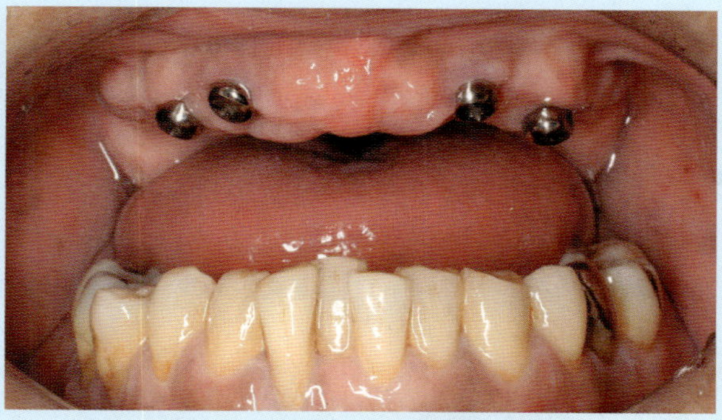

그림 5k. 2차 수술 후. 하악의 IOD에서는 1회법으로 즉시하중도 신뢰성이 높다. 이에 반해 상악 IOD에서는 즉시하중의 신뢰성이 높지 않다. 2회법을 선택하고, 3~4개월의 치유기간이 경과한 후에 2차 수술을 하는 것이 바람직하다.

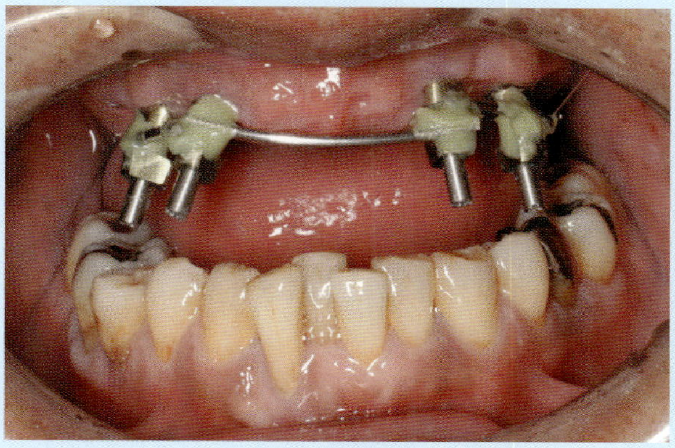

그림 5l.

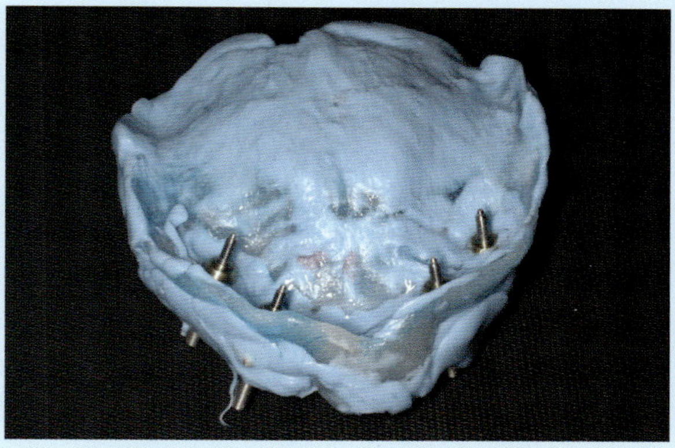

그림 5m.

그림 5l, m. 바 어태치먼트의 인상채득. 임플란트들의 식립 방향이 적절치 않아 CAD/CAM을 이용한 바 어태치먼트를 제작할 계획이다. CAD/CAM으로 정밀도가 높은 가공물 제작이 가능해졌다. 인상채득 시 임플란트의 위치관계를 정확히 기록하는 것이 포인트이다.

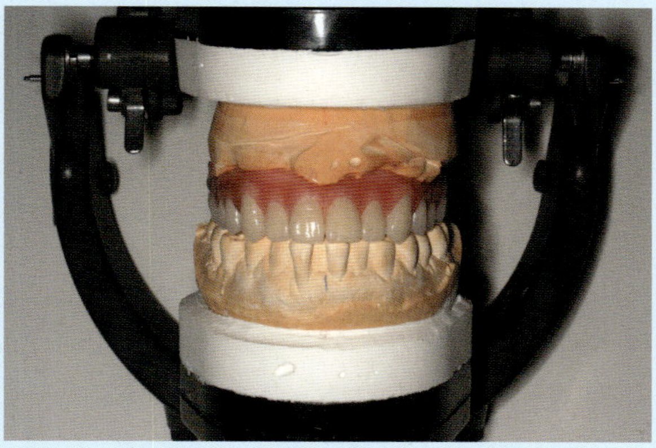

그림 5n. 보철 공간의 확인. 바 어태치먼트는 의치상 안에 넣는 보철 공간이 많이 필요하게 된다. 어태치먼트의 인상채득 시 교합채득을 실시, 교합기에 장착하고 인공치를 가배열한다.

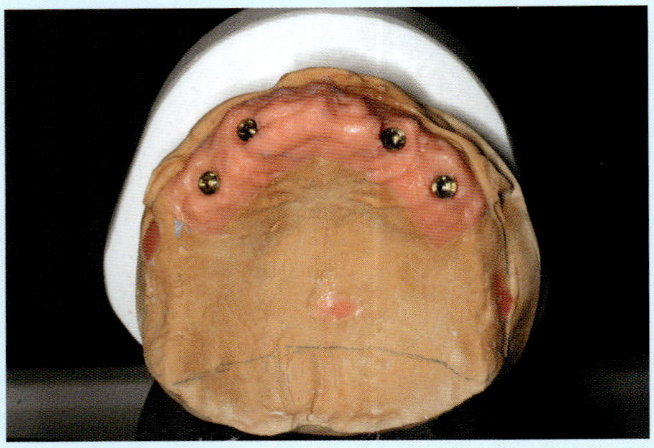

그림 5o.

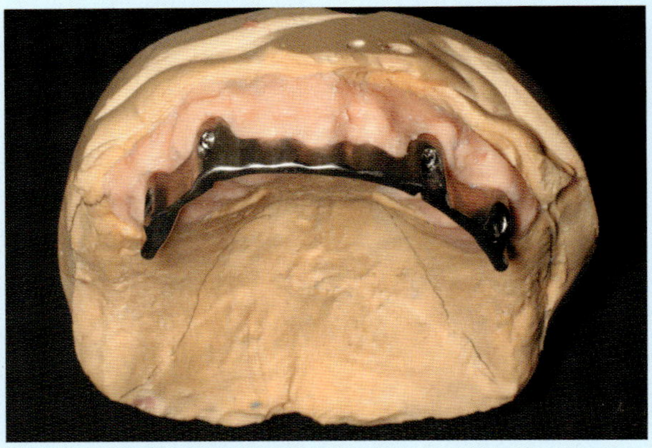

그림 5p.

그림 5o, p. CAD/CAM 밀링 바. CAD/CAM으로 티타늄 재질의 바를 제작하여 연마를 실시하였다.

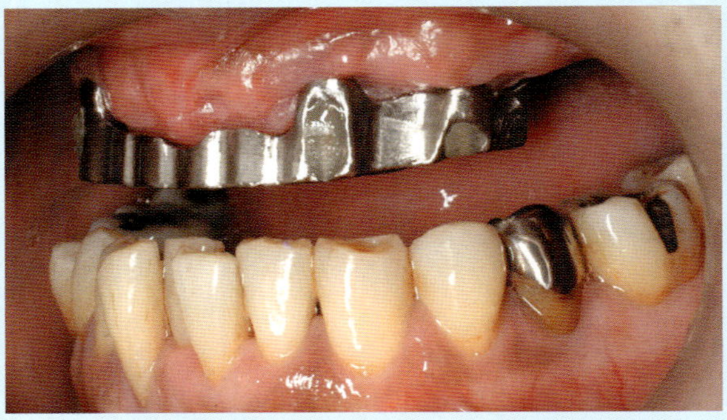

그림 5q. 바 어태치먼트의 장착. CAD/CAM으로 제작하면 납착으로는 얻을 수 없는 적합이 가능해진다. 4개 중 후방 1개의 임플란트만 나사를 조이고 방사선 사진을 통해 반대측의 적합도를 확인할 수 있다.

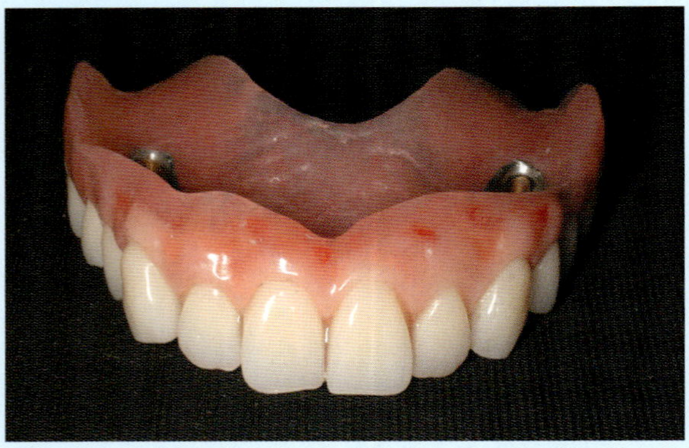

그림 5r

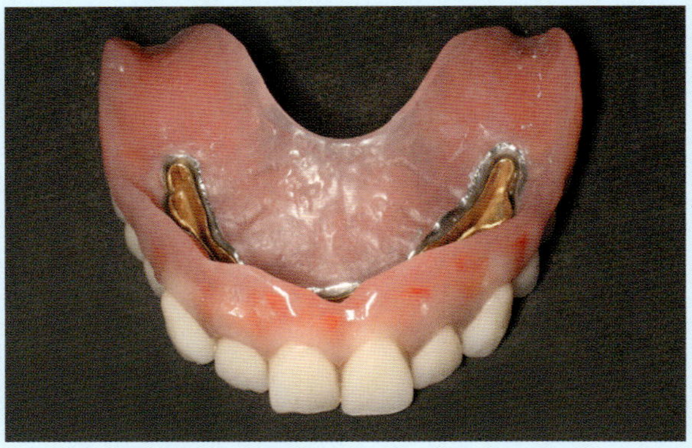

그림 5s

그림 5r, s. 상악 IOD의 완성. 이 증례에서는 적합도 증대를 위해 spark erosion을 사용한 외관을 제작하였다.

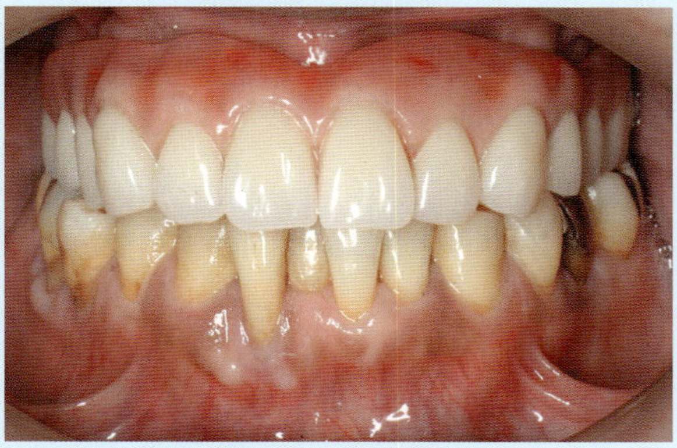

그림 5t

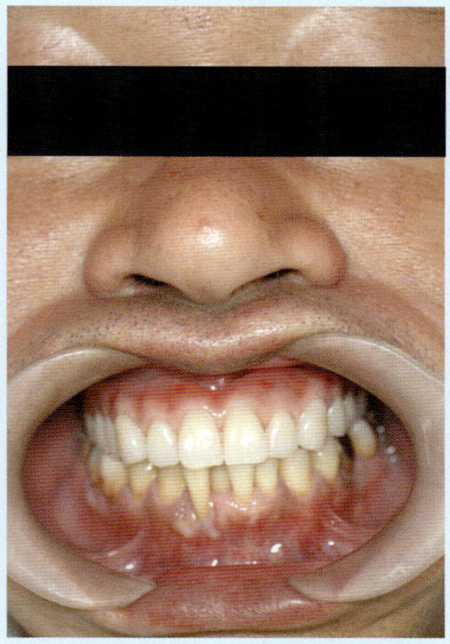

그림 5u

그림 5t, u. 구강 내에 장착한 상악 IOD. 상악 IOD는 4~6개의 임플란트가 필요하다. 고정성 임플란트 보철물로 할지, IOD로 할지는 환자의 나이, 희망, 예산 등에 따라 결정된다.

제 8 장

유리단 결손의 임플란트 지지 국소의치

1. 유리단 의치상 하방에 1개의 임플란트를 식립하여 사용하는 경우의 장점

상악 편악 총의치 난증례에 대한 대응

구강위생을 고려한 IOD 증례

교합붕괴의 진행에 IOD로 대응한 증례

2. 임플란트 지지 국소의치의 어태치먼트

3. 임플란트 지지 국소의치의 단점

무치악 환자의 하악 IOD는 수많은 연구로 검증된 신뢰성이 높은 치료법으로 평가받고 있다. 이 장에서 제시하는 임플란트를 식립한 후 IOD를 제작하여 사용하는 상·하악 국소의치는 현재 충분한 연구가 없는 분야이다. 하지만 유리단 결손 증례에서 의치상 아래에 1개의 임플란트를 식립하고 확실한 교합지지를 얻는 방법은, 보철치료의 대원칙인 '안정적인 구치부의 교합지지'를 만들 수 있는, 임상적으로 가치 있는 방법이다.

이 장에서는 적은 수의 임플란트를 식립하여 국소의치에 응용한 증례를 통해 그 장점과 주의점에 대해 고찰한다.

1. 유리단 의치상 하방에 1개의 임플란트를 식립하여 사용하는 경우의 장점

1) 저작능력의 향상

유리단 결손이 중간결손화함으로써 구치부의 교합지지가 증가하면서 의치 침하가 감소하고 저작능력이 향상되어 더 잘 씹힌다.

2) 잔존치와 보호

유리단 국소의치는 교합력이 가해졌을 때에 의치상이 후방으로 침하하고, 구치(유지치)에 측방력이 가해지기 쉬워진다. 또한 의치상 아래에 하중이 가해지고 악골도 흡수된다. 원심부에 임플란트 1개를 식립하고 IOD를 제작함으로써 확실한 구치부 지지가 형성되고, 의치상의 침하나 악골의 흡수를 줄일 수 있다.

3) 전치부 저작습관 방지, 안정적인 구치부 저작습관 획득

유리단 국소의치에서 후방의 의치상에는 존재하지 않는 치근막 감각이 전방의 잔존치에 남아 있어 저작감각이 우수하고 교합력이 발휘되기 쉬운 상태이다. 즉 구치부의 교합지지를 충분히 회복하지 않으면 전치부 저작습관이 형성되고, 이에 따라 교합붕괴가 일어나거나 의치가 불안정하게 된다. 만약 1개의 임플란트가 식립되어 의치상 하방에 존재하게 되면 구치부의 교합지지 능력은 높아진다.

4) 의치상의 크기를 최소로

의치상 변연을 발치로 상실한 연조직의 형태를 회복하는 역할 부여를 목적으로 적절한 크기로 제작하고, 변연봉쇄를 증강하기 위한 편의적 형태(제6장 IOD의 의치상 형태와 교합, p.99 참조)를 형성하지 않아도 된다. 그래서 유리단 부위에 임플란트를 식립하여 국소의치를 제작하면 의치상 변연의 크기가 최소로 제작될 수 있다. 또한 구강위생을 좋게 하기 위해 코핑 주위를 의치상으로 덮지 않는 내관과 외관의 형태로 의치를 제작함으로써 보다 작은 의치상이 된다.

상악 편악 총의치 난증례에 대한 대응

환자: 60세 여성
주소: 상악의 총의치가 느슨하다.

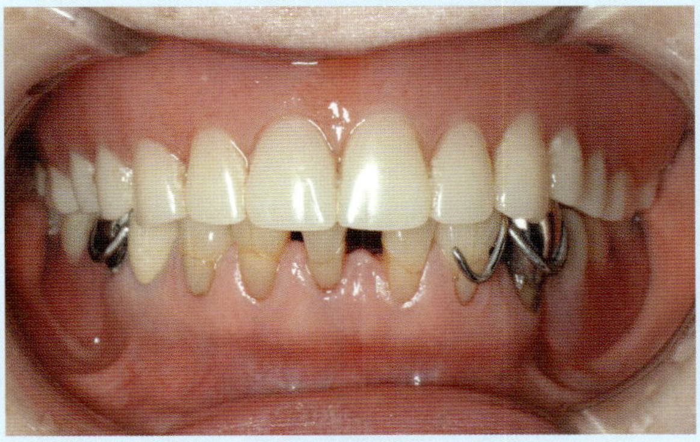
그림 1a.

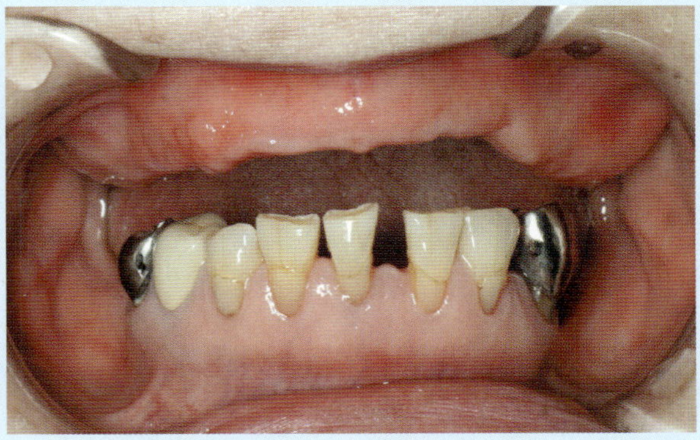
그림 1b.

그림 1a, b. 초진 시 구강 내 사진. 상악에 총의치, 하악에 유리단 국소의치를 장착하고 있다.

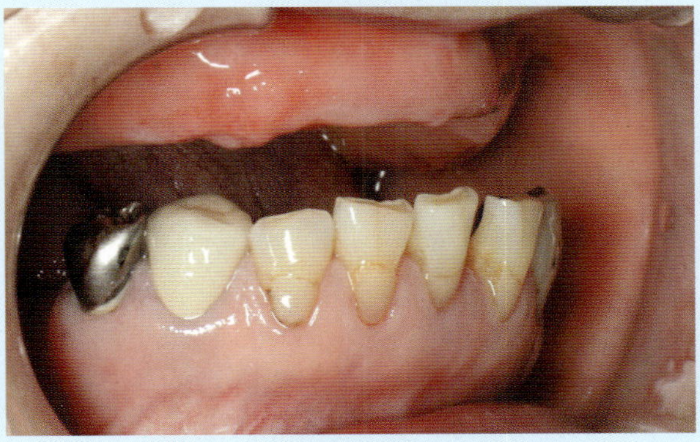
그림 1c.

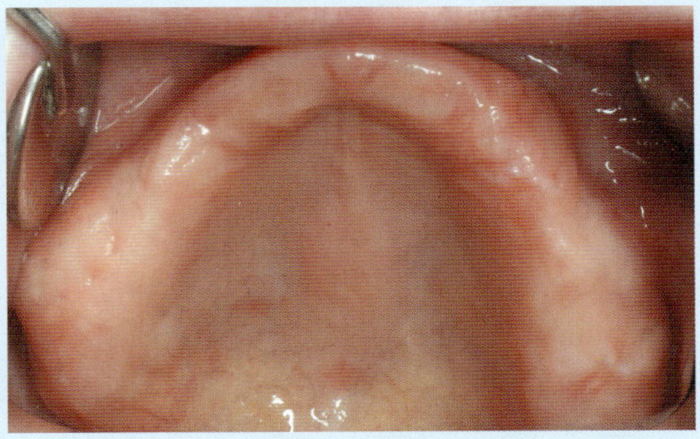
그림 1d.

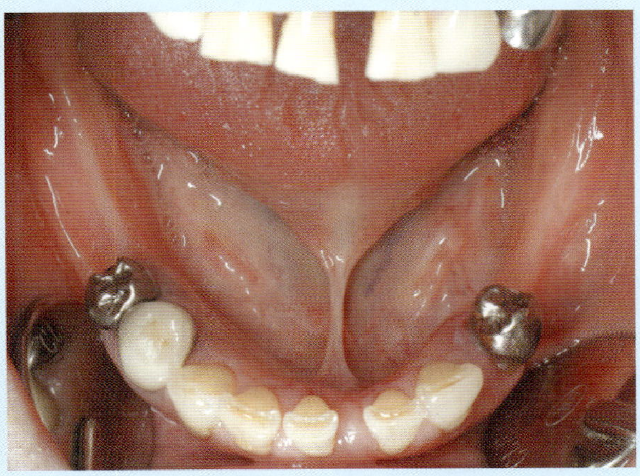
그림 1e.

그림 1c~e. 상악의 치은은 흡수가 적고, 의치 제작이 쉬워 보인다. 하지만 환자는 긴 시간 동안 상악 총의치의 문제를 겪어왔다.

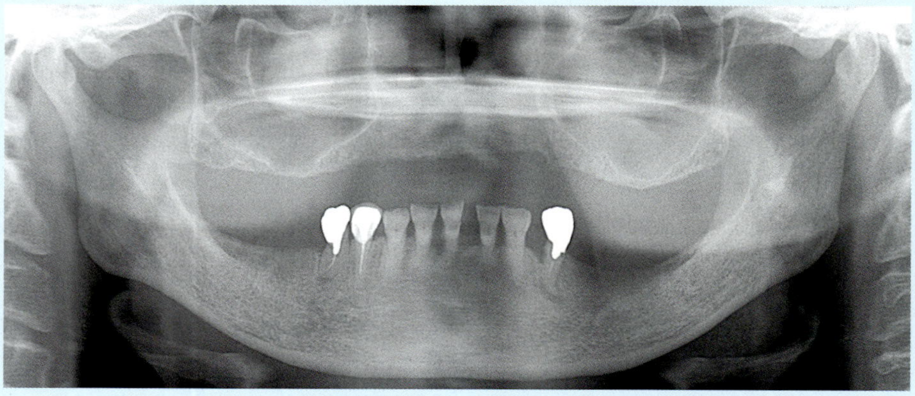

그림 1f. 초진 시 파노라마 방사선 사진. #34, 45는 치근파절이 일어나 발치 예정이었다. 하악 전치부가 잔존하는 상악 편악 총의치 증례는 상악의 유지·안정을 얻기 어려운 난증례가 되는 경우가 많다.

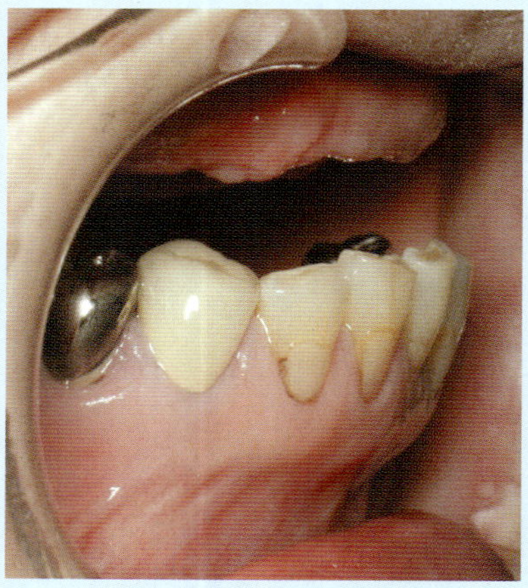

그림 1g.

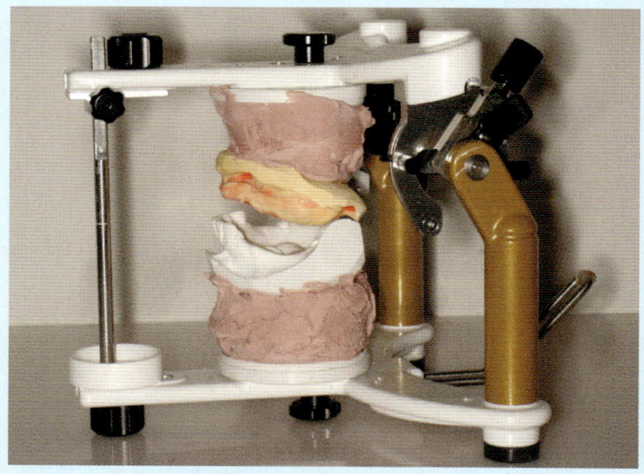

그림 1h.

그림 1g, h. 상·하악 악골의 관계. 상악 전치를 발치하면 순측의 골은 흡수되고, 하악 전치부가 잔존하면 3급 관계가 되는 경우가 많다. 교합기에 장착하면 켈리의 combination syndrome과 같은 징후가 나온다.

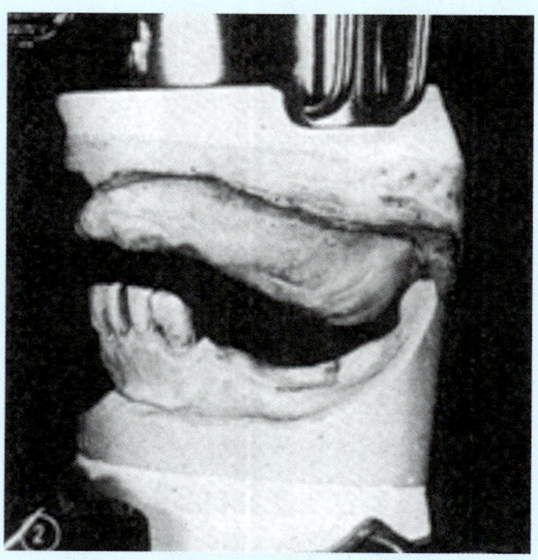

켈리의 combination syndrome 증상

1. 상악 전치부의 flabby gum
2. 상악결절의 하방 성장
3. 하악 전치의 정출
4. 하악 구치부의 치조골 흡수
5. 구개부의 점막 과형성

그림 1i. 전치부만 잔존하고 있는 상악 편악 총의치 증례에서는 난증례가 되는 경우가 많다. 켈리는 그 특징을 정리하여 combination syndrome이라고 칭하였다. 이 증례에서도 그런 경향이 있다. (사진은 Ellsworth Kelly: Changes caused by a mandibular removable partial denture opposing a maxillary complete denture. J Prosthet Dent, 1972.에서 인용)

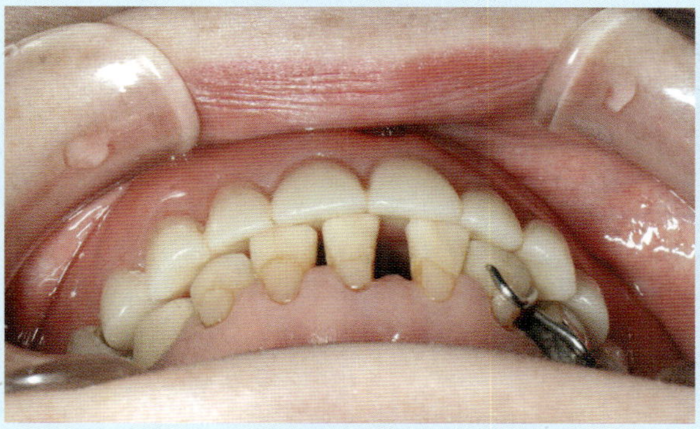

그림 1j.

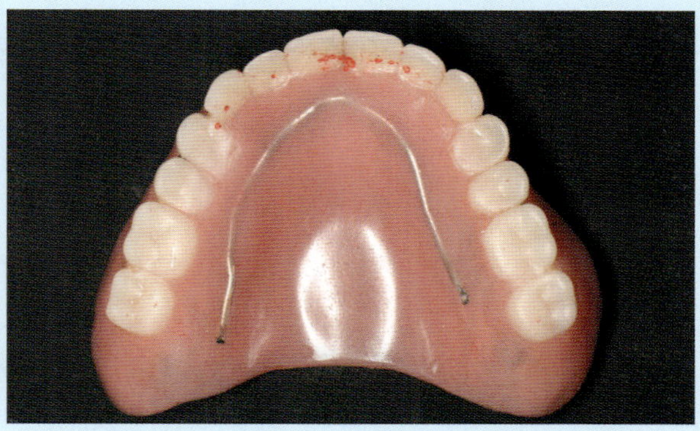

그림 1k.

그림 1j, k. 전치부 저작습관. 치근막 감각이 있는 전치부로 저작하는 습관이 있는 환자는 전치부의 교합접촉을 삭제해도 시간이 지나면 다시 전치부로 교합하게 된다. 전치부로 저작하게 되면 상악의 총의치는 저작 시 탈락한다.

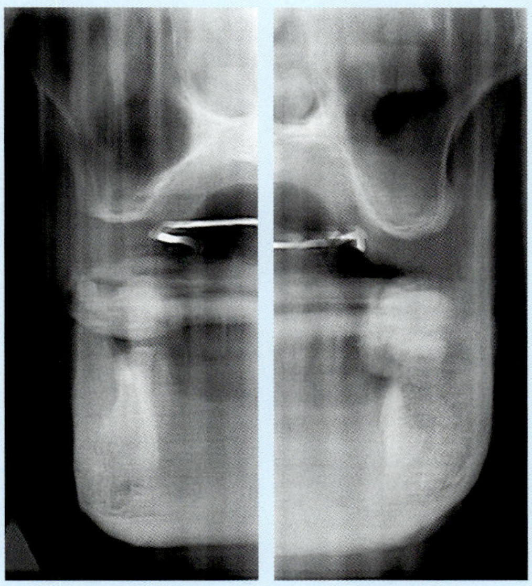

그림 1l. 2D-CT 이미지. 하악 구치부의 치조골이 흡수되었지만, 짧은 임플란트(직경 3.8mm, 길이 8mm)라면 식립이 가능하였다.

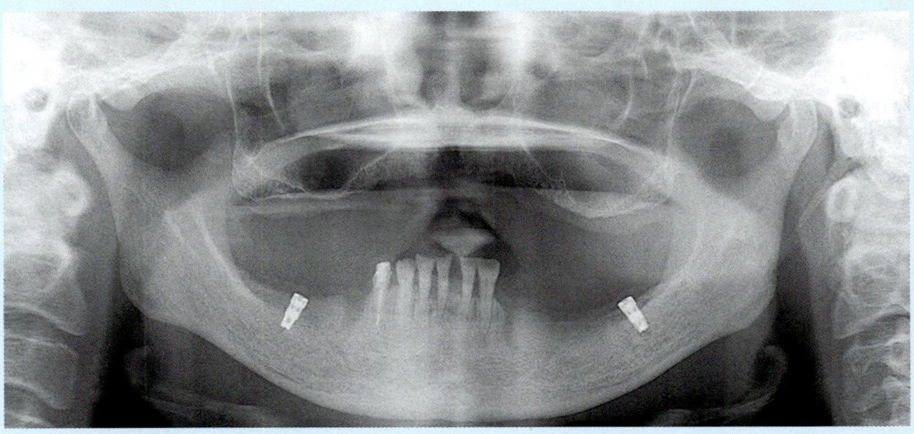

그림 1m. 임플란트 식립 후의 파노라마 방사선 사진. 하악의 유리단 국소의치에서 구치부의 침하를 방지하기 위해 짧은 임플란트를 식립한다.

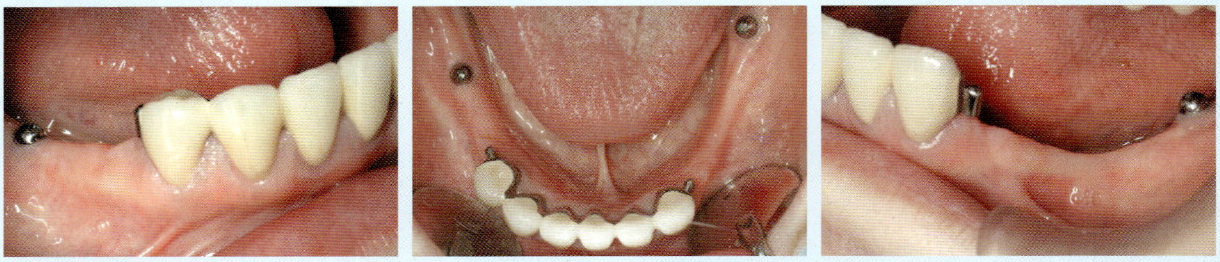

그림 1n. 돔형 어태치먼트. 기공소에서 맞춤형으로 돔 형태의 어태치먼트를 제작한다. 유지를 위해서가 아니라 지지를 위한 어태치먼트이다.

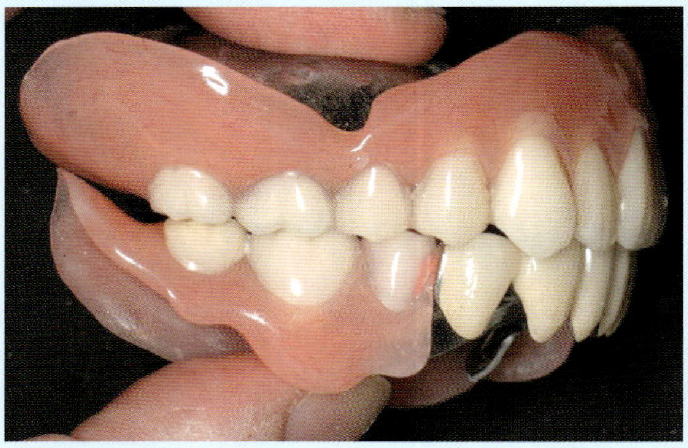

그림 1o.

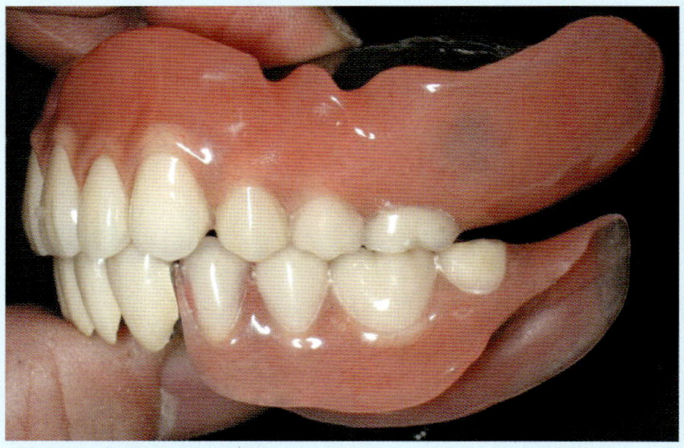

그림 1p.

그림 1o, p. 제작한 의치. 상악은 총의치, 하악은 전치부가 고정성 브리지이다. 원심으로 치관 외 어태치먼트를 부착하고, 구치부는 가철성 IOD인 임플란트 지지 국소의치로 제작하였다.

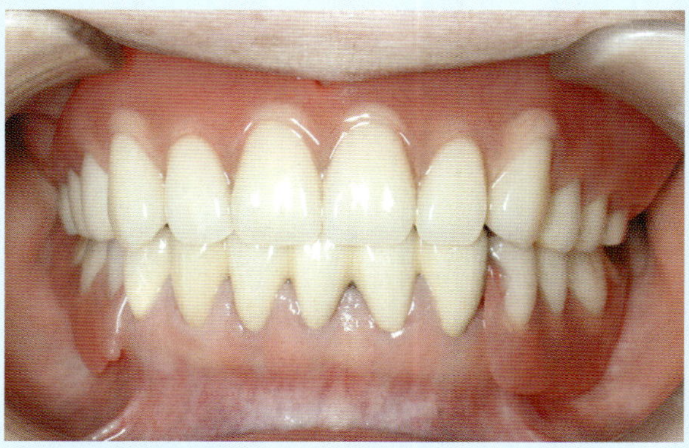

그림 1q. 구강 내에 장착된 국소의치. 하악 유리단 국소의치의 원심측에 지지를 위한 임플란트를 식립하고 IOD를 제작함으로써, 수술 전의 전치부 저작습관이 안정적인 구치부 저작습관으로 변화되었다. 결과적으로 상악 총의치가 안정되었다.

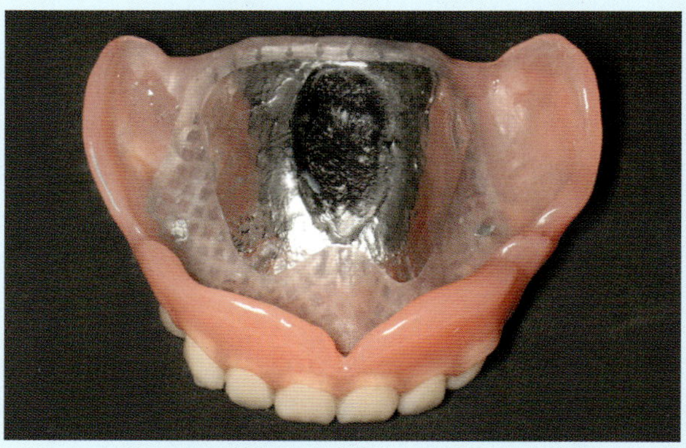

그림 1r. 상악의 편악 총의치. 하악에 임플란트가 있다고는 하지만, 하악 전치부의 치근막 감각이 민감하며, 향후 전치부 저작습관이 형성될 우려가 있다. 상악 총의치의 후연부는 레진으로 만듦으로써 유지력이 저하되었을 때 relining이 가능하도록 한다.

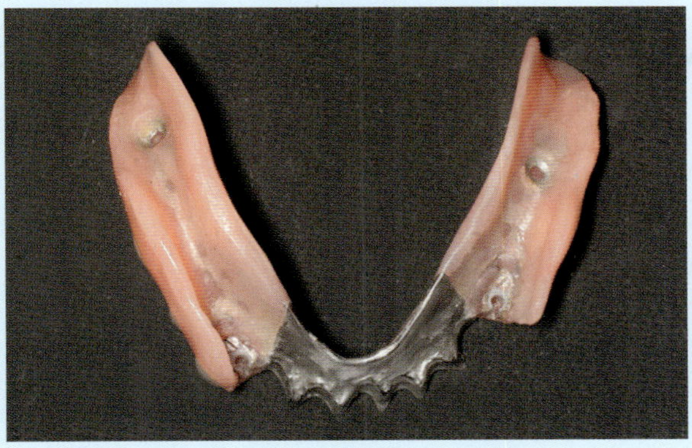

그림 1s.

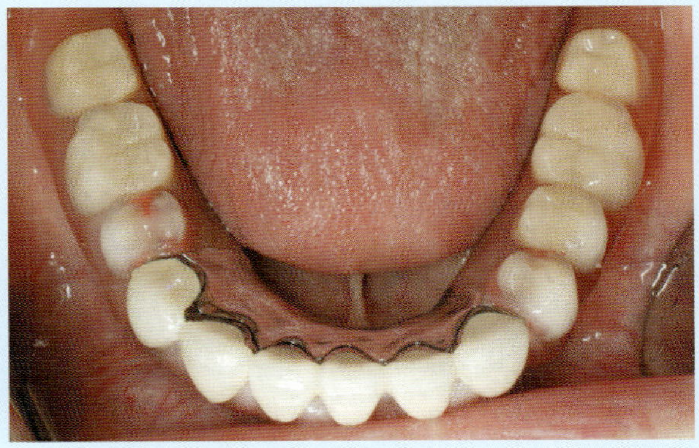

그림 1t.

그림 1s, t. 하악의 임플란트 지지 국소의치. 돔형 어태치먼트가 지지 역할을 한다. 교합력이 가해지므로 메탈 프레임이 어태치먼트의 위까지 덮어서 의치의 파절을 방지한다.

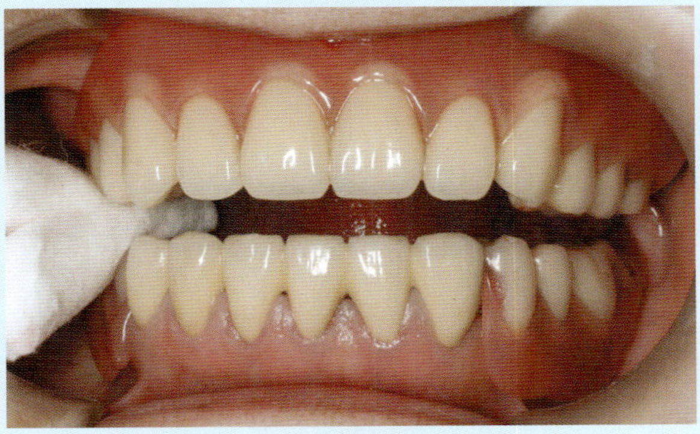

그림 1u. 편측성 균형교합.

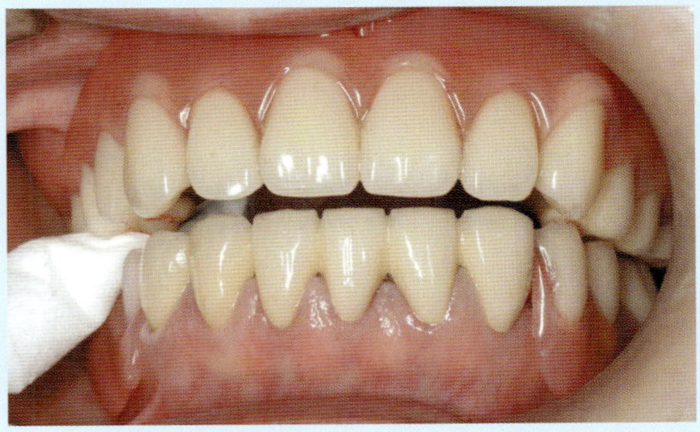

그림 1v. 양측성 균형교합.

그림 1u, v. IOD의 교합. 하악의 IOD는 구치부 의치 침하도 적고, 의치의 움직임이 작다. 하지만 상악은 총의치이므로 음식물을 씹을 경우에 작업측에서는 우선 편측성 균형교합이 필요하며, 또한 상·하악의 인공치 사이가 좁아지면 평형측의 인공치가 접촉되어 양측성 균형교합을 얻음으로써 잘 씹을 수 있는 의치가 된다. 이를 위해 교합기상에서 양측성 균형교합을 부여하는 인공치 배열과 교합조정이 필요하다.

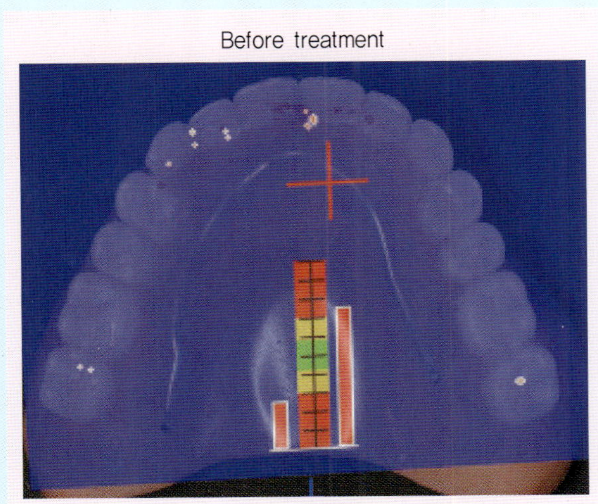

그림 1w.

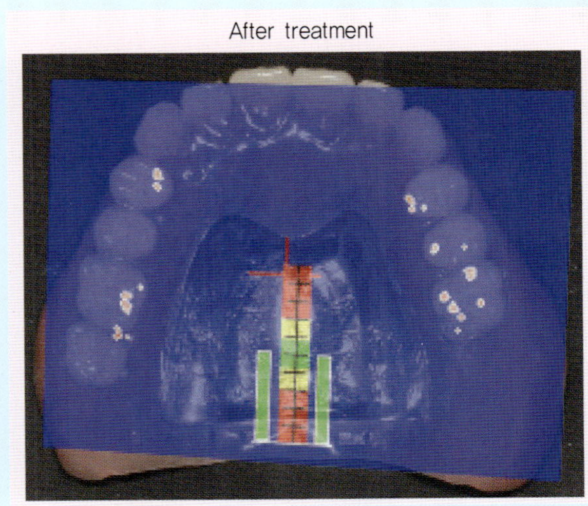

그림 1x.

그림 1w, x. 덴탈 프리스케일(의치와의 합성사진). 수술 전에는 전치부 저작습관이 있었고, 덴탈 프리스케일로 교합력을 표시했을 때 전방에서 교합력의 집중이 관찰되었다. 수술 후에는 후방에서 의치의 교합력이 안정되었고, 상악 총의치의 안정도 증가하였다.

구강위생을 고려한 IOD 증례

환자: 66세 여성
주소: 상악 총의치가 느슨하다. 오른쪽 아래 국소의치가 아파서 씹지 못한다.

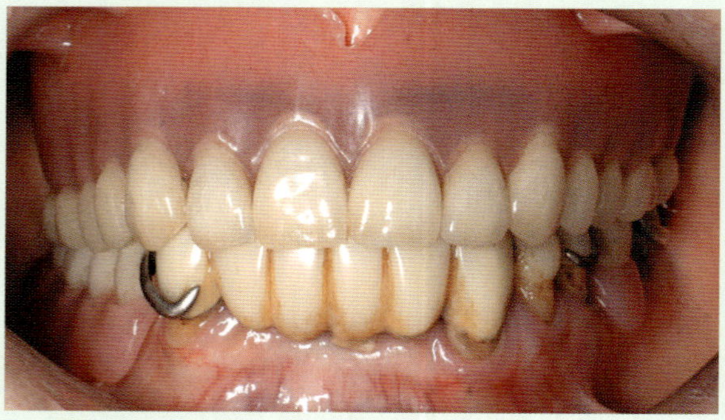

그림 2a. 초진 시 정면 사진.

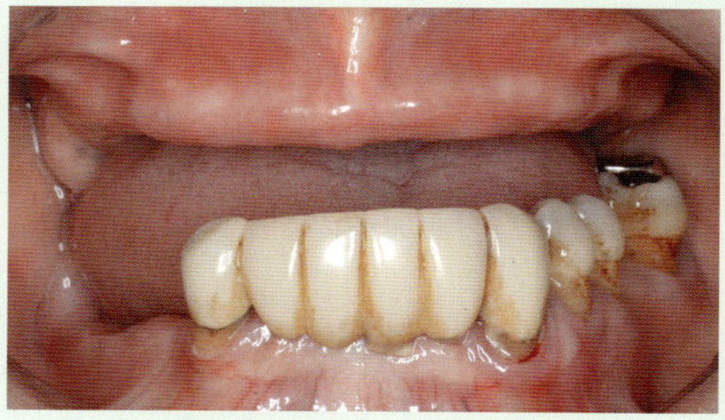

그림 2b. 초진 시 정면 사진(의치 없음). 상악은 무치악, 하악은 부분결손이 있는 상악 편악 총의치이다.

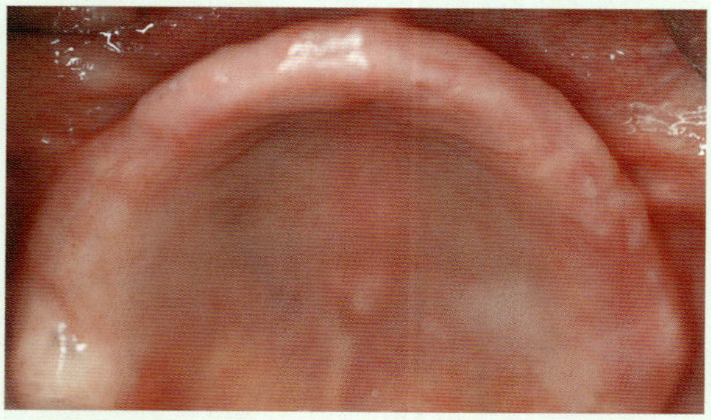

그림 2c.

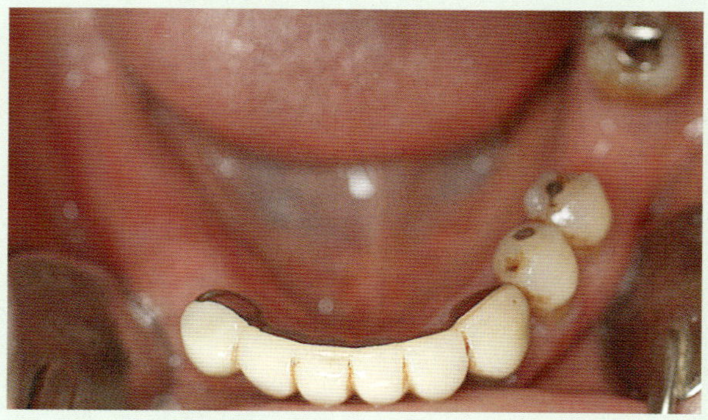

그림 2d.

그림 2c, d. 상·하악의 치은. 치조골의 흡수가 적어 얼핏 보면 의치 제작에 좋은 조건인 것처럼 보인다. 상악에서는 이런 명확한 상악결절이 있으면 보통은 유지가 잘된다. 하지만 환자는 상악 의치의 불안정을 호소하였다.

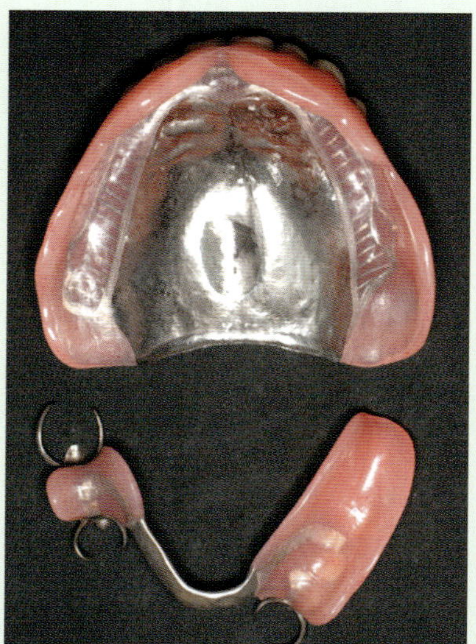

그림 2e.

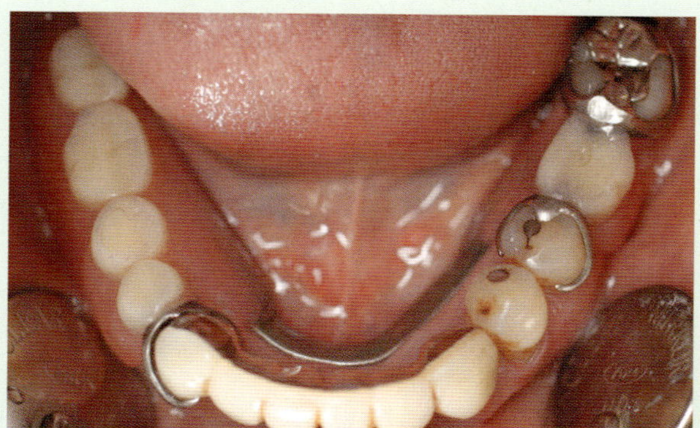

그림 2f.

그림 2e, f. 장착하고 있던 의치. 상악은 총의치, 하악은 국소의치를 장착하고 있었다.

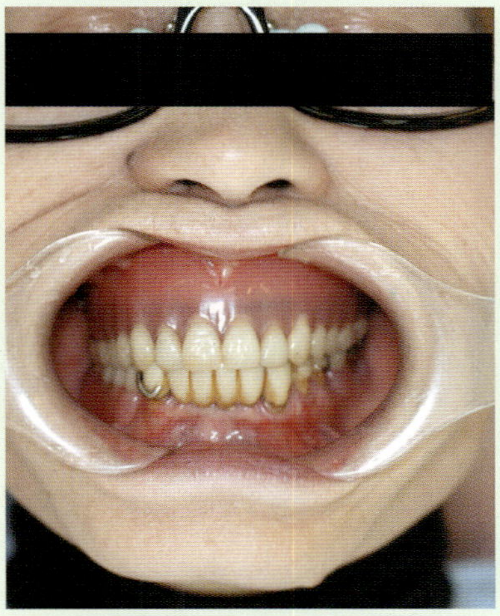

그림 2g. 교합평면. 얼굴에 비해 교합평면이 오른쪽 아래로 향해 있다.

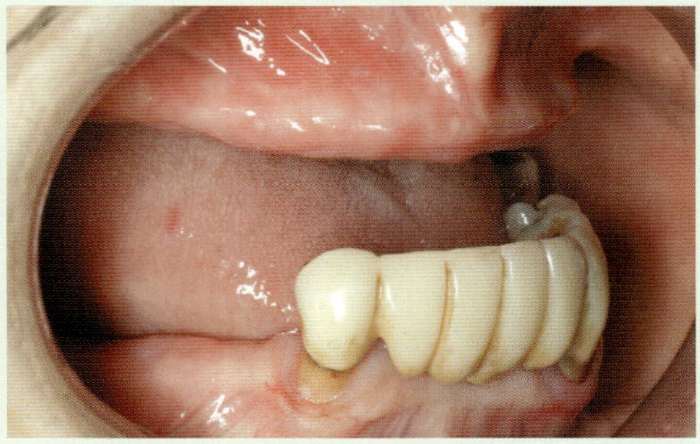

그림 2h. 상악 치조골의 흡수. 상악 전치부는 치아가 소실되면서 순측 치조골이 흡수되고, 하악 전치가 잔존되어 있으면 3급 악간관계 경향을 보이는 경우가 많다. 전치부로 씹으면 상악의 총의치가 쉽게 빠져버린다.

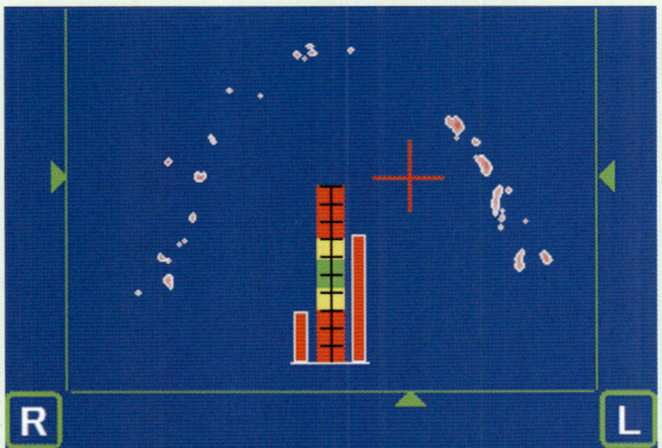

교합력 표시면적(mm²)	평균압 (MPa)	최대압 (MPa)	교합력 (N)
19.0	31.2	89.5	594.1

그림 2i.

	전체	오른쪽	왼쪽
교합력 표시면적(mm²) %	19.0 100.0	5.7 29.9	13.3 70.1
평균압(MPa)	31.3	30.3	31.7
최대압(MPa)	89.5	83.4	89.5
교합력(N) %	504.1 100.0	172.2 29.0	421.9 71.0

그림 2j.

그림 2i, j. 덴탈 프리스케일(Dental prescale). 교합력의 균형은 잔존치가 있는 왼쪽 앞쪽으로 중심이 편위되어 있다.

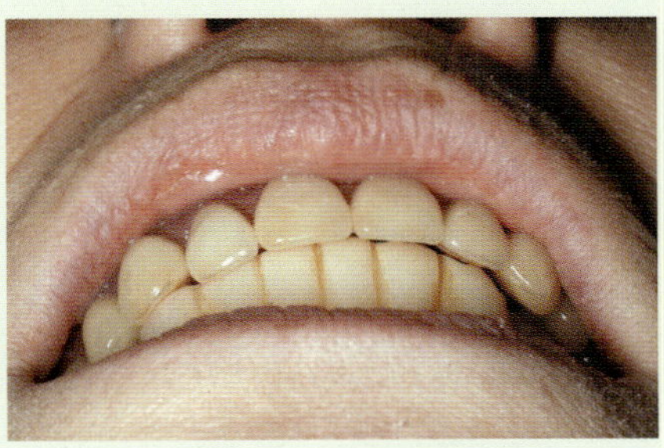

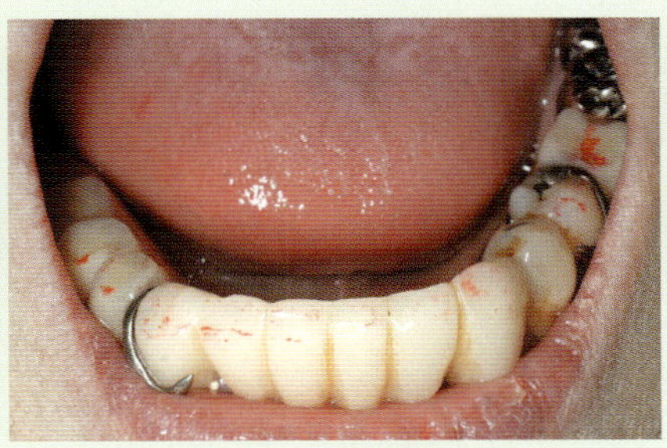

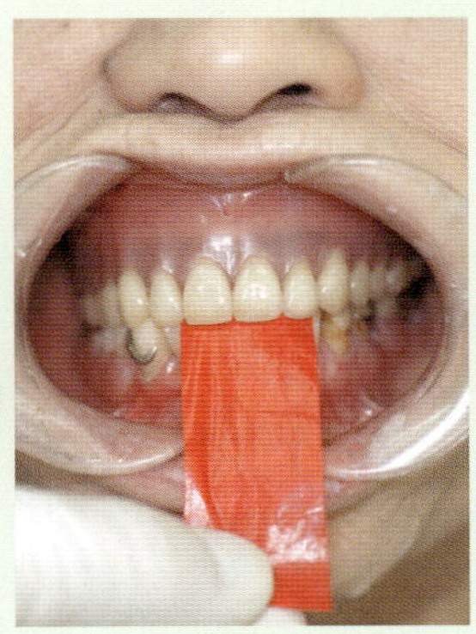

그림 2k. 전치부 저작습관이 있으면 상악 총의치는 안정되지 않는다. 전치부에서 교합접촉이 관찰된다.

그림 2l. 하악 전치부의 교합조정으로 교합접촉을 제거한다.

그림 2m. 시간이 지나면 다시 전치부로 교합되는 것이 관찰된다.

그림 2k~m. 전치부 저작습관. 하악 전치부에 잔존하는 상악 편악 총의치가 어려운 원인은 전치부 저작에 있는 경우가 많다.

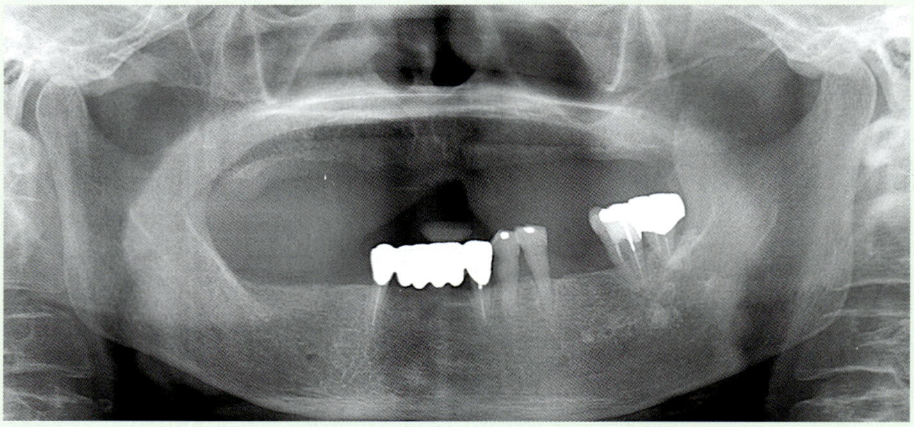

그림 2n. 초진 시 파노라마 방사선 사진. 하악의 유리단부는 다수의 임플란트를 식립하고 고정성 보철물로 제작하는 것을 고려하였지만, 환자는 의치 사용에 익숙하고, 잔존치의 예후 문제와 국소의치의 후방 침하를 적게 하기 위해 유리단부에 임플란트 1개를 식립할 계획을 세웠다.

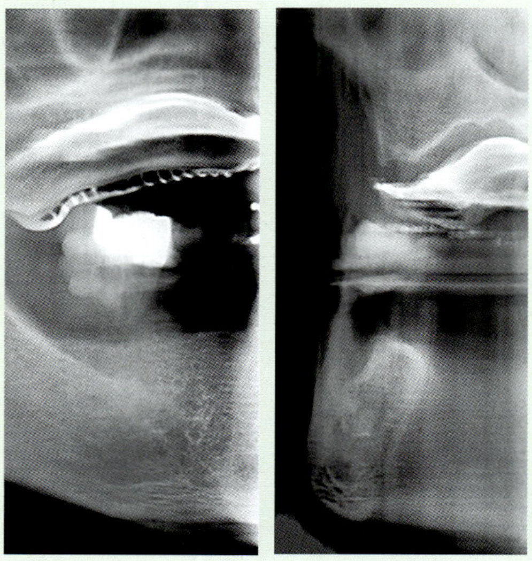

그림 2o. 2D-CT 이미지. 식립 예정 부위에는 충분한 악골이 있어 직경 3.8mm, 길이 12mm인 임플란트를 식립할 예정이었다.

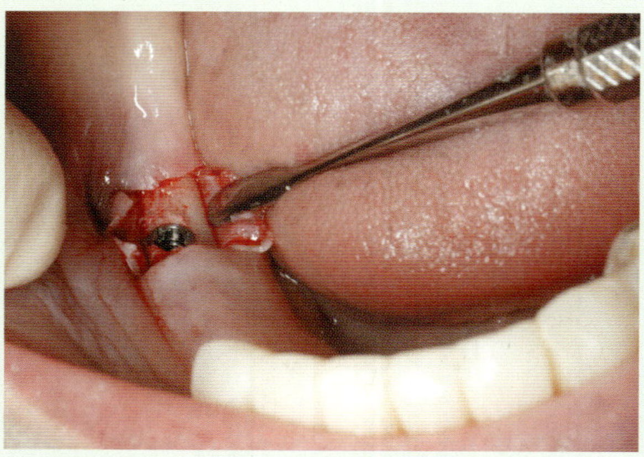

그림 2p. 유리단 의치의 원심부에 임플란트 1개를 식립하였다. 이에 따라 유리단 결손을 중간결손화하여 하악의 국소의치는 안정된다. 그 결과로써 안정적인 구치부의 저작습관이 형성되고, 상악 총의치가 안정되는 것을 기대하였다.

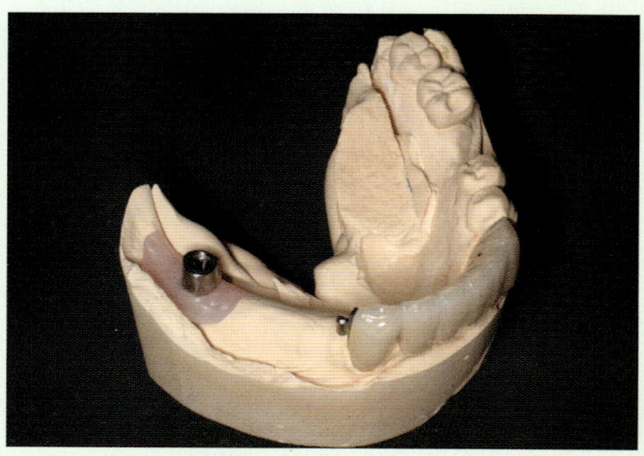

그림 2q. 내관형 코핑. 국소의치상 하방에 임플란트를 식립하고 IOD로 할 경우, 그 어태치먼트는 주로 지지 역할을 하게 된다. 대표적인 코핑으로는 근면판형(측방은 닿지 않고 윗면만 넓은 면적으로 닿도록 한 cap), 돔형, 내관형 등이 있는데, 이 증례에서는 청소성을 우선하여 내관형으로 하였다.

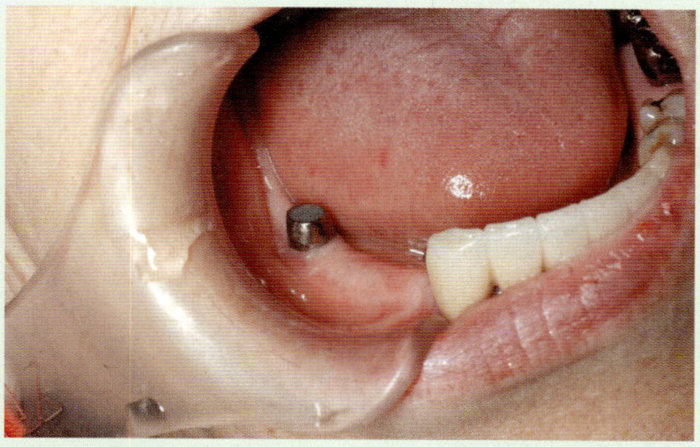

그림 2r. 지지를 부여한 코핑. 코핑의 상부에 유지 역할을 할 수 있는 마그넷 키퍼가 들어가도록 설계하였다. 하지만 유지는 자연치로 충분히 얻을 수 있으므로 순수하게 지지만을 기대하고 어태치먼트를 선택하였다.

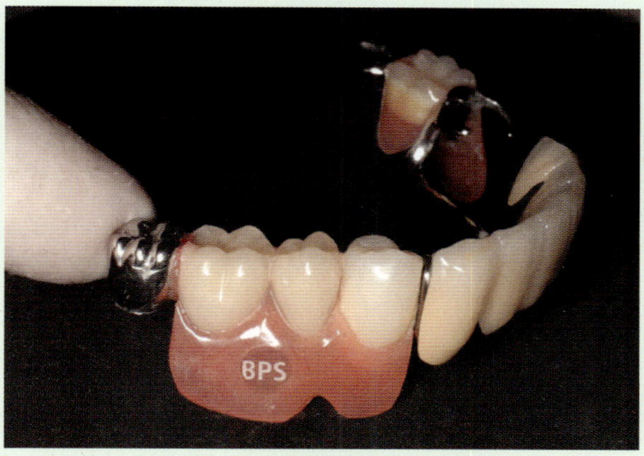

그림 2s.

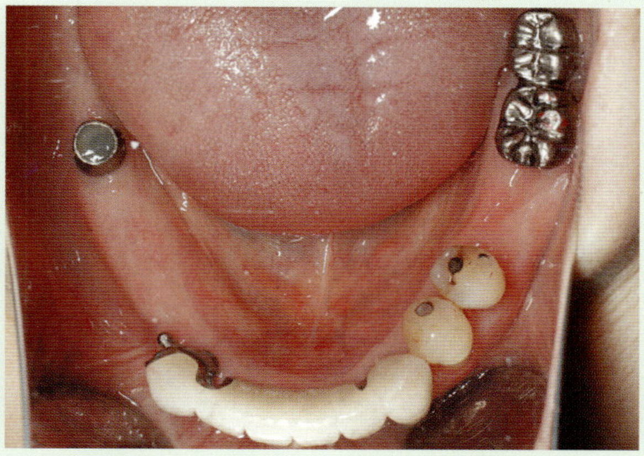

그림 2t.

그림 2s, t. 임플란트 지지 국소의치. 임플란트에 장착한 내관에 의치의 외관이 장착됨으로써 유리단 의치의 후방 침하가 거의 없어진다. 전치는 브리지 형태의 보철물로 제작하고, 치관 외 어태치먼트를 병용하였다. 일반적인 IOD에서는 임플란트를 의치상이 덮어 청소성이 악화되기 쉽다. 이 증례에서는 높이가 있는 내관형 코핑에 의해 청소하기 용이하고 외관 주위에 의치상이 없는, 위생을 중시한 설계를 하였다.

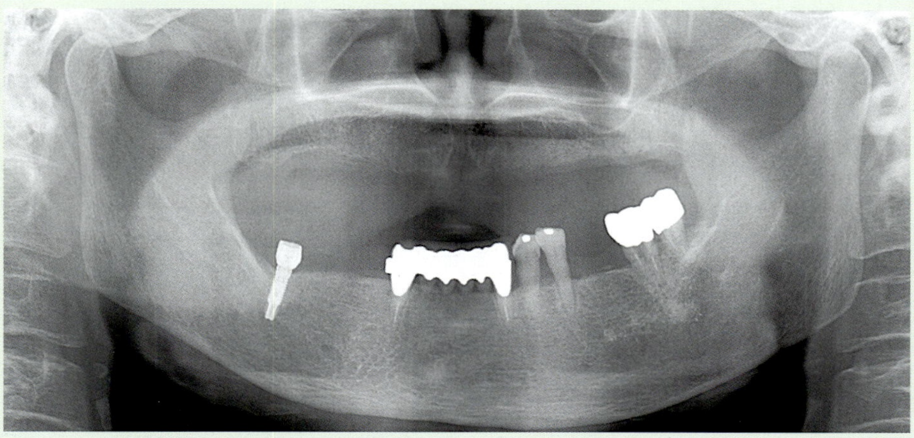

그림 2u. 내관을 임플란트에 장착한 후의 파노라마 방사선 사진. 1개의 임플란트이지만, 유리단 결손을 중간결손화함으로써 의치의 움직임이 크게 바뀌었다.

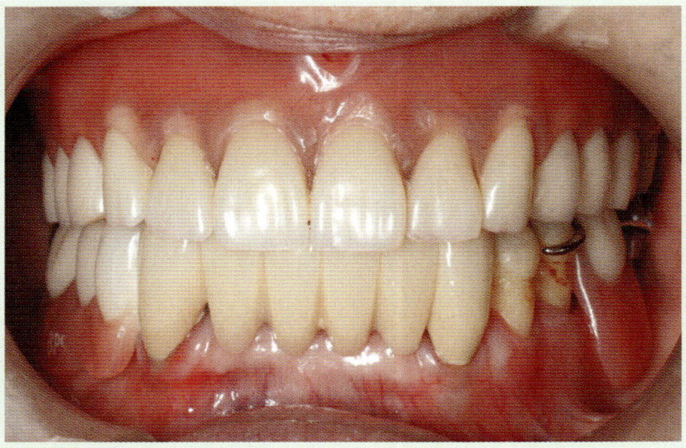

그림 2v. 상악의 총의치, 하악의 IOD 장착. 하악의 유리단 후방에 임플란트를 식립하고 IOD로 함으로써 전치부 저작습관이 약해지고, 안정적인 구치부 저작습관이 획득되었다. 그 결과로써 상악은 총의치이지만 유지를 얻을 수 있게 되었다.

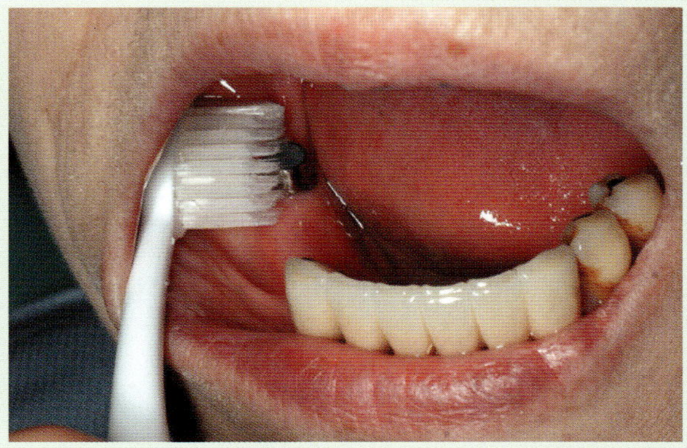

그림 2w. 높이가 있는 코핑의 청소성. 높이가 낮은 코핑에서는 칫솔이 접근하기가 어렵고, 치태 조절이 잘 되지 않는다. 이 증례에서 사용한 내관형 코핑은 높이가 있어 닦기 쉬울 뿐만 아니라, 의치상이 임플란트 주위를 덮지 않는 개방형 구조로 되어 있어 구강위생관리가 용이하다.

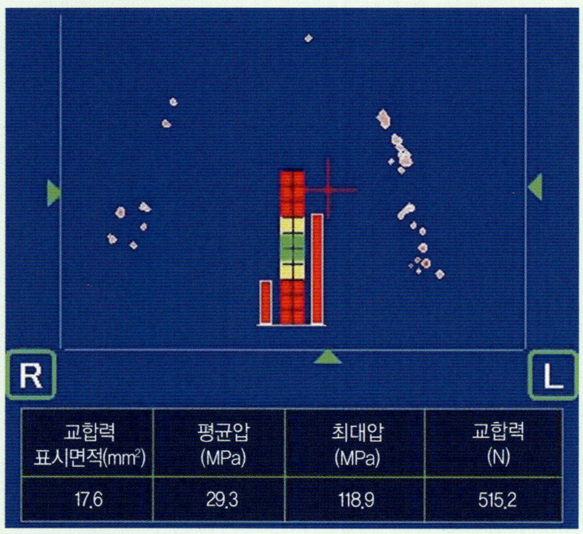

그림 2x.

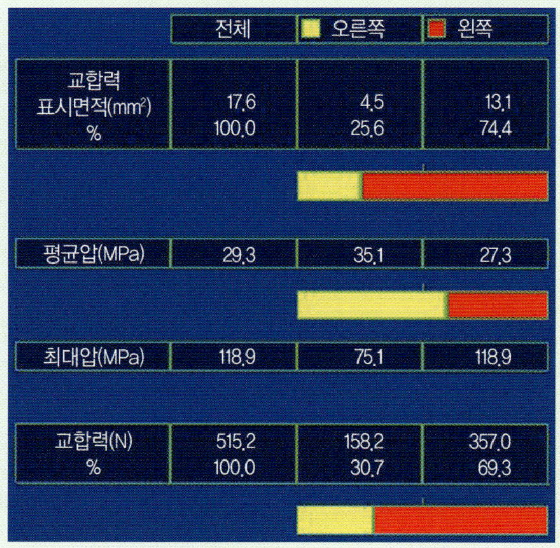

그림 2y.

그림 2x, y. 2년 후의 덴탈 프리스케일. 교합력 집중부위(+자 표시)는 잔존치가 많은 왼쪽에 몰려 있지만, 초진 시에 비하면 후방으로 이동되어 있다.

교합붕괴의 진행에 IOD 로 대응한 증례

환자: 65세 여성
주소: 치아가 흔들려서 씹을 수 없다.

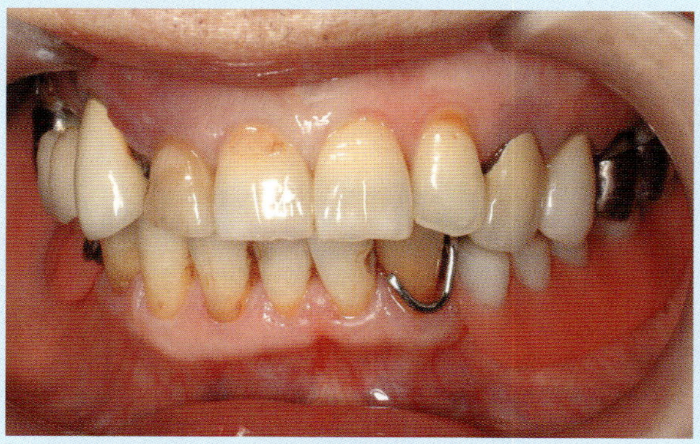

그림 3a. 초진 시 정면 사진.

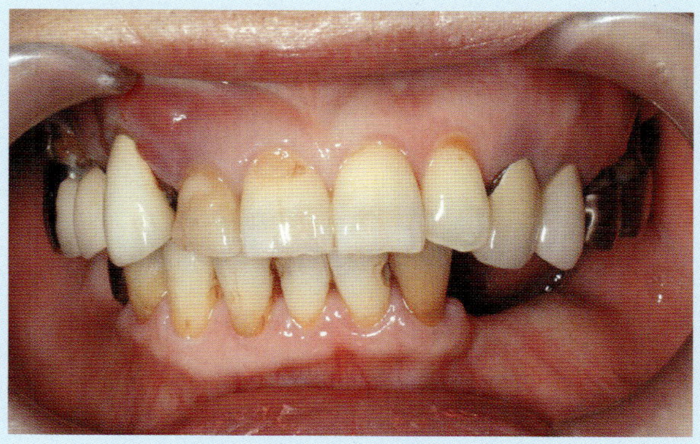

그림 3b. 의치를 장착하지 않은 정면 사진. 상악 우측 견치 후방 치아에 동요도가 있다. 하악은 후방연장 국소의치를 사용 중이다.

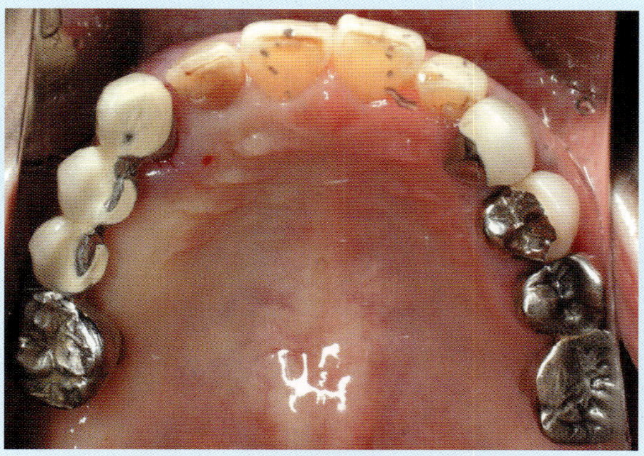

그림 3c. 상악 교합면 사진.

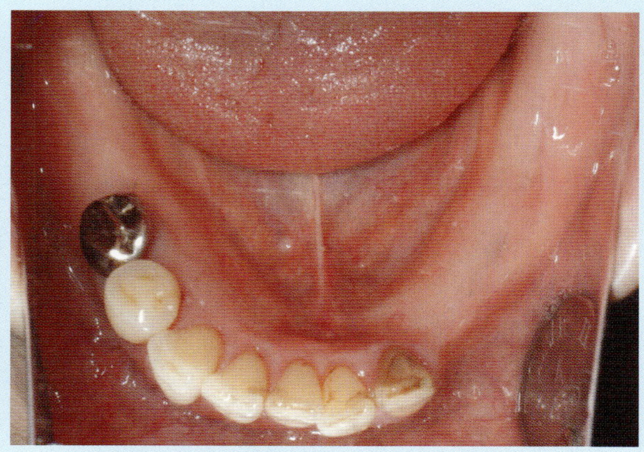

그림 3d. 하악 교합면 사진.

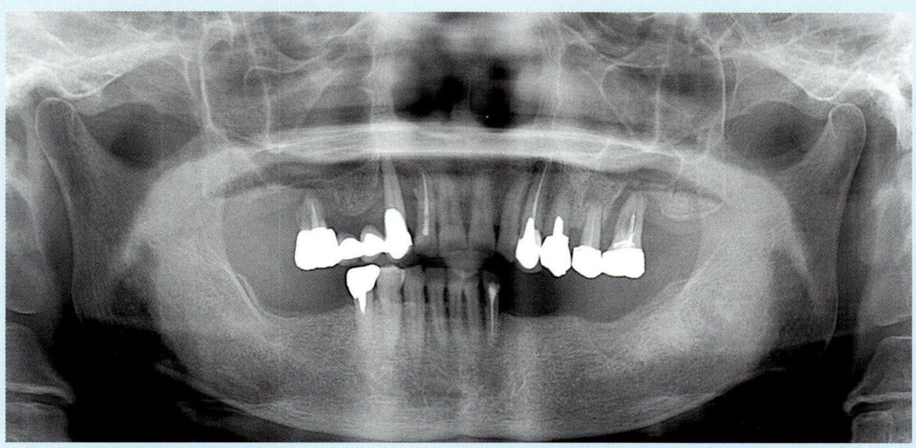

그림 3e. 초진 시 파노라마 방사선 사진. #13=16 브리지와 #26은 잔존 치조골 흡수가 심하여 발치가 필요한 상태이다.

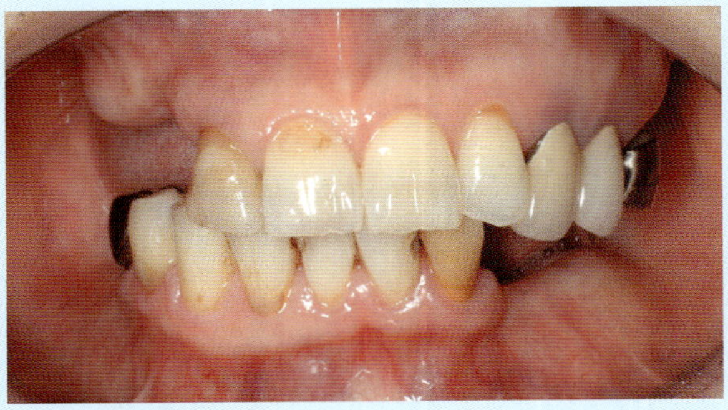

그림 3f.

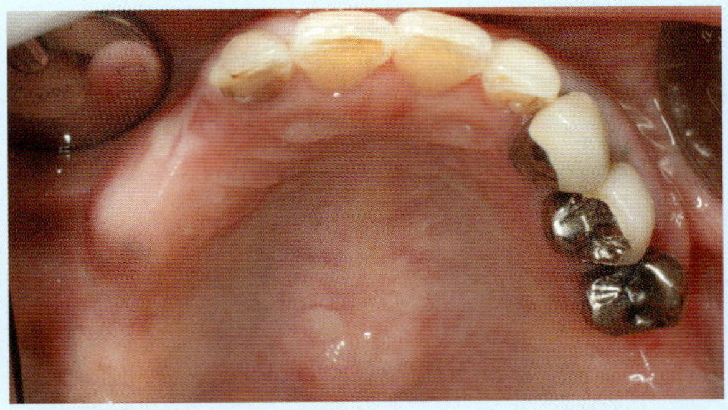

그림 3g.

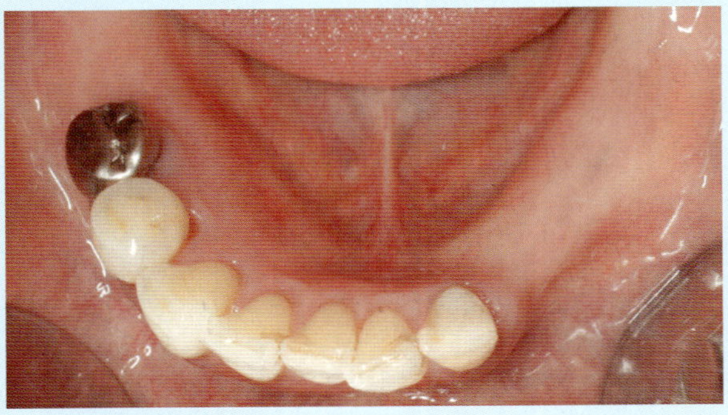

그림 3h.

그림 3f~h. 발치 후의 잔존치. 구치부의 교합지지를 잃고, Eichner의 B4 상태(소구치와 대구치의 상·하악 접촉점이 없고 상·하악 전치부에만 접촉점이 있는 상태)가 되었다.* 이후 다시 교합붕괴가 진행될 우려가 있다. #32의 동요도는 1~2°였다.

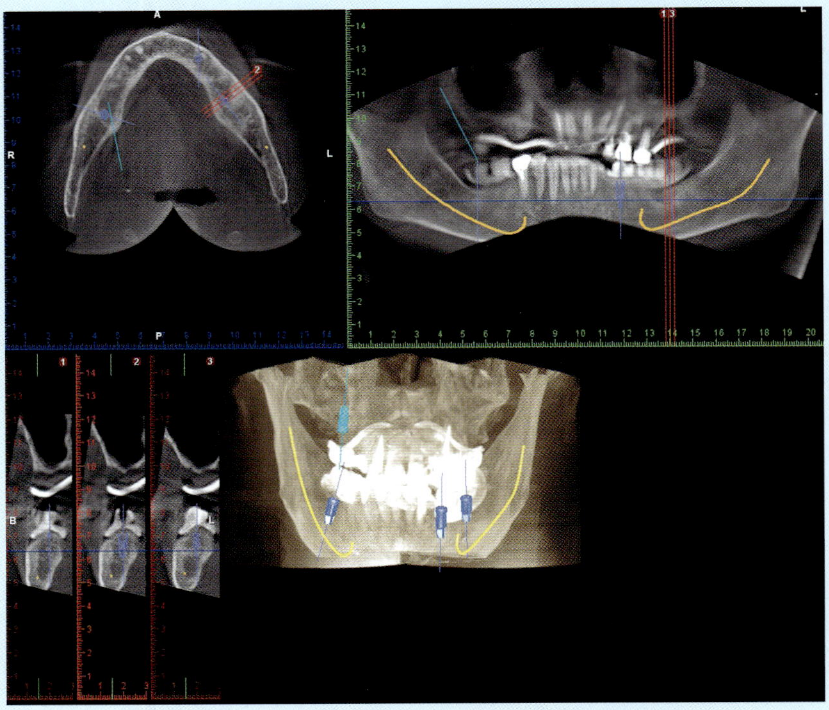

그림 3i. 코핑 CT 이미지. 하악 유리단 부위의 원심측에 임플란트를 식립하고, 중간결손화한 IOD인 임플란트 지지 국소의치를 계획하였다. #32의 부담을 경감하기 위해 하악 좌측 소구치부에도 임플란트를 식립하였다.

[역주]

* 지지 영역을 상·하악 소구치와 대구치의 4곳으로 나누고, 구치에서 지지 영역의 접촉 유무로 대합관계를 분류한 방법으로서 교합지지 능력의 안정성을 나타낸다. 10가지의 분류로 교합관계를 이미지화할 수 있기 때문에 일본에서 Kennedy의 분류와 함께 자주 사용한다. 전치부의 평가가 부족한 단점이 있다. A1~3은 구치부 지지를 가지는 경우이고, B1~4는 구치부 지지가 약하거나 없지만 상·하악의 닿는 점이 있는 경우이며, C1~3은 교합 접촉점이 없고 숫자가 커질수록 교합점이 약해지거나 치아 수가 줄어든다.

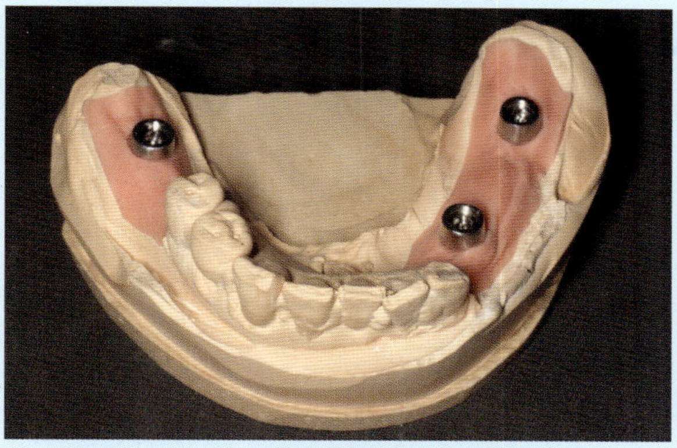

그림 3j. 내관형 코핑. 의치상 아래에 식립된 임플란트의 역할은 지지이다. 이를 위해 내관형 어태치먼트로 디자인하고, 의치 침하에 저항할 수 있는 형태를 부여하였다. 추가 유지력을 위해 내관 상부에 마그넷을 장착할 수 있도록 하였다.

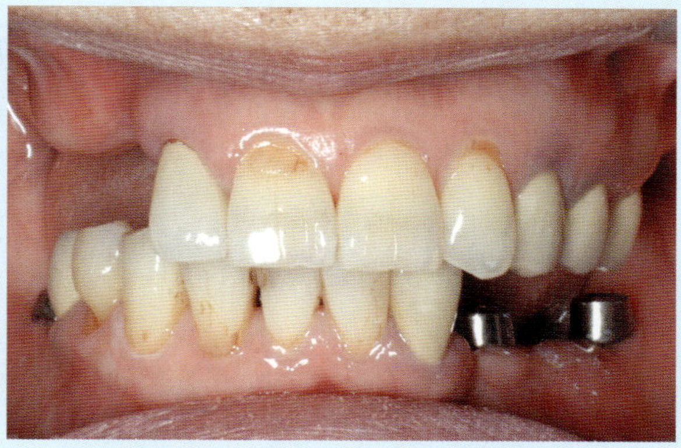

그림 3k. 치료 후 구강 내. 높이가 있는 코핑을 CAD/CAM으로 제작하여 내관의 청소를 용이하게 하였다.

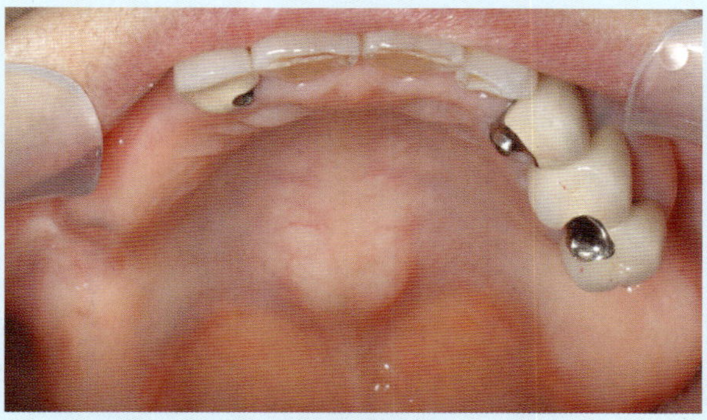

그림 3l. 치료 후 구강 내(상악).

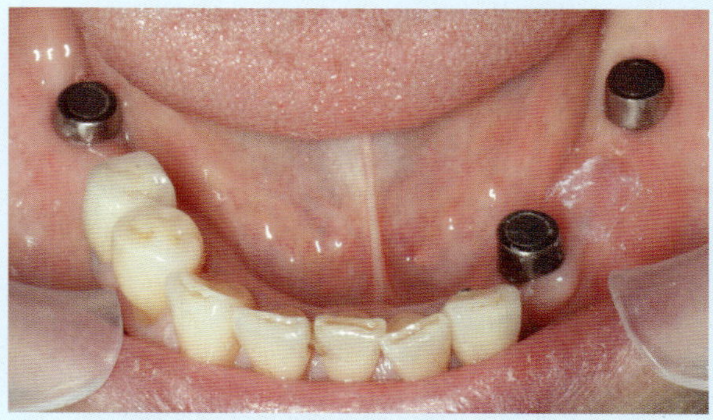

그림 3m. 치료 후 구강 내(하악).

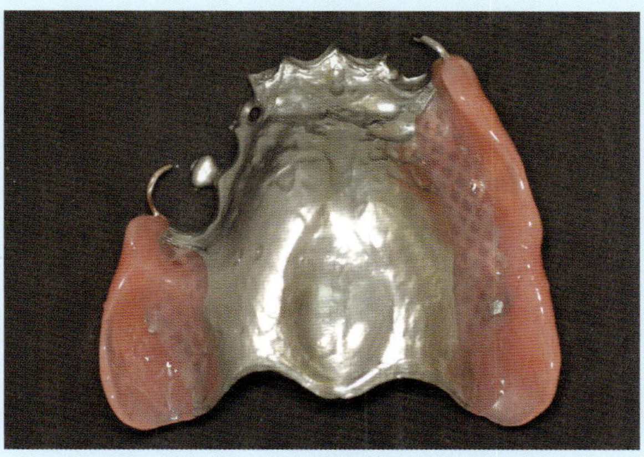

그림 3n. 상악 국소의치. 상악은 금속상의 메탈업으로 치열의 일체화를 목표로 하였다.

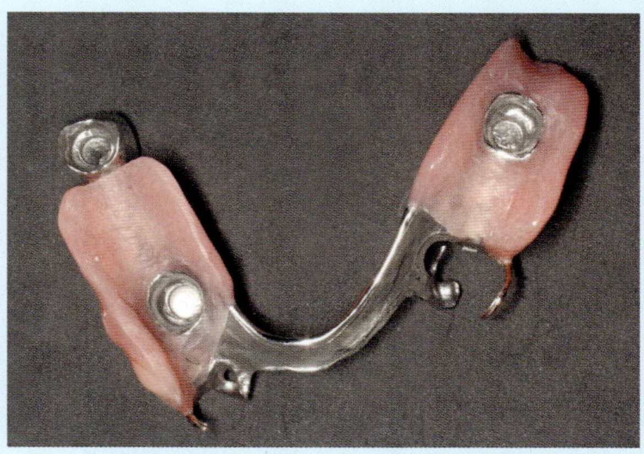

그림 3o. 하악의 임플란트 지지 국소의치. 하악 좌측 원심 임플란트의 청소가 용이하도록 내관에 외관이 덮이게 하였다. Konus Krone처럼 축면에 유지력(Konus 힘)을 요구하지 않고 이중관으로서 지지와 안정 효과를 노렸다. 하악 우측 임플란트는 대합치와의 거리가 있어, 의치상 내에 위치하도록 인공치를 배열하였다.

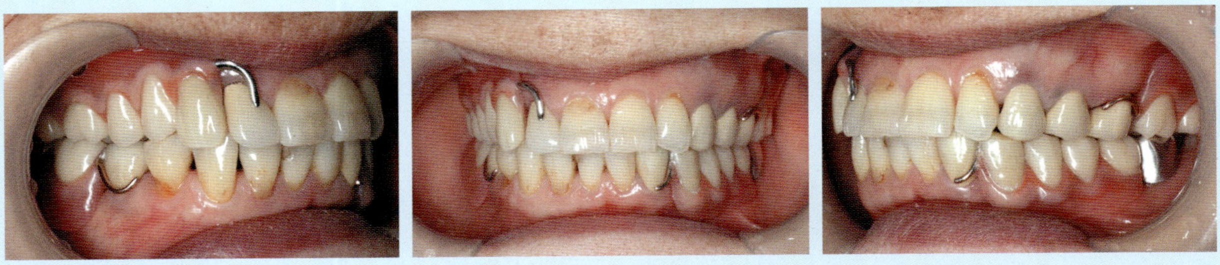

그림 3p. 의치를 장착한 구강 내. 하악의 IOD에 유지를 위한 마그넷은 붙이지 않아 지지의 기능만 담당한다. 2-IOD와는 달리, 의치의 움직임은 거의 없었다. 그 결과로써 의치상의 형태도 총의치와 같은 변연 형태가 필요 없고, 어디까지나 발치로 인해 상실된 형태 회복만 시행하도록 하였다.

2. 임플란트 지지 국소의치의 어태치먼트

1) 어태치먼트의 종류

임플란트는 주로 지지의 역할을 담당하며, 유지는 보조적이다. 그러므로 볼 어태치먼트 등 회전을 허용하는 유형은 사용하지 않는다. 치유 지대주(healing abutment)를 코핑으로 사용할 수도 있다. 코핑은 그 형태에 따라 3가지로 나뉘는데, 유지력이 필요한 경우에는 상부에 마그넷 키퍼를 설치하기도 한다.

2) 지지를 위한 맞춤형 어태치먼트(그림 4)

◉ 근면판형

코핑의 높이가 낮아서 임플란트에 미치는 측방력이 작은 반면, 칫솔이 닿기 어렵고 청소성이 나쁜 경향이 있다. 상부의 평면을 통해 확실한 지지를 얻을 수 있고, 마그넷 키퍼를 이용함으로써 유지 역할도 부여할 수 있다.

◉ 돔형

돔 형태로 측방력에 저항하지 않는 구조로 사용한다. 유지장치를 붙일 수 없고, 안정 효과도 기대할 수 없다. 높이가 낮은 근면판형보다는 칫솔이 닿기가 쉽다.

◉ 내관형

높이가 있는 내관형으로 하면 칫솔이 가장 잘 닿기 쉽고, 외관을 의치에 장착함으로써 확실한 지지와 안정을 얻을 수 있다. 내관 상부에 마그넷 키퍼를 붙일 수도 있으며, 유지 역할을 할 수도 있다. 하지만 강한 측방력이 걸리기 쉽고, 이에 견딜 수 있는 충분한 임플란트의 크기나 골결합이 필요하다.

3) 기성 제품의 응용

◉ 마그넷

마그넷은 자력에 의한 유지력도 기대할 수 있고, 평면으로 접촉하는 어태치먼트이며, 확실한 지지의 역할을 기대할 수 있다.

◉ 로케이터

나일론제 레진이 끼워져서 지지로서는 완압작용이 있다. 하지만 그 형태로 인해 수직방향으로의 힘에 대해 저항하기 쉽고, 지지로서 이용할 수 있다. 이에 비해 볼 어태치먼트는 수직방향으로의 힘에 대해 저항하기 어려워 지지로서 이용하기에는 적합하지 않다(제3장 의치치료를 기본으로 한 어태치먼트의 선택, p.43 참조).

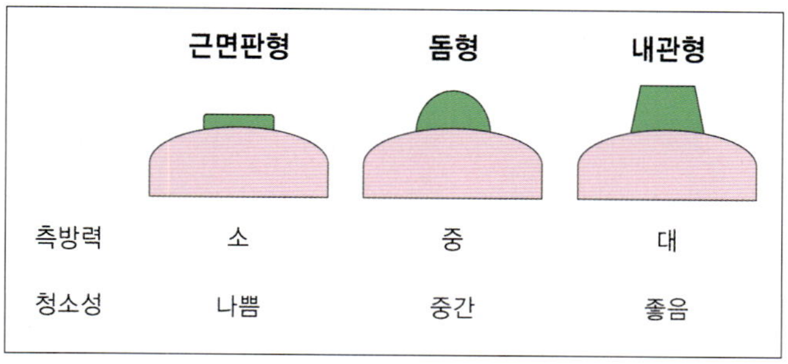

그림 4. 지지만 담당하는 어태치먼트 형태. 코핑이 낮으면 측방력이 잘 걸리지 않는 반면, 칫솔로 닦기 어렵다. 코핑이 높으면 닦기 쉬워지는 반면, 걸리는 측방력이 커진다.

3. 임플란트 지지 국소의치의 단점

1) 가철성일 것

고정성 임플란트 보철은 강한 교합 지지효과가 있어 환자 만족도가 가철성보다 상대적으로 높다. IOD로 할 경우에는 환자가 가철성 의치에 충분히 익숙해져 있어야 한다는 점이 전제가 된다. 또한 임플란트를 국소의치에 사용함으로써 얻을 수 있는 효과에 대해서도 환자에게 충분히 설명해야 한다.

2) 위생문제

의치상에서 임플란트 주위점막을 덮는 경우가 많으므로 치태 조절을 장기적으로 유지하기 어려운 경향이 있다.

COLUMN

치과의료에서의 불변의 증거

McGill 컨센서스 이래 세계에서 IOD 연구가 진행되며 다양한 근거가 나오고 있다. 하지만 연구결과의 한 단면만 볼 때 임상에서 크게 벗어나는 경우도 있어 IOD 설계의 어려움이 있다.

예를 들어, IOD에서 임플란트는 몇 개를 식립하는 것이 이상적인가? 교합력 등의 기능회복이라는 관점에서만 본다면 개수가 많을수록 결과는 좋을 것이다. 하지만 임상적으로는 그렇다고 할 수 없고, 하악에서의 컨센서스는 2개의 임플란트가 첫 번째 선택이라는 인식이 있다. 이렇게 한 단면에서의 연구는 임상적인 평가를 하기 어려운 면이 있다. 그래서 IOD에서 대부분의 레퍼런스가 '환자 만족도'라는 지표로 평가되는 것이다.

또한 IOD에서는 움직임이 있는 의치와 움직임이 전혀 없는 임플란트가 혼재하며, 위생적으로 유지되어야 하는 임플란트 위에 의치상이 덮이는 불결한 환경이 만들어진다. 이렇게 움직임과 특성이 완전히 다른 의치와 임플란트를 병용하는 데에는 어려움이 있다. 그리고 임플란트 재료의 진보나 기술의 변화로 인해 과학적 레퍼런스가 바뀔 가능성도 있다. 그러므로 IOD는 다시 한 번 치과치료의 원점으로 돌아가 생각해 보아야 한다.

치과치료에서 지금까지도 그리고 앞으로도 바뀌지 않는 이른바 '불변의 증거'는 환자의 입속을 깨끗이 하는 것(위생)과 안정적인 교합(교합)이다. 특히 안정적인 교합 중에서도 교합접촉 상태뿐 아니라, 안정적인 구치부 저작습관이 보철치료의 장기 안정을 위해 필수적이다. 제8장에서 제시한 임플란트 지지 국소의치는 연구가 진행 중이며, 누구나 인정하는, 레퍼런스가 높은 방법이라고는 말할 수 없다. 하지만 치과의사가 임상에 적용할 때에는 불변의 근거에 기초한 치료를 하는 것이 중요하다. 즉 위생을 고려한 코핑이나 의치상 변연을 설정하고, 유지보수를 철저하게 하는 것, 그리고 1개의 임플란트에 의해서도 전치부 저작습관에서 안정적인 구치부 저작습관으로 이행시키고 안정적인 교합을 확립하는 것이다. 그런 기본이 흔들리지 않는 치료를 거듭함으로써 앞으로 새로운 성과를 확립해 나가게 될 것이다.

부 록

미니 임플란트를 사용한 증례

OHIP-14 일본어판: OHIP-14 조사표

임플란트 식립을 전문의에게 의뢰할 경우의 주의점

미니 임플란트를 사용한 증례

환자: 69세 여성
주소: 하악 의치는 어느 정도 흡착되어 있지만, 보다 나은 기능향상을 희망한다.

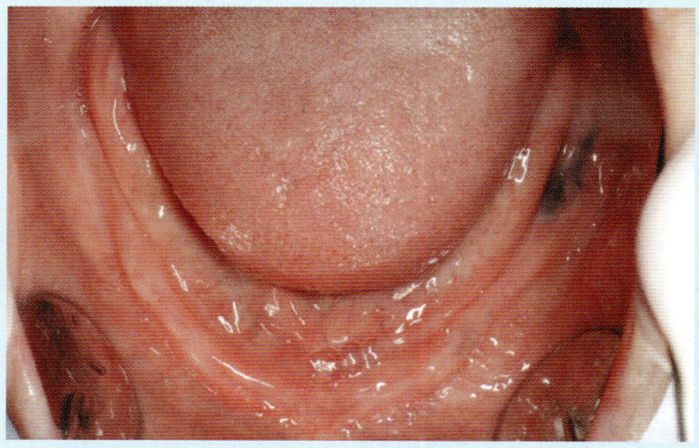

그림 1a. 초진 시 정면 사진. 잘 씹을 수 있는 의치 제작을 희망한다.

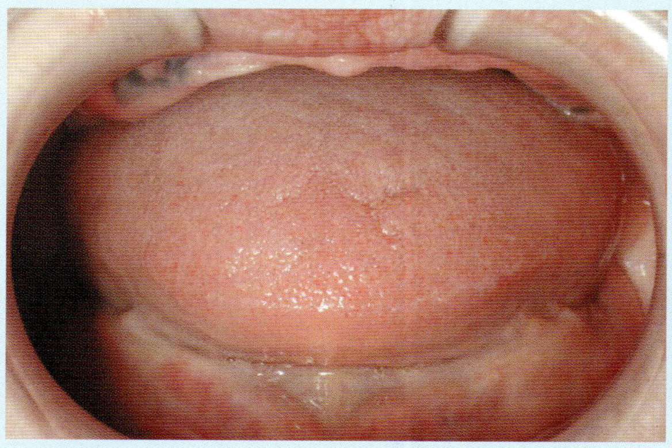

그림 1b. 하악의 무치악부 치조제. 치은이 흡수되었고, 하악 좌측 구치부에서는 불분명한 치조정이 관찰된다.

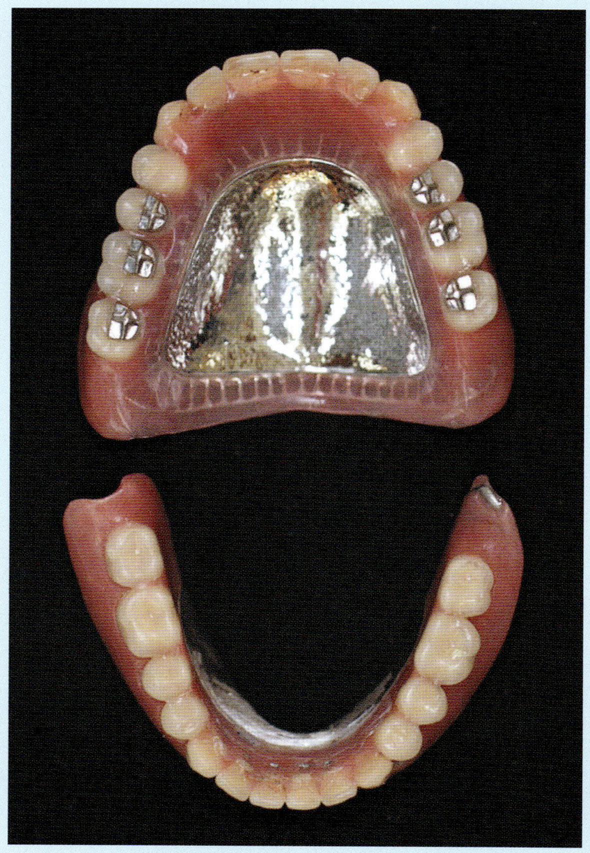

그림 1c. 사용하고 있던 총의치. 치은의 조건은 안 좋지만, 주의 깊게 제작되어 흡착하고 있다. 하지만 환자는 만족하지 않았다.

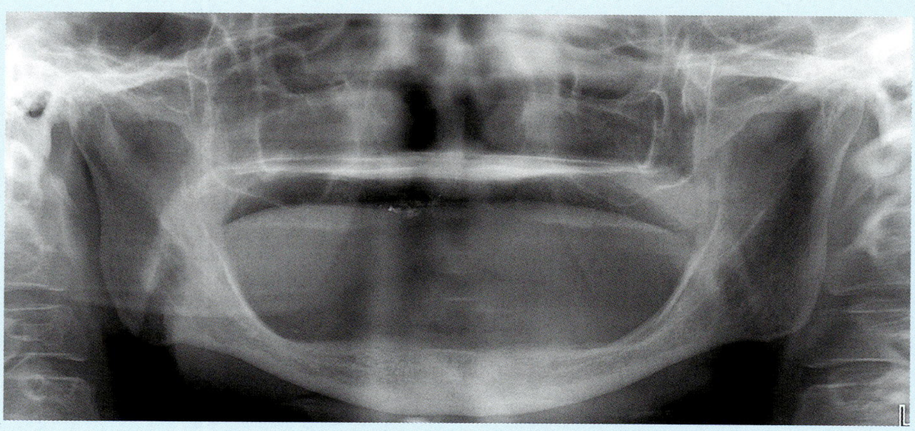

그림 1d. 초진 시 파노라마 방사선 사진. 악골이 흡수되어 있다.

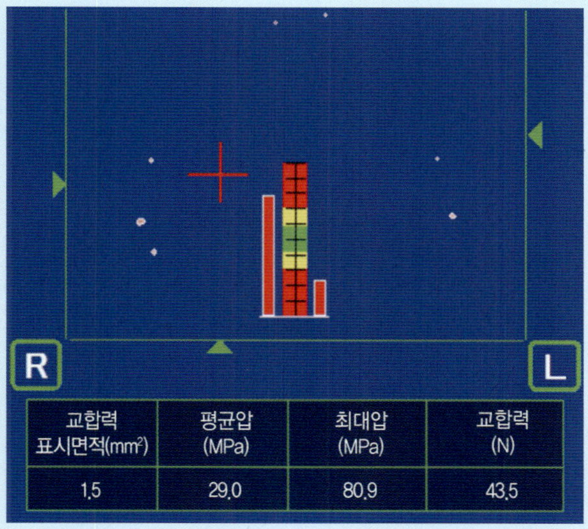

그림 1e. 덴탈 프리스케일. 전체 교합력은 43.5N으로 낮은 수치였다.

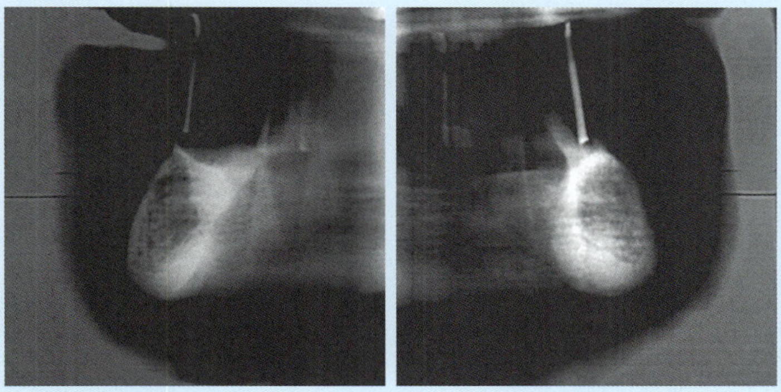

우측 견치 해당부위　　　　좌측 견치 해당부위

그림 1f. 2D-CT. 좌우 견치 부근에서의 하악골의 CT 이미지. 악골 높이는 10mm밖에 되지 않는다.

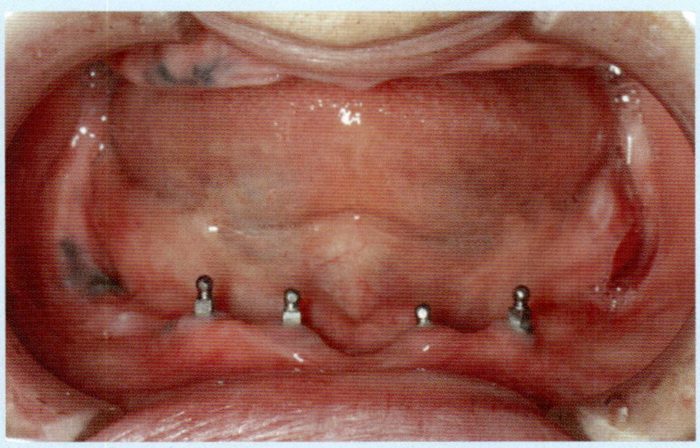

그림 1g. 미니 임플란트 식립. 당초 2-IOD를 예정하였지만, 환자가 외과적인 침습을 꺼렸다. 치료계획을 변경하고 보다 침습적이지 않은 미니 임플란트를 식립하기로 하였다. 미니 임플란트는 직경이 1.8mm 정도로 가늘고, 볼 어태치먼트가 있는 1회법 임플란트이다.

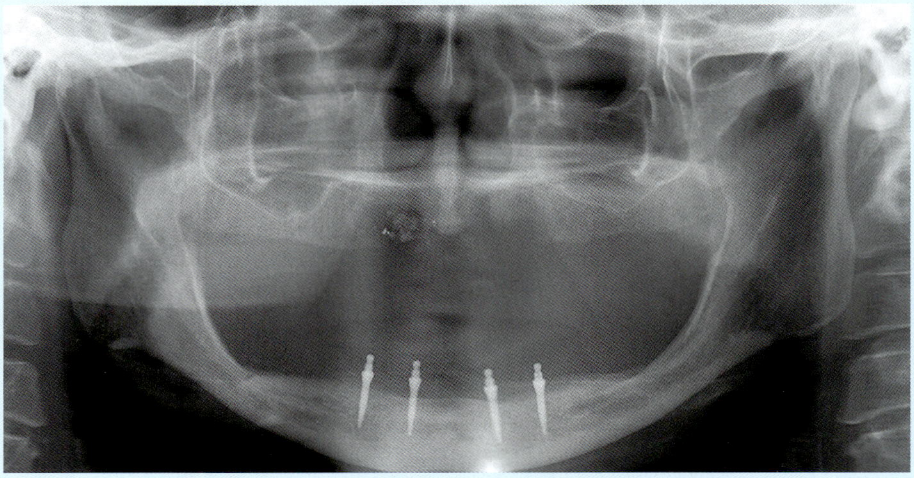

그림 1h. 식립 후의 파노라마 방사선 사진. 미니 임플란트 4개를 좌우대칭으로 평행하게 식립해야 한다.

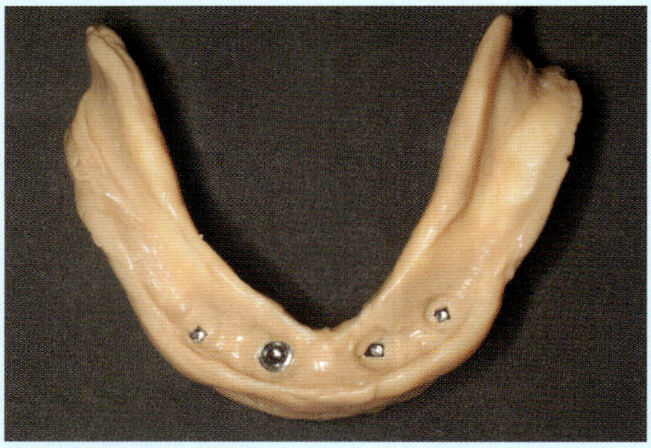

그림 1i.

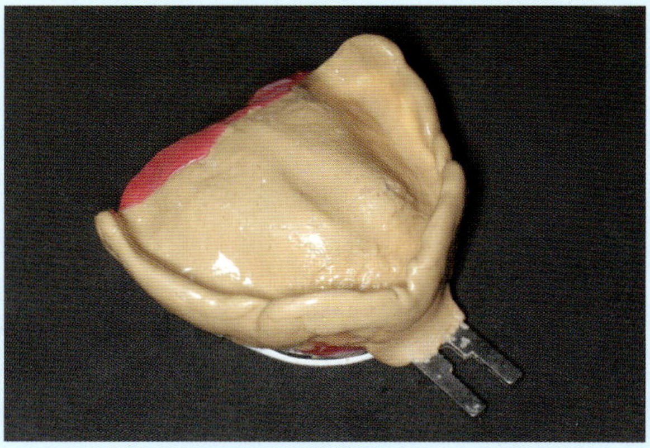

그림 2j.

그림 1i, j. 폐구기능 인상. 임플란트 식립은 침습이 적지만, 의치 제작에는 많은 주의가 필요하다. 임플란트의 유지가 없어도 움직임이 거의 없는 하악 의치를 제작하지 않으면 4개의 임플란트 중 외측 임플란트에 측방력이 가해지기 쉽다.

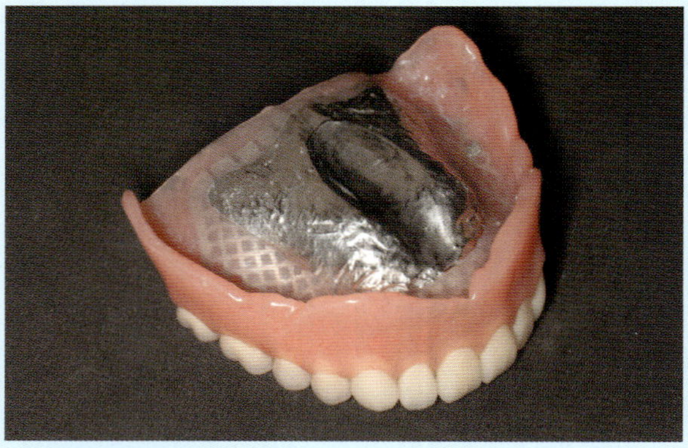

그림 1k. 상악 총의치.

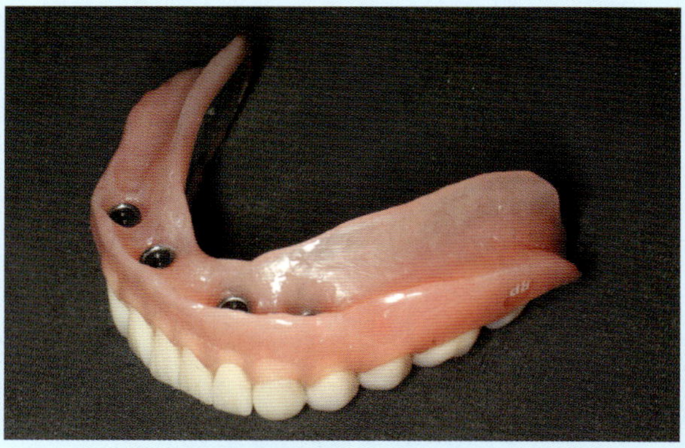

그림 1l. 4개의 미니 임플란트를 이용한 하악 IOD. 임플란트와 일체형인 볼 어태치먼트와 의치에 장착한 O-ring으로 유지력을 발휘한다.

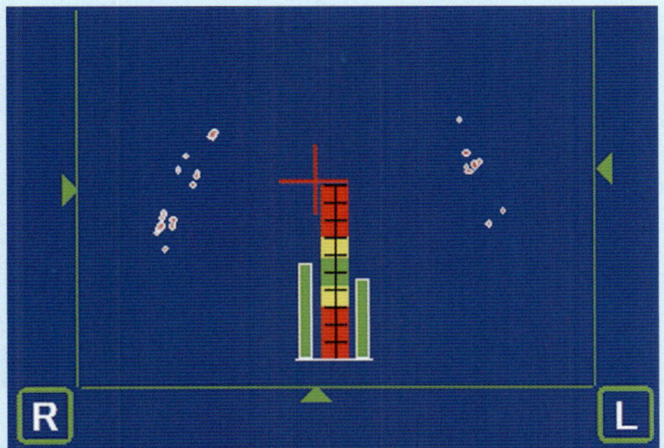

교합력 표시면적(mm²)	평균압 (MPa)	최대압 (MPa)	교합력 (N)
6.6	30.1	84.8	198.0

그림 1m. 미니 임플란트 7개월 후의 프리스케일. 총의치 장착 시의 교합력이 43.5N에서 수술 후 198N으로 향상되었다. 무치악자에게 미니 임플란트는 첫 번째 선택이 아니지만, 미니 임플란트를 식립해야 할 경우에는 기능 시 움직임이 작은 의치를 제작하는 것이 중요하다.

OHIP-14 일본어판

OHIP-14 조사표

과거 1년간에 치아나 의치의 불편으로 아래와 같은 경험을 한 적이 있습니까?

1. 치아나 의치의 불편으로 대화를 하는(발음하는) 것에 곤란했던 적이 있습니까?

① 전혀 없다. ② 거의 없다. ③ 가끔 있다.
④ 자주 있다. ⑤ 매우 자주 있다.

2. 미각이 저하되었다고 느낀 적이 있습니까?

① 전혀 없다. ② 거의 없다. ③ 가끔 있다.
④ 자주 있다. ⑤ 매우 자주 있다.

3. 구강 내 통증을 느낀 적이 있습니까?

① 전혀 없다. ② 거의 없다. ③ 가끔 있다.
④ 자주 있다. ⑤ 매우 자주 있다.

4. 치아나 의치 상태가 안 좋아서, 먹는 것이 부자연스럽다고 느낀 적이 있습니까?

① 전혀 없다. ② 거의 없다. ③ 가끔 있다.
④ 자주 있다. ⑤ 매우 자주 있다.

5. 치아나 의치 상태가 안 좋아서, 타인을 의식한 적이 있습니까?

① 전혀 없다. ② 거의 없다. ③ 가끔 있다.
④ 자주 있다. ⑤ 매우 자주 있다.

6. 치아나 의치 상태가 안 좋아서, 스트레스를 받은 적이 있습니까?

① 전혀 없다. ② 거의 없다. ③ 가끔 있다.
④ 자주 있다. ⑤ 매우 자주 있다.

7. 치아나 의치 상태가 안 좋아서, 식사가 만족스럽지 않은 적이 있습니까?

① 전혀 없다. ② 거의 없다. ③ 가끔 있다.
④ 자주 있다. ⑤ 매우 자주 있다.

8. 치아나 의치 상태가 안 좋아서, 식사를 중단해야 했던 적이 있습니까?
① 전혀 없다. ② 거의 없다. ③ 가끔 있다.
④ 자주 있다. ⑤ 매우 자주 있다.

9. 치아나 의치 상태가 안 좋아서, 느긋하게 쉬지 못한 적이 있습니까?
① 전혀 없다. ② 거의 없다. ③ 가끔 있다.
④ 자주 있다. ⑤ 매우 자주 있다.

10. 치아나 의치 상태가 안 좋아서, 부끄럽다고 느낀 적이 있습니까?
① 전혀 없다. ② 거의 없다. ③ 가끔 있다.
④ 자주 있다. ⑤ 매우 자주 있다.

11. 치아나 의치 상태가 안 좋아서, 다른 사람에게 화를 낸 적이 있습니까?
① 전혀 없다. ② 거의 없다 ③ 가끔 있다.
④ 자주 있다. ⑤ 매우 자주 있다.

12. 치아나 의치 상태가 안 좋아서, 항상 하던 일에 지장을 초래한 적이 있습니까?
① 전혀 없다. ② 거의 없다. ③ 가끔 있다.
④ 자주 있다. ⑤ 매우 자주 있다.

13. 치아나 의치 상태가 안 좋아서, 일상생활이 생각한 것처럼 되지 않는다고 느낀 적이 있습니까?
① 전혀 없다. ② 거의 없다. ③ 가끔 있다.
④ 자주 있다. ⑤ 매우 자주 있다.

14. 치아나 의치 상태가 안 좋아서, 뭔가 손에 일이 잡히지 않은 적이 있습니까?
① 전혀 없다. ② 거의 없다. ③ 가끔 있다.
④ 자주 있다. ⑤ 매우 자주 있다.

임플란트 식립을 전문의에게 의뢰할 경우의 주의점

임플란트 식립을 하지 않는 의원에서도 의치의 난증례에 대해 고심하게 되고, IOD의 적용을 생각하게 하는 증례는 반드시 만나게 된다. 특히 의치치료에 정통한 치과의사라면 임플란트 식립은 전문의에게 의뢰하고, 그 후 IOD 의치 제작을 자기 병원에서 실시하는 것이 환자에게 혜택을 가져다줄 수 있는 방법이다. 2-IOD에서는 임플란트의 식립 위치나 방향은 임플란트의 고정성 보철장치인 경우와 약간 다르다. 따라서 다시 한 번 임플란트 전문의와 충분한 협의를 해야 한다.

아래와 같이 하악 2-IOD를 예로 들어 의뢰할 때의 주의점을 열거한다.

1) 자기 병원(1차 의료기관)에서

- 환자가 사용하고 있던 의치나 치료용 의치 등으로 적정한 수직적 악간거리(교합고경)와 하악위가 되도록 수정한다.
- 총의치가 안정적인 인공치 배열 위치를 결정한다.
- 진단용 스텐트를 제작하고, 전치부에 조영성이 있는 인공치를 배열한다.

2) 임플란트 전문의(2차 의료기관)에게

- 상악의 총의치, 하악에 스텐트를 장착한 상태에서 폐구위로 CT를 촬영한다.

3) 식립계획의 결정

◉ 식립 위치에 대한 협의

2개를 식립하는 경우, 측절치와 견치 사이에 좌우대칭이 되며 가능한 한 평행이 되도록 의뢰한다. 악골이 흡수되면 설측 경사를 이룬 형태가 되어 인공치의 치축 방향과 다를 수 있다. 이런 경우에 식립 방향은 치축과 악골의 경사 사이에 있는 어태치먼트가 치은의 저작점막(비가동점막)상에서 가능한 한 치조정에 위치하게 하며, 또한 그 부위로 의치 내부에 어태치먼트의 보철 공간을 충분히 확보할 수 있는 위치로의 식립을 의뢰한다.

◉ 임플란트의 크기에 대한 협의

표준적 직경(3.8~4.5mm), 길이(10~13mm)가 기준이다. 그것보다도 가는 임플란트(narrow type)나 짧은 임플란트(short type)도 가능하지만, 신뢰성이 떨어진다. 증례에 따라 2개를 4개로 늘릴 수도 있다.

4) 자기 병원에서

임플란트 식립에 앞서 사용하고 있는 의치의 식립 부분을 충분히 삭제하여 티슈 컨디셔너(tissue conditioner)로 이장한다.

5) 임플란트 전문의에게

외과용 스텐트를 제작하여 임플란트 식립 수술을 실시한다(2회법).

6) 자기 병원에서

수술 후 사용하고 있는 의치를 조정하고, 티슈 컨디셔너를 이장한다.

7) 임플란트 전문의에게

식립 후 2개월이 경과되면 2차 수술을 실시하고, 치유 지대주를 장착한다.

어버트먼트부의 티슈 컨디셔너를 조정한다.

8) 자기 병원에서

임플란트의 식립 위치나 방향을 통해 사용할 어태치먼트를 결정한다. 드라이버 등의 기구는 자기 병원에서 준비하고, 2차 수술 후에는 자기 병원에서 어태치먼트를 장착한 후 의치를 제작하면 치료가 자연스럽다.

◉ 자기 병원에서

IOD 의치를 제작, 장착하여 유지관리를 실시한다.

참고문헌

제1장 국제표준 2-Implant Overdenture

1) de Baat C, Cune MS, Carlsson GE: A survey of implant-retained superstructure types in the edentulous mandible in The Netherlands. Ned Tijdschr Tandheelkd. 112(10): 363-7. 2005.
2) Feine JS, et al: The McGill consensus statement on overdentures. Mandibular two-implant overdentures as first choice standard of care for edentulous patients. Int J Oral Maxillofac Implants. 17(4): 601-2. 2002.
3) Feine JS, et al: Implant Overdentures. quintessence books.
4) Thomason JM, et al: Mandibular two implant-supported overdenture as the first choice standard of care for edentulous patients-the York Consensus Statement. Br Dent J. 207(4): 185-186. 2009.
5) Van Assche N, Quirynen M: Tolerance within a surgical guide. Clin Oral Implants Res. 21(4): 455-8. 2010.
6) Vercruyssen M, Marcelis K, Coucke W, Naert I, Quirynen M: Long-term, retrospective evaluation (implant and patient-centred outcome) of the two-implants-supported overdenture in the mandible. Part 1: survival rate. Clin Oral Implants Res. 21(4): 2010.
7) 亀田行雄: 義歯治療をベースとした2-Implant Overdenture. デンタルダイヤモンド. 521: 2011.
8) 佐久間重光. 他: 咬合圧分布による咬合の評価に関する研究. 愛知学院大学歯学会誌. 36(2): 247-250. 1998.
9) 野首孝祠: QOLの向上にむけた咬合·咀嚼への取り組み. 日本咀嚼学会雑誌. 17(1): 3-15. 2007.

제2장 적은 개수의 임플란트에 의한 의치치료 기반의 IOD

1) Alsabeeha N, Payne AG, De Silva RK, Swain MV: Mandibular single-implant overdentures: a review with surgical and prosthodontic perspectives of a novel approach. Clin Oral Implants Res. 20(4): 356-65. 2009.
2) Dao TT, Anderson JD, Zarb GA: Is osteoporosis a risk factor for osseointegration of dental implants? Int J Oral Maxillofac Implants. 8(2): 137-44. 1993.
3) Feine JS, de Grandmont P, Boudrias P, Brien N, LaMarche C, Taché R, Lund JP: Within-subject comparisons of implant-supported mandibular prostheses: choice of prosthesis. J Dent Res. 73(5): 1105-11. 1994.
4) Kimoto S, Pan S, Drolet N, Feine JS: Rotational movements of mandibular two-implant overdentures. Clin Oral Implants Res. 20(8): 838-43. 2009.
5) Meijer HJ, Raghoebar GM, Batenburg RH, Visser A, Vissink A: Mandibular overdentures supported by two or four endosseous implants: a 10-year clinical trial. Clin Oral Implants Res. 20(7): 722-8. 2009.
6) Morais JA, Heydecke G, Pawliuk J, Lund JP, Feine JS: The effects of mandibular two-implant overdentures on nutrition in elderly edentulous individuals. J Dent Res. 82(1): 53-8. 2003.
7) Naert I, Alsaadi G, Quirynen M: Prosthetic aspects and patient satisfaction with two-implant-retained mandibular overdentures: a 10-year randomized clinical study. Int J Prosthodont. 17(4): 401-10. 2004.
8) Naert I, Alsaadi G, van Steenberghe D, Quirynen M: A 10-year randomized clinical trial on the influence of splinted and unsplinted oral implants retaining mandibular overdentures: Int J Oral Maxillofac Implants. 19(5): 695-702. 2004 .

9) Sanna A, Nuytens P, Naert I, Quirynen M: Successful outcome of splinted implants supporting a 'planned' maxillary overdenture: a retrospective evaluation and comparison with fixed full dental prostheses. Clin Oral Implants Res, 20(4): 406-13, 2009.
10) Stoker GT, Wismeijer D, van Waas MA. Free: An eight-year follow-up to a randomized clinical trial of aftercare and cost-analysis with three types of mandibular implant-retained overdentures. J Dent Res, 86(3): 276-80, 2007 .
11) Thomason JM, Heydecke G, Feine JS, Ellis JS:How do patients perceive the benefit of reconstructive dentistry with regard to oral health-related quality of life and patient satisfaction? A systematic review. Clin Oral Implants Res, 18 Suppl 3:168-88, 2007.
12) Vercruyssen M, Marcelis K, Coucke W, Naert I, Quirynen M: Long-term, retrospective evaluation (implant and patient-centred outcome) of the two-implants-supported overdenture in the mandible. Part 1: survival rate. Clin Oral Implants Res, 21(4): 2010 .
13) Walton JN, Glick N, Macentee MI: A randomized clinical trial comparing patient satisfaction and prosthetic outcomes with mandibular overdentures retained by one or two implants. Int J Prosthodont, 22(4): 331-9, 2009.
14) Zarb GA, Schmitt A: Osseointegration for elderly patients: the Toronto study.J Prosthet Dent, 72(5): 559-68, 1994.
15) 亀田行雄: 総義歯vsインプラントオーバーデンチャー. 日本歯科評論, 826: 2011.
16) ㈳日本補綴歯科学会: 歯の欠損の補綴歯科診療ガイドライン2008.
17) 前田芳信, 阿部二郎, 亀田行雄: 高齢社会の補綴を考える下顎無歯顎患者へのインプラントオーバーデンチャー. クインテッセンスQDT, 5月, 6月: 2009.

제4장 의치치료의 과거와 미래

1) バウチャー: 無歯顎患者のための補綴治療 第7版. Mosby, Saint Luis, 1975.

제5장 2-IOD의 새로운 컨센서스

1) Abe S, Ishihara K, Okuda K: Prevalence of potential respirator pathogens in the mouth of professional oral care. Arch Gerontol Geriatr, 32: 45-55, 2001.
2) Adachi M, Ishihara K, Abe S, Okuda K, Ishikawa T: Effect of professional oral health care on elderly living in nursing homes. Oral Sur Oral Med Oral Path Oral Rad Endodontics, 94:191-195, 2002.
3) Niamtu J 3rd: Near-fatal airway obstruction after routine implant placement. Oral Surg Oral Med Oral Pathol Oral Radiol Endod, 92(6): 597-600, 2001.
4) Sumi Y, Miura H, Sunakawa M, Michiwaki Y, Sakagami N: Colonization of denture plaque by respiratory pathogens in dependent elderly. Gerodontol, 19: 25-29, 2002.
5) 阿部二郎: 誰にでもできる下顎総義歯の吸着. ヒョーロンパブリッシャーズ, 東京, 2004.
6) 阿部二郎, 他: 4-STEPで完成 下顎吸着義歯とBPSパーフェクトマニュアル. クインテッセンス出版, 東京, 2011.
7) 染谷成一郎: 下顎第二大臼歯遠心部およびレトロモラーパッド前縁部付近に見られるスジの報告. 日本顎咬合学会誌: 咬み合わせの科学, 28(1): 14-20, 2008.

제6장 IOD의 의치상 형태와 교합

1) 亀田行雄: インプラントオーバーデンチャーによる機能回復－求められる床縁形態の検討－. 補綴臨床, 42(2): 196-211, 2009.

2) 斎藤善広: 義歯は動いて機能する. ザ・クインテッセンス, 29(5): 142-150, 2010.

제7장 무치악 환자의 상악 IOD

1) Sanna A, Nuytens P, Naert I, Quirynen M: Successful outcome of splinted implants supporting a 'planned' maxillary overdenture: a retrospective evaluation and comparison with fixed full dental prostheses. Clin Oral Implants Res, 20(4): 406-13, 2009.

2) Thomason JM, Heydecke G, Feine JS, Ellis JS: How do patients perceive the benefit of reconstructive dentistry with regard to oral health-related quality of life and patient satisfaction? A systematic review. Clin Oral Implants Res, 18 Suppl 3: 168-88, 2007.

제8장 유리단 결손의 임플란트지지 국소의치

1) Brudvick JS: Advanced removable partial dentures. Quitessence, Chicago, 1999.

2) 上田芳男, 他: オーバーデンチャーの支台歯の負担性に対するコーピングの形態の影響. 補綴誌, 31: 971-979, 1987.

3) 岸本悦央, 他: ブラッシングしやすいオーバーデンチャー維持歯の形態－シミュレータによる評価. 口腔衛生会誌, 47: 132-138, 1997.

4) 佐藤勝史: 総義歯治療の難症例シングルデンチャーを整理する1-3. 日本歯科評論, 69(2,4,8): 2009.

찾아보기

국문